Kohlhammer | *Krankenhaus*

Angaben zur Autorin

Dr. rer. pol. Petra Gorschlüter
ist Referentin im Geschäftsbereich Krankenhäuser
bei der AOK Rheinland – Die Gesundheitskasse.

Petra Gorschlüter

Das Krankenhaus
der Zukunft

Integriertes Qualitätsmanagement zur
Verbesserung von Effektivität und Effizienz

2. überarb. Auflage

Verlag W. Kohlhammer

Die Deutsche Bibliothek - CIP–Einheitsaufnahme

Gorschlüter, Petra:
Das Krankenhaus der Zukunft : integriertes Qualitätsmanagement zur
Verbesserung von Effektivität und Effizienz / Petra Gorschlüter. - 2.,
überarb. Aufl.. - Stuttgart ; Berlin ; Köln : Kohlhammer, 2001
    (Kohlhammer Krankenhaus)
    Zugl. : Münster (Westf.), Univ., Diss., 1998
    ISBN 3-17-016888-6

Alle Rechte vorbehalten
© 2001 Verlag W. Kohlhammer GmbH
Stuttgart Berlin Köln
Verlagsort Stuttgart
Umschlag: Gestaltungskonzept Peter Horlacher
Gesamtherstellung:
W. Kohlhammer GmbH
Druckerei GmbH + Co. Stuttgart
Printed in Germany

Vorwort zur 2. Auflage

Das Krankenhaus der Zukunft ist auf großes Interesse in der Fachwelt gestoßen. So ist es für eine eher theoretisch ausgerichtete Dissertation schon außergewöhnlich, daß nach gut einem Jahr eine 2. Auflage erforderlich wird. Deshalb möchte ich mich bei allen Leserinnen und Lesern bedanken, die mich – auch durch ihre Reaktionen – in der Buchidee bestärkt haben.

In der vorliegenden 2. Auflage sind vor allem die Neuerungen der GKV-Gesundheitsreform 2000 eingearbeitet worden. Das geplante Entgeltsystem mit einer vollständig fallpauschalierten Vergütung auf Basis der DRGs stellt eine neue Herausforderung für die Krankenhäuser dar. Ebenso sollte die Möglichkeit, neue Formen der integrierten Versorgung zwischen ambulanten und stationären Sektor auszuprobieren, von den Krankenhäusern als Chance gesehen werden. Schließlich werden die Krankenhäuser nun gesetzlich verpflichtet, ein (welches?) Qualitätsmanagement einzuführen und weiterzuentwickeln. In diesem Zusammenhang ist auch ein neues Kapitel zu den Bewertungs- bzw. Zertifizierungsverfahren entstanden. Die ISO-Normenreihe DIN EN 9000 ist grundlegend reformiert worden und auch das Qualitätsmodell der EFQM wurde überarbeitet. Besonderes Interesse wird dem krankenhausspezifischen KTQ®-Ansatz entgegengebracht, der zur Zeit in einer Pilotphase getestet wird. Die unterschiedlichen Verfahren, um die Qualität und das Qualitätsmanagement im Krankenhaus zu bewerten, werden vorgestellt und hinsichtlich ihrer Eignung für den Einsatz in der Krankenhauspraxis kritisch beurteilt.

Abschließend möchte ich mich ganz herzlich bei Frau Ursula Gühlert für die Unterstützung bedanken. Sie hat mit ihrem persönlichen Engagement dafür gesorgt, daß dieses Buch – jetzt auch in der 2. Auflage – im Kohlhammer Verlag veröffentlicht wurde.

Dr. Petra Gorschlüter

V

Vorwort

Die ökonomischen Rahmenbedingungen von Krankenhäusern haben sich in den letzten Jahren dramatisch verändert. Aufgrund dieser Entwicklung müssen Krankenhäuser sich in ihrem Selbstverständnis und in ihren Strukturen grundlegend verändern, um weiterhin im Gesundheitssystem bestehen zu können. Das vorliegende Buch zeigt einen Weg auf, wie das Krankenhaus in der Zukunft gestaltet und gesteuert werden kann. Bei diesem Veränderungsprozeß nimmt das Qualitätsmanagement als Umsetzungskonzept eine zentrale Rolle ein. Dieses Buch richtet sich damit vor allem an diejenigen im Krankenhaus, die die aktuellen Herausforderungen annehmen wollen und nach neuen Lösungen suchen.

Die vorliegende Arbeit wurde im November 1998 von der wirtschaftswissenschaftlichen Fakultät der Westfälischen Wilhelms-Universität Münster als Dissertationsschrift angenommen. Herzlich danken möchte ich meinem Doktorvater, Herrn Prof. Dr. Dietrich Adam, der die Arbeit durch viele wertvolle Anregungen verbessert hat. An die intensiven Gespräche mit ihm – nicht nur zu fachlichen Themen – denke ich gerne zurück. Herrn Dipl.-Kfm. Stefan Poggemann danke ich für die konstruktive Zusammenarbeit beim Projekt zur Patientenbefragung in der Urologie. Für die Erstellung der Abbildungen bin ich Herrn Dipl.-Kfm. Guido Bötticher dankbar. Besonderer Dank gilt meinem Kollegen Herrn Dr. Rainer Sibbel, der in jeder Phase der Arbeit eine sehr große Stütze war und mir den Wert echter Freundschaft gezeigt hat. Auch meinen Eltern, die mich immer liebevoll unterstützt und mir die Freiheit eigener Entscheidungen gelassen haben, möchte ich an dieser Stelle sehr herzlich danken. Abschließend gilt meinem Freund Rolf ein ganz besonderer Dank. Er war mir mit seiner Gelassenheit, seinem Zuspruch und seiner Liebe stets ein unentbehrlicher Partner.

Petra Gorschlüter

Inhaltsverzeichnis

Abbildungsverzeichnis

Tabellenverzeichnis

Abkürzungsverzeichnis

AR-DRG	Australian Refined-Diagnosis Related Group
AWMF	Arbeitsgemeinschaft der Wissenschaftlichen Medizinischen Fachgesellschaften
BAT	Bundes-Angestelltentarifvertrag
BGBl.	Bundesgesetzblatt
BPflV	Verordnung zur Regelung der Krankenhauspflegesätze (Bundespflegesatzverordnung)
BQS	Bundesgeschäftsstelle Qualitätssicherung
bzw.	beziehungsweise
ca.	circa
CT	Computer-Tomographie, Computer-Tomograph
d.h.	das heißt
DIN	Deutsches Institut für Normung
DKG-NT	Krankenhaustarif für ambulante und stationäre Krankenhausleistungen der Deutschen Krankenhausgesellschaft
DRG	Diagnosis Related Group
e.V.	eingetragener Verein
EDV	elektronische Datenverarbeitung
EFQM	European Foundation for Quality Management
EKG	Elektrokardiogramm
EN	Europäische Norm
et al.	et alii
etc.	et cetera
f., ff.	folgende, fortfolgende
FMEA	Fehlermöglichkeits- und -einfußanalyse
FTA	Fehlerbaumanalyse
ggf.	gegebenenfalls
GKV	Gesetzliche Krankenversicherung
GmbH	Gesellschaft mit beschränkter Haftung
GQMG	Gesellschaft für Qualitätsmanagement in der Gesundheitsversorgung

GSG	Gesetz zur Sicherung und Strukturverbesserung der gesetzlichen Krankenversicherung (Gesundheitsstrukturgesetz)
HNO	Hals-Nasen-Ohren
Hrsg.	Herausgeber
HWI	Harnwegs-Infektion
i.d.R.	in der Regel
insb.	insbesondere
io	Industrielle Organisation
ISO	International Standard Organization
IuK	Information und Kommunikation
KHG	Gesetz zur wirtschaftlichen Sicherung der Krankenhäuser und zur Regelung der Krankenhauspflegesätze (Krankenhausfinanzierungsgesetz)
KTQ®	Kooperation für Transparenz und Qualität im Krankenhaus
LBK	Landesbetrieb Krankenhäuser
LDL	logistischer Dienstleister
MBO	Management by Objectives
MR	Magnet-Resonanz-Tomographie
MTA	medizinisch-technische(r) Assistent(in)
MTR	medizinisch-radiologische(r) Assisten(in)
Nr.	Nummer
o.O.	ohne Ort
o.V.	ohne Verfasser
OP	Operation, Operationssaal
PACS	Picture Archiving and Communication System
PCT	Patient-Care-Teams
PDCA	Plan-Do-Check-Act
PET	Positronen-Emissions-Tomographie
PIMS	Product Impact of Market Strategy
PMC	Patient Management Categories
PMP	Patient Management Path
QFD	Quality Function Deployment
QM	Qualitätsmanagement
RPZ	Risikoprioritätszahl

1. 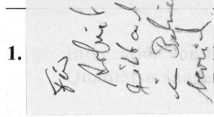 Effektivität und Effizienz im ment von Krankenhäusern

1.1 Strategische Erfolgsfaktoren für Krankenhäuser unter den gegenwärtigen Rahmenbedingungen

1.1.1 Effektivität und Effizienz sowie Qualität, Kosten und Zeit als strategische Erfolgsfaktoren

Im deutschen Gesundheitswesen wird seit den 70er Jahren eine einseitige Kostendiskussion unter dem Begriff der „Kostenexplosion" geführt, wobei Krankenhäuser als hauptverantwortliche Kostentreiber angesehen werden. Die Ursachen für diese Entwicklung sind aber nicht allein in der Effizienz (Wirtschaftlichkeit) der Leistungserstellung im Krankenhaus zu suchen, sondern liegen auch und vor allem in der Effektivität in Bezug auf Leistungsmengen und Leistungsqualität.

Die **Effektivität** kennzeichnet den Grad der Zielerreichung und zielt darauf ab, „die richtigen Dinge zu tun".[1] Medizinische Leistungen sind nur dann effektiv, wenn sie einen positiven Beitrag für den Gesundheitszustand des Patienten leisten. Die Aufgabe des Effektivitätsmanagements im Krankenhaus besteht daher darin, Patienten nur solche Behandlungen zukommen zu lassen, die auch eine erwünschte Wirkung auf den Gesundheitszustand erwarten lassen. Das Ziel des Effektivitätsmanagements ist es, sinnlose medizinische Maßnahmen zu eliminieren und dadurch den Ressourceneinsatz zu reduzieren. Zum Beispiel lassen sich im Bereich der Diagnostik eine Vielzahl ineffektiver Leistungen abbauen, wenn Verfahren der bildgebenden Diagnostik (Röntgen, CT, MR, PET etc.) alternativ und nicht mehr additiv eingesetzt werden. Über den medizinischen Bereich hinaus bedeutet Effektivität allgemein, die vom Kunden erwünschte Leistung zu erbringen.[2] Im Krankenhaus ist der Kundenbegriff wesentlich weiter zu fassen als für Unternehmen, denn für den Patienten übernehmen einweisende Ärzte und Krankenkassen wichtige Kundenfunktionen.[3] Für Krankenhäuser sichert ein effektives

---

1 Vgl. Drucker, P.F. (1974), S. 83. Zum Effektivitätsbegriff im Krankenhaus vgl. Eichhorn, S., Plücker, W., Swertz, P. (1982) S. 142, Mildner, R. (1987), Kaltenbach, T. (1991), S. 15 ff. und Adam, D. et al. (1993), S. 24 ff.
2 Vgl. Bogaschewsky, R., Rollberg, R. (1998), S. 6.
3 Siehe dazu Kapitel 2.1.2.2.

Handeln im Sinne der Kundenorientierung langfristig die Wettbewerbsfähigkeit im Gesundheitswesen.

Die **Effizienz** beschreibt das Verhältnis der eingesetzten Mittel zum erreichten Ergebnis und fordert, „die Dinge richtig zu tun".[4] In dieser Forderung kommt das Rationalprinzip als Grundregel wirtschaftlichen Handelns zum Ausdruck, wonach im Krankenhaus eine nach Quantität und Qualität bestimmte Leistung mit einem möglichst geringen Ressourceneinsatz zu erbringen ist (Minimumprinzip). Zum Beispiel kann ein effizientes Zeitmanagement durch eine wirkungsvolle Ablaufplanung der Teilprozesse innerhalb des Krankenhauses und zwischen den Leistungsanbietern (z.b. vor- und nachstationäre Diagnostik) erreicht werden oder teure Ressourcen (z.B. Medikamente) lassen sich durch preiswerte ersetzt. Die Effizienz zielt somit auf die Wirtschaftlichkeit im Krankenhaus ab.

Die Kostenentwicklung der Krankenhäuser belegt, daß Effektivitäts- und Effizienzmanagement bisher nicht in ausreichendem Maße beachtet wurden.[5] Ein Grundproblem besteht darin, daß die Frage nach der Effektivität von Leistungen überhaupt nicht oder nur nachrangig gestellt wird. Diese Einstellung ist kostentreibend und führt zu einem nicht mehr finanzierbaren Leistungsvolumen. Die Politik der Krankenhäuser muß daher künftig einen Paradigmawechsel in den Zielen vollziehen. Die Entwicklung führt zwingend weg von dem Selbstkostendeckungs- bzw. Versorgungsdenken und hin zu einem integrierten Effektivitäts- und Effizienzmanagement im Krankenhaus. Die beiden Elemente Effektivität und Effizienz sind nicht mehr isoliert voneinander zu betrachten. Die Trennung der beiden Bereiche im Krankenhaus wie bisher kann nicht länger aufrechterhalten werden. Es ist nicht sinnvoll, daß auf der einen Seite Medizin und Pflege für die Effektivität ihrer Leistungen unabhängig von deren Wirtschaftlichkeit verantwortlich sind. Während auf der anderen Seite die Verwaltung Effizienz verfolgt, ohne medizinische und pflegerische Belange zu berücksichtigen. Erforderlich ist die Integration von Effektivität und Effizienz, um auf dieser Basis eine Überlebens- und Wettbewerbsstrategie für Krankenhäuser zu entwickeln.

Mit der Effektivität und Effizienz korrespondieren die drei klassischen Erfolgsfaktoren Qualität, Kosten und Zeit.[6]

---

4   Vgl. Drucker, P.F. (1974), S. 83. Zum Effizienzbegriff im Krankenhaus vgl. Mildner, R. (1987), Kaltenbach, T. (1991), S. 15 ff. und Adam, D. et al. (1993), S. 24 ff.
5   Zur Kostenentwicklung der Krankenhäuser vgl. Statistisches Bundesamt (1996).
6   Vgl. dazu Rollberg, R. (1993), S. 9 ff. und Bogaschewsky, R., Rollberg, R. (1998), S. 8 ff.

2

Die **Leistungsqualität** bezieht sich unmittelbar auf die Effektivität. Traditionell steht im Krankenhaus die medizinische Qualität im Vordergrund. Allerdings darf nicht auf eine einseitig medizinische Qualitätsdefinition zurückgegriffen werden, da neben den objektiven Qualitätsmerkmalen vor allem die vom Patienten (Kunden) subjektiv wahrgenommenen Eigenschaften einer Leistung zu seiner Zufriedenheit beitragen. Im Wettbewerb realisiert ein Unternehmen, dessen Qualität die Kundenwünsche stärker befriedigt als andere, einen komparativen Konkurrenzvorteil.[7] Die Erfüllung von Kundenwünschen dient somit als Mittel zum Zweck, um langfristig finanzielle Erfolge zu erzielen und die Wettbewerbsfähigkeit zu sichern. Dieser Zusammenhang wird unter dem einsetzenden Wettbewerb auch für Krankenhäuser evident, mit der Folge, daß Qualität nicht mehr nur allein nach medizinischen Gesichtspunkten ausgerichtet werden kann, sondern ebenso andere Aspekte der Kundenorientierung umfassen muß.

Eine effiziente Leistungserstellung reduziert die **Kosten**. Unter dem Selbstkostendeckungsprinzip wurde den Kosten nur wenig Bedeutung beigemessen, da für das Krankenhaus gewährleistet war, daß alle anfallenden und nachgewiesenen Kosten auch gedeckt wurden. Mit der Abschaffung des Selbstkostendeckungsprinzips und der Einführung eines leistungsorientierten Entgeltsystems ist es möglich, daß Krankenhäuser Gewinne aber auch Verluste machen können. Mißlingt es einem Krankenhaus seine Leistungen zu konkurrenzfähigen Kosten zu erbringen, so ist die Existenz langfristig gefährdet, da die erzielten Erlöse nicht ausreichen um die Kosten zu decken. Derzeit steht allein die kurzfristige Kostensenkung im Mittelpunkt der Politik der Krankenhäuser, die sich vorrangig in einem Bettenabbau und einer reduzierten Verweildauer niederschlägt. Für die Höhe der Kosten sind langfristig aber eher strukturelle Fragen bedeutsam.

Der Erfolgsfaktor **Zeit** bezieht sich im Krankenhaus auf die Verweildauer der Patienten („Patientenabwicklungsdauer"). Die Verweildauer ist zum einen eine Kostendeterminante, da mit jeden Pflegetag zusätzliche pflegetagabhängige Kosten verursacht werden. In diesem Fall ist der Faktor Zeit der Effizienz zuzuordnen. Zum anderen ist die Verweildauer auch ein Qualitätsindikator sowohl aus medizinischer Sicht als auch aus Patientensicht. Für Patienten steigert eine kurze Verweildauer die Qualität der bezogenen Leistungen, so daß in diesem Fall der Faktor Zeit unter die Effektivität zu subsumieren ist.

---

[7] Zum komparatiaven Konkurrenzvorteil vgl. Backhaus, K. (1997), S. 21 ff.

Eine Analyse der Beziehungen zwischen Qualität, Kosten und Zeit zeigt das Spannungsfeld der drei Erfolgsfaktoren auf.[8]

Eine **konfliktäre Beziehung** zwischen den drei Erfolgsfaktoren liegt vor, wenn davon ausgegangen wird, daß Qualität sich nur erzeugen läßt, wenn Zeit und Mittel investiert werden.[9] Folglich ist ein höherer Ressourceneinsatz in zeitlicher, sachlicher und finanzieller Hinsicht erforderlich, um die Qualität zu steigern. Zeit und Kosten stellen somit Inputfaktoren für die Qualität dar. Auch Krankenhäuser sind bisher von der Annahme einer konfliktären Beziehung insbesondere zwischen Qualität und Kosten ausgegangen. Ein höheres medizinisches Qualitätsniveau wird unter dieser Annahme mit einer Steigerung der Leistungsmengen (z.B. Anzahl der Laboruntersuchung) und der Leistungsqualität (z.B. modernstes Verfahren der bildgebenden Diagnostik) gleichgesetzt, die automatisch zu einem erhöhten Ressourceneinsatz führen. Die Ursache für diese konfliktäre Sichtweise liegt darin, daß die Effektivität und Effizienz der Leistungserstellung nicht beachtet wird.

Das integrierte Effektivitäts- und Effizienzmanagement überwindet den aufgezeigten Zielkonflikt zwischen Qualität, Kosten und Zeit auf der Basis eines neuen umfassenden Qualitätsverständnisses. Unter Qualität wird in dieser Arbeit eine effektive und effiziente Leistungserstellung verstanden, die kundenorientiert in kürzerer Zeit zu tendenziell sinkenden Kosten erbracht wird (**umfassender Qualitätsbegriff**). Aus dieser Perspektive ist der Kosten- und auch der Zeitfaktor ein Qualitätsmerkmal.[10] Damit kann durch die umfassende Betrachtung von Qualität der Zielkonflikt aufgelöst werden, da Kostensenkung und Verweildauerkürzung Merkmale höherer Qualität sind. Wenn Ressourcenverschwendung und Zeitverluste abgebaut werden, steigt folglich die Qualität. Dann existieren **komplementäre Beziehungen** zwischen Qualität, Kosten und Zeit und sie sind nicht mehr als Inputgrößen zu betrachten, sondern als Outputgrößen der Leistungsprozesse.[11]

Krankenhäuser müssen ihre Ziele dahingehend verändern, daß sie gleichzeitig eine hohe Qualität bei geringen Kosten und einer kurzen Verweildauer anstreben. Dieser Paradigmawechsel läßt sich mit einem integrierten Qualitätsmanagement realisieren, das Effektivität und Effizienz auf der Grundlage des umfassenden

---

[8]   Vgl. zu einer umfassenden Analyse der Beziehungen zwischen Qualität, Kosten und Zeit Steinbach, R.F. (1997), S. 150 ff.

[9]   Vgl. Steinbach, R. F. (1997), S. 150.

[10] Vgl. dazu Kamiske, G.F., Malorny, C. (1994), S. 975.

[11] Vgl. Steinbach, R. F. (1997), S. 158.

Qualitätsbegriffs vereint. Ansatzpunkt für ein integriertes Qualitätsmanagement ist die Gestaltung und Steuerung der Leistungsprozesse im Krankenhaus. Über die Leistungsprozesse besteht eine enge Wechselbeziehung zwischen Effizienz und Effektivität. Die Kopplung ist darin begründet, daß die Effizienz am wirtschaftlichen Einsatz der Ressourcen für die Leistungsprozesse orientiert ist, während die Effektivität der Leistungsprozesse auf die Ergebnisqualität als Zielerreichungsgrad bezogen wird. Entsprechend beeinflussen Entscheidungen über die Zweckmäßigkeit einer Behandlung (Effektivität) den Ressourceneinsatz (Effizienz) und damit die Kosten. Ebenso determinieren Entscheidungen über den Ressourceneinsatz (Effizienz) die Leistungsprozesse und damit das qualitative Ergebnis (Effektivität).[12] Das Ziel des integrierten Qualitätsmanagements besteht somit darin, eine effektive und eine effiziente Leistungserstellung im Krankenhaus zu gewährleisten.

Gleichzeitig mit der Veränderung der Ziele ändern sich auch die äußeren Rahmenbedingungen für Krankenhäuser. Komplexität und Dynamik stellen neue Anforderungen und erschweren es den Krankenhäusern wirtschaftliche Überlebensstrategien zu finden.

1.1.2 Dynamik und Komplexität als Kennzeichen der gegenwärtigen Rahmenbedingungen

Krankenhäuser sind seit einigen Jahren mit Veränderungen ihrer äußeren Rahmenbedingungen konfrontiert. Diese dynamischen, sich ändernden Einflußfaktoren üben einen hohen Anpassungs- und Veränderungsdruck auf die Krankenhäuser aus. Der Wandel der Rahmenbedingungen ist durch **Dynamik und Komplexität** gekennzeichnet. Durch dieses veränderte Umfeld werden von Krankenhäusern Kompetenzen verlangt, die im alten, stabilen System keine Rolle spielten. Wollen Krankenhäuser diesen aktuellen Herausforderungen gerecht werden, müssen sie sich in ihrer Unternehmensphilosophie und -strategie sowie in ihrer Organisation und Führung an die veränderten Rahmenbedingungen anpassen.[13] Unter diesen äußeren Rahmenbedingungen sind Krankenhäuser dazu gezwungen, die Qualität ihrer Leistungen unter wachsendem Kostendruck zu sichern und unter dem einsetzenden Wettbewerb noch zu steigern.[14] Dadurch verschieben sich die

---

[12] Vgl. Adam, D. et al. (1993), S. 25.
[13] Vgl. Graf, V. (1996), S. 536.
[14] Vgl. Zink, K.J., Schubert, H.-J., Fuchs, A.E. (1994), S. 30.

5

Ziele der Krankenhäuser; die Kostenorientierung muß bei gleichzeitiger Qualitätsorientierung verfolgt werden, um langfristig überleben zu können.

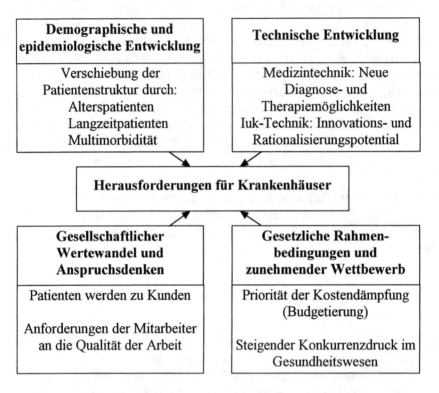

Abbildung 1-1:Wandel der äußeren Rahmenbedingungen von Krankenhäusern

Im einzelnen sind – wie in Abbildung 1-1 dargestellt – folgende Entwicklungstrends für das deutschen Gesundheitswesen zu beobachten:

(1) Demographische und epidemiologische Entwicklung

Die demographische Entwicklung ist in allen Industrieländern geprägt von einer steigenden Lebenserwartung.[15] Ursache dieser Entwicklung sind verbesserte medizinische, hygienische, soziale und ökonomische Lebensverhältnisse, die ins-

---

15   Zur demographischen Entwicklung in Deutschland vgl. Statistisches Bundesamt (1997a), S. 57 ff.

6

besondere die Lebenserwartung älterer Menschen erhöht haben. Begleitet wird diese demographische Entwicklung von epidemiologischen Veränderungen, die durch den Rückgang der klassischen Infektionskrankheiten bei gleichzeitiger Zunahme chronisch-degenerativer Krankheiten gekennzeichnet sind.[16] Die Folgen dieser beiden Entwicklungen bestehen für Krankenhäuser darin, daß sich das Nachfragepotential nach medizinischen Leistungen in quantitativer und qualitativer Hinsicht verändert. Allein die höhere Lebenserwartung induziert einen starken Leistungsanstieg in den Krankenhäusern. Zusätzlich erschweren die neuen Erkrankungsmuster, wie z.b. chronische Krankheiten des Herz-Kreislauf-Systems, eindeutige Diagnose- und Therapiemaßnahmen, da diese Krankheiten i.d.R. nicht geheilt, sondern nur deren Symptome gelindert werden können. Insgesamt verschiebt sich die Patientenstruktur der Krankenhäuser, da der Anteil älterer und multimorbider Patienten sowie chronisch kranker Langzeitpatienten wächst. Diese Entwicklung erhöht den Komplexitätsgrad der Leistungserstellung und verursacht einen erhöhten Ressourcenverbrauch, der in einer Situation knapper Finanzmittel einen starken Kostendruck induziert.

(2) Technische Entwicklung

Der Fortschritt in Wissenschaft und Technik gehört zu den stärksten Dynamikfaktoren für Krankenhäuser.[17] Aufgrund der hochentwickelten Medizintechnik steht im Diagnose- und Therapiebereich ein sehr breites Spektrum unterschiedlichster Methoden und Verfahren zur Verfügung. Zum Beispiel werden in kürzeren Zeiträumen immer aufwendigere Verfahren der bildgebenden Diagnostik entwickelt. Die bisherige Entwicklungslinie führt vom konventionellen Röntgen und Ultraschall über die Computertomographie, Kernspintomographie bis zur Positronen-Emissions-Tomographie. Mit diesen Diagnosetechniken können mehr Krankheiten bei Patienten erkannt werden, die mit den alten Verfahren unentdeckt geblieben wären.[18] Auch im Therapiebereich erhöhen neue Methoden und Verfahren, wie beispielsweise die Mikrochirurgie, die Chemotherapie oder in Zukunft die Gentechnologie, die Behandlungsmöglichkeiten von Patienten. Infolge dieser technischen Entwicklung verändert sich die quantitative und qualitative Leistungsstruktur in den Krankenhäusern. Die medizinischen Möglichkeiten führen dazu, daß mehr und komplexere Leistungen durchgeführt werden, die den Res-

---

[16]   Vgl. Köck, C. (1996a), S. 23 ff.
[17]   Vgl. Köck, C. (1995), S. 64.
[18]   Vgl. Köck, C. (1996a), S. 27.

sourcenverbrauch erhöhen. Somit ist die Kostenexplosion im Gesundheitswesen maßgeblich durch den medizinisch-technischen Fortschritt mitverursacht.[19]

Technische Neuerungen müssen aber nicht zwangsläufig zu höheren Kosten in Krankenhäusern führen. Zum Beispiel lassen sich durch den Einsatz moderner Verfahren der bildgebenden Diagnostik Kosten einsparen, wenn dadurch andere Diagnoseverfahren ersetzt, Fehldiagnosen vermieden oder Behandlungsdauern reduziert werden können. Aber nach ihrer bisherigen Zielausrichtung beurteilen Krankenhäuser Innovationen nicht unter Rationalisierungsgesichtspunkten. Daher bevorzugen sie auch kostentreibende Produktinnovationen (z.B. medizintechnische Großgeräte, Pharmapräparate) gegenüber Prozeßinnovationen wie die Einführung einer neuen Informationstechnologie (z.B. PACS).[20] Gerade aber die Techniken der Information und Kommunikation (IuK) eröffnen Krankenhäusern ein Innovations- und Rationalisierungspotential, um Leistungen völlig neu zu gestalten, zu organisieren und zu steuern.[21] Eine interne Vernetzung und der Aufbau eines integrierten Datensystems, auf das alle Abteilungen zugreifen können, verbessert die Möglichkeiten zur Information und Koordination im Krankenhaus. Im medizinischen Bereich ermöglicht die IuK-Technik einen umfassenden Informationsaustausch – insbesondere auch von Bildern – als Basis für die Telemedizin. Diese Entwicklung führt über elektronische Patientenakten und Videokonferenzen bis hin zu ferngesteuerten und rechnergestützten Operationen.[22]

(3) Gesellschaftlicher Wertewandel und Anspruchsdenken

Die wirtschaftliche Entwicklung wird im Industrie- und Dienstleistungsbereich durch einen Wandel vom Verkäufer- zum Käufermarkt charakterisiert.[23] Eine ähnliche Entwicklung ist auch für Krankenhäuser unter den veränderten Wettbewerbsbedingungen zu beobachten. Patienten sind anspruchsvoller und weniger dazu bereit, ein Krankenhaus zu akzeptieren, das sich nicht an ihren Bedürfnissen orientiert. Die Erwartungen und Ansprüche an die medizinische Leistungsfähigkeit von Krankenhäusern sind generell – bedingt durch die technische Entwicklung – sehr hoch. Das gestiegene Anspruchsdenken der Patienten aber auch der

---

19   Vgl. Adam, D. (1996a), S. 8.
20   Vgl. Puke, S. (1996), S. 16.
21   Zu den Potentialen der IuK-Technik vgl. Picot, A., Reichwald, R., Wigand, R.T. (1998), S. 117 ff.
22   Zu den Möglichkeiten der Telemedizin vgl. Deutsch, C. (1996) und Becker, A., Grünwoldt, L., Meinel, C. (1997).
23   Zum Marktwandel vgl. Adam, D. (1998a), S. 27 ff.

Mediziner fördern den Trend zur Maximalversorgung.[24] Gleichzeitig ist eine zunehmend kritischere Haltung in der Gesellschaft gegenüber der Medizin und den Krankenhäusern festzustellen, die sich u.a. in der Berichterstattung der Medien[25] und in einer gestiegenen Zahl der Haftungsfälle[26] widerspiegelt. Die Ansprüche der Patienten erstrecken sich aber längst nicht mehr nur auf medizinische Leistungen. Zusätzlich wird ein adäquater persönlicher Umgang und ein dem Lebensstandard angemessenes Umfeld (z.B. Einzelzimmer, Fernsehen, Telefon etc.) im Krankenhaus erwartet. Patienten entwickeln sich somit zu Kunden des Krankenhauses, die mit ihren individuellen Bedürfnissen und Erwartungen ernst genommen werden wollen.[27] Diese Entwicklung ist eine der wichtigsten Ursachen für die wachsende Bedeutung des Themas Qualität und Kundenorientierung im Krankenhaus.[28]

Neben dieser gestiegenen Anspruchshaltung hat auch ein Wertewandel in der Arbeitswelt[29] im Krankenhaus stattgefunden. Das Ergebnis dieser Entwicklung drückt sich in dem Wunsch der Mitarbeiter nach Identifikation und Sinngebung in ihrer Arbeit aus und stellt neue Anforderungen an die Führung.[30] Auf diesen Wandel ist in den Krankenhäusern bisher kaum reagiert worden, mit der Folge, daß die Mitarbeiter immer weniger bereit sind, ihre Arbeitsbedingungen zu akzeptieren, was sich in hohen Fluktuationsraten und Fehlzeiten niederschlägt. Die Ursachen liegen einerseits in den starren Strukturen und andererseits in der mangelhaften Managementqualifikation der Führung, die das Krankenhaus darin blockieren, sich auf das veränderte Umfeld einzustellen.[31]

(4) Gesetzliche Rahmenbedingungen und zunehmender Wettbewerb

Krankenhäuser sind stärker durch Gesetze und Verordnungen reglementiert als Industrie- und andere Dienstleistungsunternehmen. Die gesetzlichen Regelungen zur Krankenhausfinanzierung und zum Preisrecht bestimmen die finanzielle Existenzgrundlage der Krankenhäuser. Die gesetzlichen Rahmenbedingungen sind maßgeblich durch die Kostenexplosion im Gesundheitswesen geprägt. Insbesondere die demographische und technische Entwicklung hat dazu geführt, daß in

---

[24] Vgl. Adam, D. (1996a), S. 8.
[25] Vgl. dazu Elfes, K. (1996).
[26] Vgl. Loos, J., Noehrbass, N. (1993a), S. 265.
[27] Vgl. Bundesärztekammer (1997), S. 4.
[28] Vgl. Köck, C. (1996a), S. 29.
[29] Vgl. dazu Picot, A., Reichwald, R., Wigand, R.T. (1998), S. 4 f.
[30] Vgl. Bellabarba, J. (1997), S. 101.
[31] Vgl. Köck, C. (1995), S. 64.

Deutschland seit den 70er Jahren die Gesundheitsausgaben stärker steigen als das Bruttosozialprodukt.[32] Deshalb sind viele Gesetze verabschiedet worden, die einseitig darauf gerichtet waren, die Kosten in den Krankenhäusern zu begrenzen, ohne jedoch Lösungsansätze für die strukturellen Probleme zu bieten.[33] Eine Trendwende sollte mit dem Gesundheitsstrukturgesetz 1993 (GSG) eingeleitet werden. Das GSG enthielt erste Ansätze für marktwirtschaftliche Strukturen im Gesundheitssystem und die Abkehr vom Selbstkostendeckungsprinzip.[34] In der Praxis konnte der GSG-Ansatz aber nur teilweise greifen, da die strukturellen Wirkungen durch die Deckelung der Krankenhausbudgets begrenzt werden.

Mit dem Gesetz zur GKV-Gesundheitsreform 2000 wird eine leistungsgerechte Vergütung, mehr Wettbewerb und mehr Flexibilität zur Veränderung von Leistungsstrukturen angestrebt.[35] Dazu soll ein durchgängiges, leistungsorientiertes und pauschaliertes Entgeltsystem auf der Basis der Diagnosis Related Groups (DRG) für alle stationären Krankenhausleistungen eingeführt werden. Dadurch wird transparent, welches Krankenhaus ein höherwertiges Leistungsspektrum erbringt und daher auch eine höhere Vergütung verdient. Vor dem Hintergrund eines vollständigen Fallpauschalensystems gewinnen Maßnahmen zur Qualitätssicherung an Bedeutung.[36] Erstmals werden Krankenhäuser dazu verpflichtet, ein internes Qualitätsmanagement einzuführen und sich an einrichtungsübergreifenden Maßnahmen der Qualitätssicherung zu beteiligen. Neue integrierte Versorgungsformen ermöglichen eine Behandlung von Patienten über verschiedene Leistungssektoren hinweg. Krankenkassen können zu diesem Zweck Verträge zur integrierten Versorgung abschließen, in denen auch die Vergütung geregelt werden kann (z.B. über ein kombiniertes Budget).

Krankenhäuser treten somit verstärkt in einen Wettbewerb um die knappen Finanzmittel. Die vorhandenen Überkapazitäten werden abgebaut, indem Bettenzahlen reduziert und auch komplette Krankenhäuser geschlossen werden. In einem Krankenhausvergleich werden die Kosten und Leistungen von strukturgleichen Krankenhäusern gegenübergestellt, um mehr Transparenz und Wirtschaftlichkeit zu schaffen. Durch diese Wettbewerbssituation verschiebt sich die

---

32 Vgl. dazu Statistisches Bundesamt (1997a), S. 459 u. S. 666 sowie Statistisches Bundesamt (1997b), S. 110 ff.
33 Zum Beispiel das Krankenhaus-Kostendämpfungsgesetz 1981 und das Krankenhaus-Neuordnungsgesetz 1984, vgl. dazu Tuschen, K.H., Quaas, M. (1998), S. 9 ff.
34 Zum GSG vgl. Jeschke, H.A., Hailer, B. (1994).
35 Zur GKV-Gesundheitsreform vgl. Tuschen, K.H. (2000).
36 Siehe dazu auch Kapitel 1.2.2.

Marktmacht zugunsten der Krankenkassen, die als „Leistungseinkäufer" zunehmend mehr Möglichkeiten und Instrumente bekommen, ökonomischen Druck auf die Krankenhäuser auszuüben. Der Wettbewerb dehnt sich für die Krankenhäuser aber auch auf andere Leistungsanbieter im Gesundheitswesen aus. Neue Leistungsformen der vor- und nachstationäre Behandlungen und ambulante Operationen stellen Krankenhäuser in Konkurrenz zu niedergelassenen Ärzten sowie Praxis- und Tageskliniken. Die angestrebte Verzahnung von ambulanter und stationärer Versorgung (z.B. durch integrierte Versorgungsformen), die ein hohes Rationalisierungspotential verspricht, basiert auf der Subsidiarität der vollstationären Behandlung.[37] Dieser zunehmende Konkurrenzdruck führt zu einem „Verdrängungswettbewerb" im Gesundheitswesen um Patienten und knappe Ressourcen.[38]

Die Veränderungen im Gesundheitswesen geschehen in einem gesamtwirtschaftlichen Umfeld, das schon seit Jahren von dynamischer Veränderung und höherem Konkurrenzdruck geprägt ist.[39] Krankenhäuser sind heute mit Entwicklungen konfrontiert, mit denen sich Industrie- und Dienstleistungsunternehmen schon seit längerer Zeit auseinandersetzen müssen. Vor dem Hintergrund des Marktwandels haben sich dabei Effektivität und Effizienz sowie Qualität, Kosten und Zeit als die strategischen Erfolgsfaktoren für Industrie- wie für Dienstleistungsunternehmen herauskristallisiert.[40] Für ungesättigte Märkte (Verkäufermärkte), die sich durch Massenfertigung weitgehend gleichartiger Produkte und geringe Kundenorientierung auszeichnen, sind die Kosten der strategische Erfolgsfaktor, so daß die Unternehmen sich auf die Effizienz (Wirtschaftlichkeit) der internen Leistungserstellung konzentrieren.[41] Zunehmend gesättigte Märkte (Käufermärkte) erfordern eine verstärkte Kundenorientierung und komplette kundenspezifische Problemlösungen. Die Effektivität der Leistungen hat nun Priorität bei gleichzeitiger einzuhaltender Effizienz, da es für die Unternehmen darauf ankommt, die richtige Qualität zum richtigen Zeitpunkt kostengünstig bereitzustellen.[42] Diese Entwicklung müssen Krankenhäuser noch nachvollziehen. Unter den veränderten Rahmenbedingungen werden Effektivität und Effizienz sowie Qualität, Kosten

---

37   Der § 39 SGB V schreibt explizit die Subsidiarität der vollstationären Behandlung vor.
38   Vgl. dazu v. Eiff, W. (1995a), S. 66 f.
39   Vgl. Köck, C. (1996a), S. 33.
40   Zum Marktwandel siehe Adam, D. (1997a), S. 25 ff.
41   Vgl. Rollberg, R. (1996), S. 11.
42   Vgl. Rollberg, R. (1996), S. 11 f.

und Zeit ebenfalls zu den entscheidenden strategischen Erfolgsfaktoren für Krankenhäuser.

Krankenhäuser, die es schaffen, den Anforderungen ihres Umfelds besser gerecht zu werden als andere Leistungsanbieter, erzielen damit einen komparativen Konkurrenzvorteil. Die demographische und epidemiologische Entwicklung führt zu einem erhöhten und veränderten Leistungsvolumen in den Krankenhäusern. Unter der Restriktion knapper Ressourcen erlangt daher die effektive und effiziente Leistungserstellung im Rahmen des Qualitätsmanagements eine zentrale Bedeutung. Die technische Entwicklung eröffnet den Krankenhäusern dazu die Möglichkeiten. Innovationen bieten Krankenhäusern Wettbewerbs- und Rationalisierungspotentiale, aber induzieren auch einen hohen Investitionsbedarf und Folgekosten, so daß Krankenhäuser ökonomisch unter Druck geraten können. Infolge des gesellschaftlichen Wertewandels werden Krankenhäuser mit neuen Ansprüchen von Seiten der Kunden bzw. Patienten und der Mitarbeiter konfrontiert, denen sie mit Kunden- und Mitarbeiterorientierung begegnen müssen. Schließlich zwingen auch die gesetzlichen Rahmenbedingungen die Krankenhäuser dazu, steigende Versorgungsqualität bei tendenziell sinkenden Kosten zu realisieren.[43]

Umfassende Qualität ist die Kernkompetenz und Grundvoraussetzung für Existenz und Erfolg von Krankenhäusern im Wettbewerb. Das integrierte Qualitätsmanagement bewirkt nach außen ein steigendes Qualitätsimage und erhöht die Attraktivität des Krankenhauses für Patienten und einweisende Ärzte. Aber auch für die Krankenkassen, Lieferanten und für Kapitalgeber gewinnt das Krankenhaus an Anziehungskraft. Nach innen wird durch das integrierte Qualitätsmanagement die Attraktivität des Krankenhauses als Arbeitgeber gesteigert, so daß qualifiziertes Personal gewonnen und gehalten werden kann. Insgesamt muß das integrierte Qualitätsmanagement als eine Investition in die Leistungs- und Wettbewerbsfähigkeit des Krankenhauses aufgefaßt werden.

Die Kernkompetenz von Krankenhäusern ist die medizinische Behandlung von Patienten mit dem Ziel, deren Gesundheitszustand zu erhalten, zu verbessern oder wiederherzustellen. Für die Patienten ist die Kernleistung des Krankenhauses von existentieller Bedeutung. Aufgrund dieser ethischen Dimension hat die Qualität der Leistungen einen noch weitaus höheren Stellenwert im Krankenhaus als in Industrie- und Dienstleistungsunternehmen. Aber auch der ökonomische Erfolg des Krankenhauses ist wichtig, da er die Grundlage für den Einsatz qualitativ hochwertiger Ressourcen und hoch qualifizierten Personals schafft, um die Pati-

---

43   Zu diesem neuen Managementparadigma vgl. v. Eiff, W. (1995a), S. 66.

enten optimal versorgen zu können. Das integrierte Qualitätsmanagement im Krankenhaus darf somit nicht als Selbstzweck mißverstanden werden, sondern ist zwingend notwendig, um bei knapper werdenden Ressourcen auch zukünftig eine medizinische Versorgung auf einem qualitativ hohen Niveau sicherzustellen.

1.2 Entwicklung und Stand des Qualitätswesens in deutschen Krankenhäusern

Im folgenden soll die Entwicklungslinie des klassischen Qualitätsmanagements im Krankenhaus nachgezeichnet werden. Am Beispiel der Qualitätsssicherung bei Fallpauschalen und Sonderentgelten wird der aktuell erreichte Stand des Qualitätswesens charakterisiert. Die Beurteilung des Entwicklungsstands zeigt die Defizite im Qualitätsmanagement hinsichtlich der Integration von Effektivität und Effizienz auf.

1.2.1 Vier Phasen der Qualitätssicht im Krankenhaus

Das Qualitätswesens in Krankenhäusern entwickelt sich zwar zeitlich versetzt, aber analog zur Entwicklungslinie des Qualitätswesens in der Industrie. In der industriellen Praxis hat sich der Qualitätsbegriff ausgehend von der engen, produktorientierten Sichtweise der klassischen Qualitätskontrolle zum umfassenden Qualitätsverständnis im Rahmen des Total Quality Management (TQM) entwickelt. Mit dem Wandel der Qualitätssicht verändert sich die Auffassung darüber, wie Qualität zustande kommt und gesteuert werden kann und was Qualität inhaltlich ist. Die historische Entwicklung des industriellen Qualitätswesens läßt sich in vier Phasen differenzieren, die sich auch für den Krankenhausbereich in Deutschland nachvollziehen lassen.[44]

1.2.1.1 Qualität durch Kontrolle

Der klassische Qualitätsbegriff bezieht sich allein auf die technische Produktqualität.[45] Qualität resultiert aus der Erfüllung objektiver technischer Anfor-

---

[44] Zu den vier Phasen der Qualitätssicht vgl. Zink, K.J., Schildknecht, R. (1994), S. 75 ff., Witte, A. (1993), S. 19 ff. und Adam, D. (1998a), S. 136 ff.

[45] Die Qualität ersten Grades („Pflicht"), vgl. Töpfer, A., Mehdorn, H. (1995), S. 9.

derungen und ist mit der Abwesenheit von Fehlern gleichzusetzen. In der internationalen Norm DIN ISO 8402 spiegelt sich die klassische Qualitätssicht wider, wonach Qualität die Gesamtheit von Merkmalen bezüglich ihrer Eignung ist, festgelegte und vorausgesetzte Erfordernisse zu erfüllen. Die Erfordernisse ergeben sich aus dem Verwendungszweck des Produkts. Qualität ist somit die Eignung des Produkts für den festgelegten Zweck („fitness for use").[46] Nach diesem Qualitätsverständnis besteht die Aufgabe des Qualitätsmanagements darin, die qualitätsrelevanten Merkmale zu definieren und deren Einhaltung mit Qualitätskontrollen zu überwachen.

Im Krankenhaus lassen sich die Anfänge der Qualitätssicherung auf das Berufsverständnis der Ärzte zurückführen, die seit jeher eine hohe Qualität der medizinischen Behandlung anstreben.[47] So existieren im medizinischen Bereich eine Reihe von traditionellen, internen Qualitätssicherungsmaßnahmen, zu denen beispielsweise Assistenzen, Zweitgutachten, Visiten und Konferenzen zu Indikationen oder unerwarteten Ereignissen gehören.[48] Diese Maßnahmen sind einseitig auf die Kontrolle der Behandlungsqualität gerichtet und entspringen dem klassischen Qualitätsbegriff im Krankenhaus, der allein auf die medizinische Leistung fokussiert ist. Typisches Kennzeichen der medizinischen Qualitätssicherung in dieser Phase ist die Tatsache, daß es sich um punktuelle Maßnahmen handelt, die reaktiv darauf gerichtet sind, bereits entstandene Probleme zu beseitigen und nicht Fehler präventiv zu vermeiden.

Die ersten externen Qualitätsprüfungen werden auf der Basis von rechtsverbindlichen Richtlinien (Röntgenverordnung und Eichgesetz) in der Radiologie und der Labormedizin durchgeführt.[49] Die darin vorgeschriebenen Maßnahmen umfassen Präzisions- und Richtigkeitskontrollen der technischen Geräte sowie eine Überprüfung von Untersuchungsergebnissen im Rahmen von Stichproben oder Ringversuchen. Hinter diesen Qualitätskontrollen steht die Auffassung, daß Qualität erprüft werden kann.[50] Die Qualitätssicherung wird als rein technische Funktion verstanden und bezieht sich vorrangig auf die Strukturqualität im technischen Bereich, die sich relativ einfach messen läßt.

---

[46]   Vgl. Juran, J.M. (1988), S. 2-2.
[47]   So heißt es im 1. Leitsatz des 96. Deutschen Ärztetages von 1993: „Qualitätssicherung ist seit jeher eine der ärztlichen Berufsausübung immanente gemeinschaftliche Aufgabe der Ärzteschaft."
[48]   Vgl. Bundesministerium für Gesundheit (1994), S. I 160.
[49]   Vgl. Bundesministerium für Gesundheit (1994), S. I 139 und I 146 f.
[50]   Vgl. für den industriellen Bereich Zink, K.J., Schildknecht, R. (1994), S. 75.

1.2.1.2   Statistische Qualitätssicherung

Die kontrollorientierte Qualitätssicherung wird auch im Krankenhausbereich durch den Einsatz statistischer Erhebungen und Methoden erweitert. Externe Qualitätssicherungsstatistiken für ausgewählte Bereiche werden ab den siebziger Jahren erstellt. Vorreiter sind die Qualitätssicherungsprojekte in der Perinatologie[51] und Chirurgie[52], die erst regional getestet und mittlerweile bundesweit als Routinemaßnahmen eingeführt sind. Die Idee besteht darin, einen krankenhausübergreifenden Vergleich spezifischer Parameter von Krankheits- oder Behandlungsverläufen zu erstellen. Von den Krankenhäusern werden ausgewählte Indikatoren für die Prozeß- und Ergebnisqualität in der Perinatologie und Chirurgie laufend erfaßt (Monitoring). Beispielsweise werden in der Chirurgie die Rate bestimmter Prozeduren (z.B. perioperative Antibotikagabe) sowie die Anzahl postoperativer Komplikationen und Rezidivoperationen erhoben. Diese Daten werden von einer Zentrale statistisch aufgearbeitet, die die beteiligten Krankenhäuser periodisch und in anonymer Form über die Ergebnisse informiert. Den Krankenhäusern bleibt es intern überlassen, ob über die Ergebnisse diskutiert und eine entsprechende Problemanalyse und -lösung durchgeführt wird. Dieser Struktur folgend schließen sich zahlreiche Qualitätssicherungsprojekte in anderen Fachgebieten, wie z.B. in der Neonatologie, Herzchirurgie, Anästhesiologie, Orthopädie und die Qualitätssicherung bei Fallpauschalen und Sonderentgelten, an.[53]

Bei der statistischen Qualitätssicherung im Krankenhaus handelt es sich um ein abgegrenztes Partialkonzept in einer medizinischen Fachabteilung, mit dem zunächst nur ausgewählte Qualitätsindikatoren dokumentiert und extern ausgewertet werden. Entscheidend ist, daß die Ergebnisse der externen Qualitätssicherung in den Krankenhäusern einer systematische Ursachenanalyse unterzogen werden, damit durch geeignete Korrekturmaßnahmen Qualitätsmängel künftig vermieden werden. Nur wenn die externe in eine interne Qualitätssicherung eingebunden ist, läßt sich die Qualität der medizinischen Behandlung tatsächlich verbessern. Bei den meisten Projekten fehlt jedoch ein Evaluationsansatz, um die Effektivität der

---

[51]   Vgl. zur Qualitätssicherung in der Perinatologie Kunz, S., Neeser, H., Pohlandt, F., Selbmann, H.K. (1989).

[52]   Vgl. zur Qualitätssicherung in der Chirurgie Eichhorn, S., Schega, W., Selbmann, H.K. (1989).

[53]   Zum Stand der Qualitätssichersprojekte in Deutschland vgl. Bundesministerium für Gesundheit, (1994).

15

Qualitätssicherungsmaßnahmen zu überprüfen.[54] Zudem ist die statistische Qualitätssicherung mit einem sehr hohen Verwaltungs- und Organisationsaufwand verbunden. Deshalb ist eine flächendeckende Expansion dieser ausgefeilten Dokumentations- und Qualitätskontrollverfahren auf alle Leistungen bzw. Krankheitsarten, wie sie derzeit tendenziell vollzogen wird, ökonomisch wenig sinnvoll.[55]

Im Mittelpunkt der statistischen Qualitätssicherung steht die medizinische Selbstkontrolle. Die Ansätze sind weder fachgebiets- noch berufsübergreifend und unterstellen somit implizit eine isolierte Leistungserstellung der medizinischen Fachabteilung. Die Wünsche und Erwartungen der Patienten werden ebenso wenig berücksichtigt wie organisatorische oder ökonomische Aspekte. Dieses Vorgehen ist im Denken eines traditionell geprägten Systems verhaftet, in dem Experten mit medizinisch-technischem Sachwissen darüber urteilen, was gute und was schlechte Qualität ist.[56] Im Ergebnis entscheiden damit die Leistungserbringer selbst über die Kategorien und Beurteilungskriterien für die Qualität ihrer medizinischen Leistung. Auf diese Weise kann aber nur ein Teilbereich der Krankenhausqualität abgedeckt werden, der auf den klassischen medizinischen Qualitätsbegriff gerichtet ist.

1.2.1.3 Mitarbeiterorientierte Maßnahmen zur Qualitätsförderung

Die dritte Phase kennzeichnet ein verändertes Verständnis von Qualität und rückt die präventive Fehlervermeidung sowie die Mitarbeiterorientierung in den Mittelpunkt der Qualitätspolitik. Die Potentiale motivierter und erfahrener Mitarbeiter sollen z.B. in Qualitätszirkeln genutzt werden, um Fehler zu vermeiden und die Qualität zu verbessern. Im Krankenhaus wird dieser Ansatz zur Qualitätsförderung primär vom Pflegepersonal aufgegriffen. Die ersten Qualitätszirkel beschäftigen sich mit Pflegestandards (z.B. für die Dekubitusprophylaxe) und Fragen der Arbeitsorganisation (z.B. Funktionspflege vs. patientenzentrierter Pflege). Die Qualitätszirkel-Projekte werden häufig durch eine Evaluation ergänzt, indem Befragungen der Patienten und Mitarbeiter durchgeführt werden.[57] Damit vollzieht sich im Krankenhaus ein Wandel der Qualitätssicht, da erstmals die Patienten mit einbezogen und auch organisatorische und wirtschaftliche Aspekte berücksichtigt

---

54 Vgl. Bundesministerium für Gesundheit (1994), S. II 3 ff.
55 Vgl. Bundesministerium für Gesundheit (1994), S. II 15.
56 Vgl. dazu Birner, U., Spörkel, H., Frommelt, B. (1995), S. 1 f.
57 Vgl. Bundesministerium für Gesundheit (1994), S. I 163.

werden. Interessant ist, daß beim Pflegepersonal eine hohe Identifikation mit diesem Qualitätskonzept besteht, während die Mediziner dem Ansatz tendenziell kritisch gegenüber stehen. Die Skepsis vieler Ärzte, sich an Qualitätszirkeln zu beteiligen, läßt sich u.a. auf deren rein medizinisch orientierte Ausbildung und eine hohe Arbeitsbelastung zurückführen.[58]

Da die Leistungserstellung im Krankenhaus berufsgruppen- und abteilungsübergreifend erfolgt, müssen auch die Qualitätszirkel interdisziplinär zusammengesetzt sein, um komplexe Qualitätsprobleme lösen zu können. Die Qualitätszirkelarbeit soll das Verständnis der Mitarbeiter untereinander durch Transparenz und gegenseitige Aufklärung verbessern und somit die Barrieren zwischen den Berufsgruppen und Abteilungen überwinden.[59] Die gestiegenen Anforderungen an die Krankenhäuser lassen sich nur durch eine offene Kommunikation und Zusammenarbeit aller Mitarbeiter bewältigen. Qualitätszirkel stellen diesbezüglich einen ersten Schritt in Richtung auf ein Total-Quality-Konzept im Krankenhaus dar.

1.2.1.4 Total-Quality-Management

Total Quality Management (TQM) entwickelt das Qualitätswesen zu einem umfassenden Managementkonzept, das sich auf alle Bereiche des Unternehmens und auf alle Leistungsstufen erstreckt.[60] TQM ist ein langfristig angelegtes Konzept mit dem Ziel, die Qualität von Produkten und Dienstleistungen durch die Mitwirkung aller Mitarbeiter zu gewährleisten und kontinuierlich zu verbessern, um die Kundenanforderungen zu erfüllen.[61] Der umfassende Qualitätsbegriff des TQM bezieht sich auf alle Komponenten der Leistungserstellung.[62] Der Maßstab für Qualität wird durch den Kundenwunsch festgelegt, so daß im Mittelpunkt des Qualitätsmanagements die gesamte Dienstleistung am Kunden steht. Als strategisches Konzept ist TQM darauf ausgerichtet, im Wettbewerb durch den Erfolgsfaktor Qualität einen komparativen Konkurrenzvorteil zu erzielen, um auf diese Weise den Bestand und wirtschaftlichen Erfolg des Unternehmens abzusichern. TQM soll zu einem umfassenden Denk- und Handlungsansatz werden, der sich

---

58 Vgl. dazu Pfannkuche, K.J. (1994).
59 Vgl. Mühlbauer, B.H., Nierhoff, G. (1994), S. 45.
60 Zum TQM vgl. Kaltenbach, T. (1991), Witte, A. (1993), Frehr, H.-U. (1994) und Töpfer, A., Mehdorn, H. (1995).
61 Vgl. Feigenbaum, A.V. (1991), S. 6.
62 Vgl. Engelhardt, W.H., Schütz, P. (1991), S. 395 f.

als Qualitätsphilosophie in der gesamten Organisation und Führung niederschlägt. Auf der Grundlage einer Qualitätskultur soll Qualität durch alle Mitarbeiter und auf allen Leistungsstufen realisiert werden.

Die Qualitätsphilosophie des TQM besteht im wesentlichen aus dem umfassenden Qualitätsbegriff und aus den TQM-Prinzipien. Diese Grundprinzipien von TQM greifen stark ineinander und bedingen sich gegenseitig, so daß sie letztlich immer in einer übergreifenden Betrachtung als Gesamtkonzept zu verstehen sind.[63] Im folgenden werden sie auf das Krankenhaus übertragen, aber getrennt vorgestellt:

- **Kundenorientierung**
  Das zentrale Prinzip des TQM ist die konsequente kundenorientierte Denkweise. Qualität wird durch die Anforderungen der Kunden definiert, wobei im Krankenhaus von einem erweiterten Kundenbegriff (Patient, einweisender Arzt, Krankenkassen, Umfeld) auszugehen ist. Der Kundenbegriff ist nicht nur auf die externen Kunden zu beschränken, sondern jeder, der an einem Prozeß beteiligt ist, ist ein Kunde.[64] Neben den Mitarbeitern gehören somit auch die Lieferanten und Zulieferer sowie die vor- und nachstationären Leistungsbereiche zu den internen Kunden des Krankenhauses. Oberstes Prinzip ist, die Anforderungen der externen und internen Kunden zu erfüllen. Zu diesem Zweck werden Kunden-Lieferanten-Beziehungen wie ein Netz über das Krankenhaus gelegt. Diese Kunden-Lieferanten-Beziehungen sollen die Qualität durchgängig sicherstellen, mit dem Ziel, den Patienten optimal zu behandeln und zu versorgen.

- **Prozeßorientierung**
  Prozeßorientierung als zweites zentrales TQM-Prinzip soll im Krankenhaus zu einem Denken und Handeln in Prozessen führen. Damit steht die Prozeßorientierung im Gegensatz zu den im Krankenhaus traditionell vorherrschenden funktions- und berufsgruppenorientierten Organisationsstrukturen. Das Ziel der Prozeßorientierung besteht darin, die für die Behandlung der Patienten tatsächlich erforderlichen Prozeßketten zu analysieren und zu optimieren.[65] Darüber hinaus berücksichtigt das Prinzip der Prozeßorientierung, daß mangelhafte Qualität insbesondere auf die fehlerhafte Gestaltung der Prozesse zurückgeht.

---

[63] Zu den Grundprinzipien des TQM vgl. Kaltenbach, T. (1991), S. 148 ff., Witte, A. (1993), S. 90 ff. und Adam, D. (1998a), S. 80 f.
[64] Vgl. Kamiske, G.F., Brauer, J.-P. (1995), S. 95.
[65] Vgl. Janßen, W. (1997), S. 4.

Auf jeder Stufe der Leistungsprozesse bestehen im Sinne von Kaizen Möglichkeiten zur Verbesserung der Qualität. Dieser kontinuierliche Verbesserungsprozeß muß für alle Mitarbeiter des Krankenhauses zu einer ständigen Herausforderung werden. Durch präventives Verhalten der Mitarbeiter sollen Fehler bereits bei der Leistungserstellung antizipiert und dadurch vermieden werden („Null-Fehler-Ansatz").

- **Managementverhalten**
  Der Bereich der Führung und Organisation läßt sich unter dem Begriff „Managementverhalten" zusammenfassen. Das Managementverhalten muß die Rahmenbedingungen schaffen, damit TQM im Krankenhaus umgesetzt werden kann. Dazu ist ein Top-Down-Ansatz notwendig, der die strategischen Unternehmensziele und die Qualitätspolitik klar formuliert.[66] Die Krankenhausleitung hat somit eine umfassende Qualitätsphilosophie und -strategie zu entwickeln, die von ihnen selbst vorzuleben und allen Mitarbeitern zu vermitteln ist. Die Implementierung von TQM verlangt nicht nur die Einführung neuer Instrumente und Methoden, sondern erfordert qualitätsorientierte Strukturen und vor allem die Veränderung von Einstellungen der Mitarbeiter. Dazu ist eine Umorientierung im Managementverhalten und ein mitarbeiterorientierter Führungsstil erforderlich. Die Verantwortung, den TQM-Prozeß zu initiieren und die TQM-Prinzipien zu implementieren, ist von der Krankenhausleitung zu tragen.[67]

TQM im Krankenhaus hat zur Konsequenz, den Patienten in den Mittelpunkt des Interesses zu stellen, das Qualitätsmanagement auf alle direkten und indirekten Leistungsbereiche auszudehnen und eine Qualitätskultur zu entwickeln.[68] Bisher gibt es nur sehr wenige deutsche Krankenhäuser mit einem realisierten, umfassenden Qualitätsmanagement im Sinne von TQM. Das Modellvorhaben „Vertrauen durch Qualität" der fünf Städtischen Krankenhäuser Münchens von 1990 ist das erste Beispiel für den Versuch der Implementierung eines TQM-Ansatzes.[69] Primäres Ziel des Münchener Modells ist es, eine „Corporate Identity" aller Krankenhausmitarbeiter zu schaffen. Der Name soll bereits ausdrücken, daß ein funktionierendes Qualitätsmanagement das Vertrauen der Patienten, der Mitarbeiter und des gesamten Umfelds in das Krankenhaus nachhaltig fördert. Ausgangspunkt des Qualitätsmanagements ist die Auffassung, daß die Mitarbeiter

---

[66] Vgl. Oess, A. (1991), S. 96.
[67] Vgl. dazu Sahney, V.K., Warden, G.L. (1992), S. 163 f.
[68] Vgl. Viethen, G. (1995), S. 29 f.
[69] Vgl. dazu Piwernetz, K., Selbmann, H.K., Vermeij, D.J.B. (1991).

vor Ort die Qualität ihrer Leistungen beobachten, Problemlösungen entwickeln und diese in den Krankenhausalltag übernehmen sollen. Darüber hinaus wurde eine umfangreiche Qualitätsorganisation mit einer interdisziplinären Qualitätssicherungskommission, die von hauptamtlichen ärztlichen und pflegerischen Qualitätsbeauftragten unterstützt wird, aufgebaut. Dem Münchener Modell folgend gibt es mittlerweile weitere einzelne Beispiele für TQM-Ansätze in Krankenhäusern, z.B. im Gemeinschaftskrankenhaus Herdecke, im LBK Hamburg, im Klinikum der Philipps-Universität Marburg und im Klinikum Ludwigshafen.[70]

1.2.2   Qualitätssicherung bei Fallpauschalen und Sonderentgelten

Die Einführung eines fallbezogenen Preissystems birgt tendenziell die Gefahr, durch eine Qualitätsminderung Gewinne zu erzielen. Diese Sichtweise resultiert aus der unterstellten konfliktären Beziehung zwischen Qualität und Kosten: Die Qualität wird von den Krankenhäusern reduziert, um Kosten einzusparen. Folglich wird die Möglichkeit gesehen, den Patienten medizinisch erforderliche Teilleistungen (z.B. krankengymnastische Übungen) aus Kostengründen vorzuenthalten. Zudem könnte die Verweildauer über ein medizinisch vertretbares Maß hinaus reduziert und weniger qualifiziertes Personal eingesetzt werden. Ein weiteres Problem stellt die Patientenselektion und die Indikationsausweitung für bestimmte (lukrative) Leistungen dar. Um derartige Qualitätsminderungen zu vermeiden, ist das externe Qualitätssicherungsprogramm bei Fallpauschalen und Sonderentgelten auf Basis des § 137 SGB V installiert worden.[71] Mit der GKV-Gesundheitsreform 2000 ist die Teilnahme an der externen Qualitätssicherung für alle Krankenhäuser zur Pflicht geworden.[72] Das bisherige Qualitätssicherungsverfahren bei Fallpauschalen und Sonderentgelten wird – auch unter dem neuen DRG-Entgeltsystem – beibehalten und auf Bundesebene zentralisiert.[73]

Für die externe Qualitätssicherung ist eine umfangreiche Infrastruktur geschaffen worden, die aus verschiedenen Institutionen, einem Bundeskuratorium, Fach-

---

70 Vgl. Bijkerk, J.A., Kreysch, W. (1991), Mellmann, H. (1995), Conrad, H.-J. et al. (1996) und Graf, V. (1996).

71 Seit dem Gesundheitsreformgesetz von 1989 sind Krankenhäuser nach § 137 SGB V verpflichtet, an externen Qualitätssicherungsmaßnahmen teilzunehmen.

72 Vgl. Kastenholz, H. (2000), S. 179.

73 Siehe dazu den Vertrag über die Entwicklung geeigneter Qualitätssicherungsmaßnahmen in Krankenhäusern nach §137 SGB V sowie über das Zustandekommen entsprechender Umsetzungsvereinbarungen (Kuratoriumsvertrag).

gruppen, Lenkungsgremien und der Bundesgeschäftsstelle Qualitätssicherung gGmbH (BQS) besteht. Die BQS soll alle auf Bundesebene vertraglich vereinbarten Qualitätssicherungsmaßnahmen koordinieren und umsetzen, was eine Zentralisierung der medizinischen Qualitätssicherung mit einem enormen Datenpool bedeutet. Für die Qualitätssicherung von Fallpauschalen und Sonderentgelten sind für sog. „Tracer" der Fachgebiete Augenheilkunde, Chirurgie, Gynäkologie / Geburtshilfe, HNO, Kardiologie, Neurochirurgie, Orthopädie, Radiologie und Urologie von den Fachgruppen Dokumentationsbögen (Module) entwickelt worden, die einen umfangreichen Datensatz von Qualitätsindikatoren enthalten.[74] Die bisher entwickelten 25 Module werden in zwei Stufen ab 2001 bzw. 2002 eingeführt.[75] Über die Geschäftsstellen der Landesebene werden die dokumentierten Daten der Krankenhäuser an die BQS weitergereicht. Die BQS sammelt zentral die Daten und wertet sie unter Wahrung der Anonymität der Krankenhäuser vergleichend aus. Treten bei der Auswertung Auffälligkeiten und Besonderheiten auf, so greift ein gestuftes Verfahren, das eine Stellungnahme, Beratung und Besichtigung des Krankenhauses durch die Institutionen auf Landesebene vorsieht.

Die externe Qualitätssicherung liefert neben Informationen zu Struktur- und Prozeßindikatoren auch Aussagen zur medizinischen Ergebnisqualität in den Krankenhäusern. Allerdings ist sie ausschließlich an der medizinischen Expertensicht von Qualität orientiert. Das wird bereits an der Zielsetzung und an den Erhebungsbögen deutlich, die allein von ärztlichen Experten in Fachgruppen entwickelt werden.[76] Eine umfassende Qualitätssicherung muß aber auch die Sichtweise und Zufriedenheit des Patienten mit einbeziehen. Darüber hinaus können die Aussagen zur medizinischen Ergebnisqualität mit wirtschaftlichen Daten (Fallkosten) gekoppelt werden. Auf der Basis des DRG-Systems können so für einzelne Fallpauschalen Effektivitäts- und Effizienzbetrachtungen durchgeführt werden.

Methodische Probleme resultieren aus dem Tracer-Verfahren, das zu einem verzerrten Bild der qualitativen Leistungserstellung führen kann.[77] Richten sich das Dokumentationsverhalten und die Behandlung allein auf die definierten Tracer-

---

[74]   Zum Qualitätssicherungsprogramm bei Fallpauschalen und Sonderentgelte vgl. Riegel, H.T., Scheinert, H.D. (1995a), Fack-Asmuth, W.G. (1995), und Haeske-Seeberg, H. et al. (1996).

[75]   Zum 1.1.2001 sind zunächst 9 Module (u.a. für Cholezystektomie, Appendektomie, Gynäkologische Operationen, Geburtshilfe, TEP bei Coxarthrose) verbindlich gefordert.

[76]   Vgl. dazu Walger, M. (1997), S. 723.

[77]   Davon ausgenommen sind die Module der Gynäkologie/Geburtshilfe, die als Totalerhebung durchgeführt werden.

Leistungen, so wird ein hohes Qualitätsniveau u.U. nur dort erreicht. Erhoben wird auch nur die kurzfristige Ergebnisqualität, so daß die Spätergebnisse operativer Eingriffe, wie z.B. die Lebensdauer von Hüftendoprothesen oder die Häufigkeit von Rezidiven nach Krebsoperationen, unberücksichtigt bleiben.[78] Das grundsätzliche Problem besteht aber in der mangelnden Vergleichbarkeit der Qualitätsstatistiken aufgrund unterschiedlicher struktureller Gegebenheiten in den Krankenhäusern (z.B. Patientenklientel).[79] Zudem handelt es sich um ein sehr aufwendiges und bürokratisches Verfahren, das entsprechend hohe Kosten verursacht. Der Dokumentations- und Organisationsaufwand für die Qualitätssicherung wird den Krankenhäusern über Zuschläge zu den einzelnen Fallpauschalen und Sonderentgelten finanziert. Dadurch verfestigt sich die traditionelle Ansicht, daß „Qualität ihren Preis hat", also Qualitätssicherung zusätzliche Kosten verursacht.[80] Krankenhäuser, die den Maßnahmen zur Qualitätssicherung nicht nachkommen, werden mit Vergütungsabschlägen sanktioniert.[81]

Die Qualität der Krankenhausleistungen läßt sich nicht allein dadurch sichern, daß umfangreiche Datensätze dokumentiert und ausgewertet werden. Entscheidend ist, daß die externe Qualitätssicherung als Informationsquelle in das interne Qualitätsmanagement der Krankenhäuser eingebunden ist. Daher sind im Zuge der GKV-Gesundheitsreform 2000 die Krankenhäuser verpflichtet worden, nach § 135 a SGB V einrichtungsintern ein Qualitätsmanagement einzuführen und weiterzuentwickeln.[82] Es ist jedoch nicht ausreichend, den Krankenhäusern Qualitätsmanagement gesetzlich zu verordnen; entscheidend sind vielmehr bessere externe Rahmenbedingungen, indem nicht nur die Quantität (Leistungsmenge), sondern auch die Qualität von Leistungen ein relevantes Vergütungskriterium wird.[83] Marktwirtschaftliche Strukturen induzieren über den Wettbewerb, daß in den Krankenhäusern ein Qualitätsmanagement installiert und umgesetzt wird. Auch aus Sicht des Staates ist es effizienter und effektiver, mehr Wettbewerb im Gesundheitswesen zuzulassen, als die externen Qualitätssicherungsmaßnahmen als Kontrollinstrument weiter auszudehnen.[84]

---

78 Vgl. dazu Riegel, H.T., Scheinert, H.D. (1995a), S. 120.
79 Vgl. Selbmann, H.-K. (1996), S. 4.
80 Vgl. Schlüchtermann, J. (1996a), S. 255.
81 Siehe dazu § 14 Abs. 13 BPflV.
82 Vgl. Schoppe, C., Scholz-Harzheim, R., Walger, M. (2000), S. 184.
83 Vgl. Hoffacker, P. (1995), S. 15.
84 Vgl. dazu Luithlen, E. (1995), S. 29.

Am Beispiel der Qualitätssicherung bei Fallpauschalen und Sonderentgelten wird deutlich, daß Krankenhäuser von einer konfliktären Beziehung zwischen Qualität und Kosten ausgehen. Die Präferenz für quantitative Daten führt dazu, daß Qualität extensiv dokumentiert und kontrolliert wird. Die Krankenhäuser konzentrieren sich pragmatisch auf die meß-, rechen- und kontrollierbaren Qualitätsbestandteile, womit entscheidende aber nur schwer quantifizierbare bzw. kontrollierbare Aspekte der Qualität unberücksichtigt bleiben. Damit entspricht das Verfahren zur medizinischen Qualitätssicherung nicht einer modernen Sicht von Qualitätsmanagement im Sinne von TQM. Es ist aber ein wichtiger Baustein, um insbesondere die medizinische Ergebnisqualität transparent zu machen.[85]

1.2.3   Beurteilung des Entwicklungsstands

Das klassische Qualitätsmanagement im Krankenhaus kann den Anforderungen in Bezug auf die Integration von Effektivität und Effizienz nicht gerecht werden, da es zu einseitig auf die Effektivitätsseite gerichtet ist und die Effizienz der Leistungserstellung vernachlässigt. Das Ziel muß es daher sein, auf der Basis von TQM ein integriertes Effektivitäts- und Effizienzmanagement aufzusetzen, um mit einem integrierten Qualitätsmanagement die Erfolgsfaktoren Qualität und Kosten und Zeit gleichzeitig zu erreichen.

Der Entwicklungsstand des klassischen Qualitätsmanagements in deutschen Krankenhäusern läßt sich insgesamt wie folgt beurteilen:

Die breite Masse der Krankenhäuser beschränkt sich auf die extern vorgeschriebenen Qualitätssicherungsmaßnahmen (Labor, Röntgen, Perinatologie, Chirurgie etc.), wobei die Effektivität und Effizienz dieser Maßnahmen in den meisten Fällen nicht evaluiert werden.[86] Diese Krankenhäuser befinden sich noch auf der untersten Entwicklungsstufe; das bedeutet, sie gehen von einem eingeschränkten medizinischen Qualitätsbegriff aus und verfolgen die Philosophie der „Qualität durch Kontrolle". Diese traditionelle Qualitätssicherung durch Kontrolle und Sanktionen provoziert aber nur Angst, Manipulation von Daten, Zeitverschwendung durch Rechtfertigung und Ausflüchte statt Verständnis.[87] Deshalb hat sich diese Form der Qualitätskontrolle schon in Industriebetrieben als unzureichend

---

85   Die Maßnahmen zur externen Qualitätssicherung werden auch im Rahmen des KTQ®-Zertifizierungsverfahrens verlangt. Siehe dazu Kapitel 5.3.

86   Vgl. Bundesministerium für Gesundheit (1994), S. II 14.

87   Vgl. Langnickel, D. (1993), S. 784 f.

erwiesen. Auch amerikanische Ansätze zur externen Qualitätssicherung in Krankenhäusern haben aus diesen Gründen die Erwartungen nicht erfüllt.[88]

In Krankenhäusern der nächsthöheren Entwicklungsstufe existieren über die etablierten Qualitätssicherungsmaßnahmen hinaus diverse Einzelaktionen und -projekte zu abgegrenzten Problembereichen. Typischerweise werden Qualitätszirkel zu bestimmten Themen gebildet. Der Qualitätsdenkstil beginnt sich in diesen Krankenhäusern zu verändern, da nun der Fehlerprävention Vorrang eingeräumt wird und sich das Qualitätsverständnis um Aspekte der Kunden- und Mitarbeiterorientierung erweitert. Allerdings erfolgt (noch) keine Bündelung der verschiedenen Qualitätsaktivitäten auf der Basis eines umfassenden Qualitätskonzepts (TQM).

Nur wenige Krankenhäuser befinden sich auf dem Weg zum TQM, indem sie systematisch eine Qualitätskultur aufbauen und eine strategisch ausgerichtete Qualitätspolitik entwickeln.[89] Aber selbst diese Krankenhäuser (z.B. die Münchener Städtischen Krankenhäuser) versuchen den TQM-Ansatz noch innerhalb der traditionellen Organisations- und Führungsstrukturen umzusetzen. Dadurch kann aber eine Qualitätskultur und -politik auf Basis von TQM langfristig nicht greifen, da die strategischen Rahmenbedingungen für das Qualitätsmanagement im Krankenhaus fehlen. In dieser Hinsicht bestehen noch erhebliche Defizite im Qualitätsmanagement von deutschen Krankenhäusern.

1.3 Besonderheiten von Dienstleistungen und Dimensionen der Dienstleistungsqualität bezogen auf das Krankenhaus

An das integrierte Qualitätsmanagement im Krankenhaus sind spezifische Anforderungen zu stellen, die aus den Besonderheiten der Leistungserstellung von Dienstleistungen resultieren. Dienstleistungen unterscheiden sich erheblich von Sachgütern, da der Kunde in den Leistungsprozeß mit einbezogen werden muß. Das gilt insbesondere für Krankenhausleistungen, die einen speziellen Dienstleistungstyp darstellen. Daher sollen im folgenden die Krankenhausleistungen in die Dienstleistungstypologie eingeordnet sowie die relevanten Qualitätsdimensionen aufgezeigt werden, um daraus Ansatzpunkte für das integrierte Qualitätsmanagement abzuleiten.

---

[88] Vgl. Bundesministerium für Gesundheit (1994), S. II 15 f.
[89] Vgl. Selbmann, H.-K. (1996), S. 6.

1.3.1 Systematisierung von Dienstleistungstypen

Die besonderen Merkmale von Dienstleistungen werden von Anbietern und Nachfragern unterschiedlich wahrgenommen. Für den Anbieter unterscheiden sich Dienstleistungen von Produkten dadurch, daß es sich um eine abstrakte, immaterielle Leistung handelt, die einmalig durchgeführt wird und grundsätzlich nicht lager- oder transportfähig ist. Die Besonderheit für den Nachfrager besteht darin, daß eine – zumindest kurzzeitige – intensive und direkte Kundenbeziehung benötigt wird und der Empfänger der Dienstleistung (oder Objekte von ihm) an der Leistungserstellung beteiligt ist. Diese besonderen Merkmale lassen sich zu den drei konstitutiven Elementen von Dienstleistungen zusammenfassen:[90]

1. Das konstitutive Merkmal von Dienstleistungen auf der Potentialebene besteht in dem direkten Angebot von Leistungspotentialen. Die Dienstleistung kann lediglich in der Form eines Leistungsversprechens und nicht als Leistung selbst vermittelt werden.[91] Dadurch ist der Nachfrager nicht in der Lage, die Qualität der Dienstleistung vor der Inanspruchnahme zu testen und zu beurteilen. Dienstleistungen sind somit generell Erfahrungsgüter, deren Qualität erst im Laufe der Inanspruchnahme erfahrbar wird.[92]

2. Konstitutives Merkmal von Dienstleistungen auf der Prozeßebene ist die simultane Leistungserstellung und -inanspruchnahme („uno-actu-Prinzip") und die Integration eines externen Faktors – Kunde – in den Leistungsprozeß.[93] Aus der Integration des externen Faktors resultiert der individuelle und nur schwer standardisierbare Charakter von Dienstleistungen. Im Krankenhaus nimmt der Patient als externer Faktor eine Doppelfunktion sowohl als Konsument aber auch als Produzent der Dienstleistung ein.[94] Durch diese Rolle wirkt der externe Faktor direkt und unmittelbar auf den Leistungsprozeß und das -ergebnis ein und bestimmt somit die Dienstleistungsqualität mit.[95] Das Qualitätsmanagement von Dienstleistungen wird durch den Einfluß des externen Faktors erschwert, den der Anbieter kaum steuern und kontrollieren kann. Aufgrund des uno-actu-Prinzips fallen die Produktion und der Absatz von Dienstleistungen

---

[90] Vgl. zum folgenden Meyer, A., Mattmüller, R. (1987), S. 187 ff. und Meyer, A. (1991), S. 198 f.
[91] Vgl. Berekoven, L. (1983), S. 21.
[92] Vgl. Benkenstein, M. (1993), S. 1098.
[93] Vgl. Meyer, A., Mattmüller, R. (1987), S. 188.
[94] In Anlehnung an Meyer, A. (1991), S. 199.
[95] Vgl. Meyer, A., Blümelhuber, C. (1994), S. 9.

räumlich und zeitlich zusammen. Daraus ergeben sich hohe Anforderungen an die Flexibilität der für die Leistungserstellung erforderlichen Potentialfaktoren.

3. Finales Element der Dienstleistung ist das Ergebnis, das sich in ein „prozessuales Endergebnis" und in die „Wirkung am externen Faktor" differenzieren läßt.[96] Während das prozessuale Endergebnis auch materiell sein kann, ist die Wirkung – das Ziel der Dienstleistung – stets immateriell.[97] Immateriell bedeutet, daß das Dienstleistungsergebnis nicht körperlich, nicht greifbar, vielmehr ein „substanzloses Gut" ist.[98] Das Ergebnis der Dienstleistung haftet direkt am externen Faktor und kann erst nach der Inanspruchnahme gemessen und beurteilt werden. Da die Dienstleistung am externen Faktor erbracht wird, existiert im Unterschied zur Sachleistung kein Transferobjekt zwischen Anbieter und Kunde, das die Funktion des Qualitätsträgers übernimmt. Die Folge ist, daß es keine von den externen Faktoren isolierte Dienstleistungsqualität geben kann. Ein Aussortieren von fehlerhaften Produktionsergebnissen, ein Umtausch, eine Rückgabe von minderwertigen Dienstleistungen ist im Vergleich zu Sachgütern ausgeschlossen.[99]

Nach dieser Kennzeichnung sind Dienstleistungen, angebotene Leistungsfähigkeiten, die direkt an externen Faktoren (Menschen oder Objekten) mit dem Ziel erbracht werden, an ihnen gewollte Wirkungen (Veränderung oder Erhaltung bestehender Zustände) zu erreichen.[100] Unter diese Definition lassen sich auch Krankenhausleistungen subsumieren, bei denen es sich um komplexe Dienstleistungen am Menschen handelt, mit dem Ziel, deren Gesundheitszustand zu verbessern, wiederherzustellen oder zu erhalten. Die Abbildung 1-2 zeigt die konstitutiven Merkmale der Dienstleistung in den verschiedenen Dimensionen am Beispiel der Krankenhausleistung. Das Krankenhaus als Dienstleistungsanbieter hält sein Leistungspotential bereit. Der Dienstleistungsnachfrager ist der Patient, der als externer Faktor direkt in die Leistungsprozesse integriert wird. Das immaterielle Ergebnis der Dienstleistung im Krankenhaus besteht darin, die Gesundheit des Patienten zu verbessern, wiederherzustellen oder zu erhalten.

---

[96]   Vgl. Meyer, A. (1991), S. 197.
[97]   Vgl. Hilke, W. (1989), S. 15.
[98]   Vgl. dazu Maleri, R. (1997), S. 95 ff.
[99]   Vgl. Meyer, A., Mattmüller, R. (1987), S. 188.
[100]   Vgl. Meyer, A. (1991), S. 198.

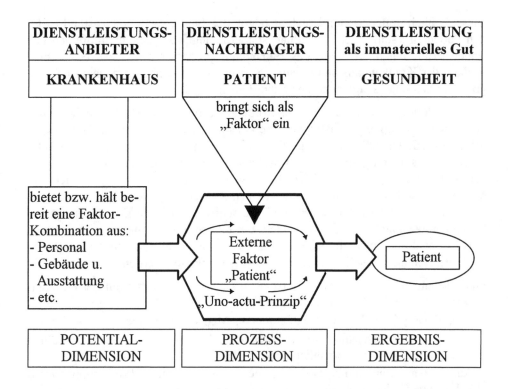

Abbildung 1-2: Konstitutive Merkmale der Dienstleistung am Beispiel der Krankenhausleistung[101]

Aufgrund der Besonderheiten der Dienstleistungserstellung sind die Krankenhausleistungen von bestimmten Risiken geprägt.[102] Neben dem rein funktionalen Risiko, ob die Diagnose korrekt gestellt und die Therapie adäquat durchgeführt wird, besteht für den Patienten aufgrund seiner direkten Beteiligung ein erhebliches physisches und psychisches Risiko. Der Patient trägt bei der Behandlung (z.B. Chemotherapie oder Operation) ein hohes physisches Risiko, da jeder Schaden unmittelbar auf den Körper trifft, nur schwer zu korrigieren ist und u.U. sogar existenzgefährdend sein kann. Das psychologische Risiko liegt in dem fast

---

[101] In Anlehnung an Hilke, W. (1989), S. 15.
[102] Vgl. zu den Risiken von Dienstleistungen Maleri, R. (1997), S. 230 f.

27

ausschließlich immateriellen Ergebnis begründet. Sein Gesundheitszustand ist für den Patienten kaum objektiv meßbar, sondern hängt von seinem Empfinden und seinen Erfahrungen im Laufe des Behandlungsprozesses ab. Diese besonderen Risiken der Krankenhausdienstleistung weisen der ethischen Dimension im integrierten Qualitätsmanagement eine hohe Bedeutung zu.

Dienstleistungen umfassen ein außerordentlich breites Spektrum sehr unterschiedlicher, komplexer Leistungen. Die konstitutiven Merkmale sind definitionsgemäß für alle Dienstleistungen gültig und können nicht dazu beitragen, das heterogene Dienstleistungsspektrum zu systematisieren.[103] Die Krankenhausleistungen sollen im folgenden in Dienstleistungstypologien eingeordnet werden. Im Mittelpunkt stehen dabei die Kernleistungen in Medizin und Pflege, welche die Besonderheit von Krankenhäusern im Unterschied zu anderen Dienstleistungsunternehmen ausmachen. Die indirekten Leistungen im administrativen Bereich (z.B. Verwaltung, medizintechnische Logistik) fallen in anderen Unternehmen strukturgleich an und sollen zunächst außer acht gelassen werden.

Eine Systematisierung von Dienstleistungen kann nach **Corsten** auf der Grundlage von drei zentralen Kriterien erfolgen:[104]

- Erscheinungsform des externen Faktors als Mensch oder Objekt,
- Dominanz der menschlichen oder sachlichen Leistungsträger bei den internen Produktionsfaktoren (persönliche oder automatisierte Dienstleistung),
- Anzahl der externen Faktoren, die gleichzeitig an einem Produktionsprozeß teilnehmen (individuelle oder kollektive Dienstleistung).

Krankenhausleistungen erfolgen individuell am einzelnen Menschen und sind vorwiegend durch die Leistungsfähigkeiten der Ärzte und des Pflegepersonals determiniert. Einige Leistungen werden aber auch teilautomatisiert und an Objekten des Patienten erbracht, so z.B. bei bildgebenden Diagnose- oder bei Laboruntersuchungen. Die Apparatemedizin und der Einsatz von High-Tech-Geräten verstärken den Trend zu automatisierten Dienstleistungen, so daß neben der hohen Intensität der personenbezogenen Faktoren eine zunehmende Intensität der technischen Faktoren zu beobachten ist. Der überwiegende Teil der Kernleistungen im Krankenhaus gehört aber zu den bilateralen personenbezogenen Dienstleistungen. Diese Art der Dienstleistung zeichnet sich dadurch aus, daß auf der Leistungsnehmerseite eine Person als externer Faktor auftritt und auf der Leistungs-

---

103 Vgl. Meffert, H., Bruhn, M. (1997), S. 35.
104 Vgl. Corsten, H. (1986), S. 33 und Corsten, H. (1990), S. 34 ff.

geberseite der Mensch dominanter Produktionsfaktor ist, wobei technischen Geräten lediglich die Aufgabe eines Hilfsmittels zukommt.[105]

Probleme ergeben sich bei bilateralen personenbezogenen Dienstleistungen für die Qualitätsmessung und -steuerung, da sowohl der Anbieter als auch der Nachfrager individuellen Schwankungen unterliegt. Die Leistungsfähigkeit eines Dienstleistungsanbieters kann aufgrund von Tagesform, Launen und Sympathie schwanken sowie auf unterschiedlichen Qualifikationen, Erfahrungen und Fertigkeiten der einzelnen Mitarbeiter beruhen.[106] Die Folge ist, daß keine konstante Leistungsqualität gegeben sein muß, selbst wenn derselbe Anbieter eine Dienstleistung erbringt. Dabei muß es sich nicht unbedingt um einen objektiven Qualitätsmangel handeln, sondern der Nachfrager kann die Qualitätsausprägung subjektiv anders wahrnehmen.[107] Ebenso können Qualitätsschwankungen auch durch den Einfluß des Nachfragers bewirkt werden. Insbesondere bei Krankenhausleistungen hängt das Dienstleistungsergebnis stark von dem Eigenbeitrag des Patienten ab.[108] Dabei unterscheiden sich Patienten im physischen und psychischen Zustand, der sich im Zeitablauf verändern kann.

Eine alternative Leistungstypologie von **Engelhardt et al.** differenziert nach den Merkmalen:[109]

• Immaterialitätsgrad der Leistungsergebnisse und
• Integrationsgrad der externen Faktoren in den Leistungsprozeß.

Nach dieser Systematisierung können die Leistungsergebnisse materiell oder immateriell und die Leistungsprozesse integrativ oder autonom ausgestaltet sein. Dabei handelt es sich nicht um eine „trennscharfe" Abgrenzung, sondern das Ausmaß der Immaterialität und des Integrationsgrads stellen ein Kontinuum dar. Krankenhausleistungen sind dem Leistungstyp zuzuordnen, bei dem das Leistungsergebnis immateriell (Gesundheit) ist und eine starke Integration des externen Faktors (Patient) in den Prozeß der Leistungserstellung erfolgt. Demnach sind Krankenhausleistungen als „klassische Dienstleistungen" zu charakterisieren, bei denen die konstitutiven Elemente besonders stark ausgeprägt sind. Zu einer wei-

---

[105] Vgl. Corsten, H. (1994), S. 45.
[106] Vgl. Meyer, A., Mattmüller, R. (1987) und S. 189, Meyer, A. (1991), S. 200.
[107] Vgl. Corsten, H. (1986), S. 25.
[108] Vgl. Corsten, H. (1990), S. 21.
[109] Vgl. Engelhardt, W.H., Kleinaltenkamp, M., Reckenfelderbäumer, M. (1993), S. 415 ff.

tergehenden Differenzierung kann der Integrationsgrad noch weiter in die Teildimensionen Interaktionsgrad und Individualisierungsgrad aufgespalten werden.[110]

Der Interaktionsgrad zeigt das Ausmaß an, in dem der Nachfrager aktiv Leistungen während des Leistungserstellungsprozesses übernimmt.[111] Bei Dienstleistungen an Personen ist die Integration ein zweiseitiger Interaktionsprozeß zwischen Leistungsnehmer und -geber. Für Krankenhausleistungen ist der sehr hohe Interaktionsgrad charakteristisch, da der Patient physisch und psychisch am Erstellungsprozeß beteiligt ist, wie z.b. bei einer CT-Untersuchung. Damit wird die Dienstleistung nicht nur erstellt, sondern vom Patienten miterlebt, wobei die Interaktionsqualität entscheidend von den Mitarbeitern geprägt wird. Die Leistungsprozesse sind die Nahtstellen von Patient und Mitarbeitern, die sich in ihrem Verhalten gegenseitig beeinflussen. In diesem Spannungsfeld können sich dann gravierende Konflikte ergeben, wenn eine überzogene Anspruchshaltung des Patienten auf eine reduzierte Einsatzbereitschaft des Personals trifft.[112] Umgekehrt kann der erfolgreiche Umgang mit zufriedenen Patienten die Mitarbeiter aber auch nachhaltig motivieren.[113] Für zufriedene Patienten sind Dienstleistungen meist leichter und effizienter zu erbringen und die Zufriedenheit kann den Heilungsprozeß zumindest indirekt beschleunigen.[114] Patienten- und Mitarbeiterzufriedenheit lassen sich daher kaum trennen und sind als komplementäre Ziele im Rahmen des integrierten Qualitätsmanagements im Krankenhaus zu verfolgen.

Der Individualisierungsgrad kennzeichnet das Ausmaß, in dem die Dienstleistung entsprechend den spezifischen Wünschen und Bedürfnissen des einzelnen Nachfragers erstellt wird.[115] Krankenhausleistungen gehören zu den individuellen Dienstleistungen am Patienten. Die Individualität von Patienten ist objektiv gegeben (unterschiedlicher physischer und psychischer Zustand), kann aber auch subjektiv gewünscht sein, so z.B. bei der unterschiedlichen Behandlung von Kassen- und Privatpatienten.[116] Die Leistungsprozesse im Krankenhaus sind zudem durch einen überdurchschnittlich hohen Komplexitätsgrad gekennzeichnet, weil ein komplexes, individuelles Lebewesen mit komplizierten Verfahren und Gerä-

---

[110] Vgl. Meffert, H., Bruhn, M. (1997), S. 32 f. und Bruhn, M. (1997), S. 20 f.
[111] Vgl. Benkenstein, M. (1993), S. 1096.
[112] Vgl. Eichhorn, S. (1996), S. 128.
[113] Vgl. Riegl, G.F. (1992), S. 352.
[114] Vgl. Leebov, W. (1988), S. 28.
[115] Vgl. Benkenstein, M. (1993), S. 1097.
[116] Vgl. Meyer, A. (1991), S. 200.

ten diagnostiziert und therapiert wird.[117] Die Komplexität kann eingedämmt werden, indem Kundengruppen mit gleichartigen Bedürfnissen zusammengefaßt und Leistungsprozesse mit Hilfe von Standards vereinheitlicht werden. Im Krankenhaus stehen allerdings Standardisierung und der Individualcharakter von Dienstleistungen an Patienten in einem natürlichen Spannungsverhältnis und setzen der Standardisierung Grenzen.

1.3.2   Qualitätsdimensionen von Dienstleistungen

Auf der Grundlage konzeptioneller Überlegungen lassen sich verschiedene Dimensionen der Dienstleistungsqualität gegeneinander abgrenzen, die als theoretischer Bezugsrahmen für das integrierte Qualitätsmanagement im Krankenhaus dienen können.[118] Unter den Qualitätsdimensionen sind die verschiedenen durch krankenhausinterne und -externe Zielgruppen wahrgenommenen Qualitätseigenschaften zu verstehen. Die Dimensionen dienen dazu, die Anforderungen an die Krankenhausqualität zu spezifizieren. Das Basismodell, das dieser Arbeit zugrunde liegt, basiert auf Donabedians Einteilung in die Dimensionen Potential-, Prozeß- und Ergebnisqualität in Kombination mit Grönroos Differenzierung in eine technische und funktionale Dimension.

Der auf **Donabedian** zurückgehende, krankenhausspezifische Ansatz differenziert die Dienstleistungsqualität in eine Potential-, Prozeß- und Ergebnisdimension:[119]

Die **Potential- oder Strukturdimension** bezieht sich auf das sachliche, organisatorische und menschliche Leistungspotential des Anbieters. Das Leistungspotential eines Krankenhauses umfaßt zum einen die internen Produktionsfaktoren, wie z.B. Kapital, Gebäude, medizintechnische Ausstattung und Personal, zum anderen die Aufbauorganisation, die die Strukturen für die Leistungserstellung schafft.

Die **Prozeßdimension** ist im Krankenhaus von zentraler Bedeutung, da sie sich auf die eigentliche Leistungserstellung bezieht. Die Kernleistungen des Krankenhauses in Diagnose, Therapie und Pflege integrieren den Patienten in den Leistungsprozeß, dessen Anforderungen und Bedürfnisse berücksichtigt werden

---

[117]   Vgl. Kracht, P. (1992), S. 266.
[118]   Zu einem Überblick über die Qualitätsdimensionen von Dienstleistungen vgl. Stauss, B., Hentschel, B. (1991), S. 239 f., Meffert, H., Bruhn, M. (1997), S. 201 ff. und Bruhn, M. (1997), S. 29 ff.
[119]   Vgl. dazu Donabedian, A. (1980), S. 79 ff. und Donabedian, A. (1988), S. 1745 f.

müssen. Die Prozesse des indirekten Leistungsbereichs (z.B. Verwaltung und Logistik) ermöglichen bzw. unterstützen die direkten Leistungsprozesse am Patienten. Prozeßqualität im Krankenhaus liegt dann vor, wenn alle Abläufe im direkten und indirekten Bereich effektiv und effizient gestaltet und organisiert sind.

Die **Ergebnisdimension** bezieht sich auf den Erreichungsgrad der Leistungsziele und beurteilt den Erfolg des Dienstleistungsprozesses. Die Krankenhausleistungen sind darauf ausgerichtet, daß der Gesundheitszustand des Patienten erhalten oder verbessert wird. Die Wirkung der Leistungsprozesse auf den Gesundheitszustand der Patienten ist aber aufgrund der Immaterialität nur schwer zu messen.

Zwischen den drei Dimensionen wird von einem plausiblen Zusammenhang ausgegangen, so daß tendenziell eine hohe Potentialqualität qualitativ hochwertige Prozesse ermöglicht, die sich insgesamt positiv auf das Ergebnis auswirken.[120] Dennoch bestehen allein durch die Integration des Patienten sehr viele Störfaktoren, die diese Wirkungskette beeinflussen. Die Vielzahl der Einflußfaktoren erschwert eine empirische Überprüfung der Zusammenhänge. So kann z.B. eine Therapie nach dem neuesten Stand der wissenschaftlichen Erkenntnis wegen einer negativen psychologischen Grundeinstellung des Patienten oder wegen nicht erkannter Nebenerkrankungen nicht das gewünschte Ergebnis zeitigen.

Grundsätzlich lassen sich Dienstleistungen danach differenzieren, ob für den Nachfrager der Leistungsprozeß oder das Leistungsergebnis entscheidend ist. Bei einer ergebnisorientierten Dienstleistung ist der Nachfrager ausschließlich am Endergebnis interessiert, wie z.B. bei einer Autoreparatur. Im Unterschied dazu steht bei prozeßorientierten Dienstleistungen (z.B. Theateraufführung) der eigentliche Leistungsprozeß im Vordergrund.[121] Nach dieser Differenzierung können Krankenhausleistungen eindeutig den ergebnisorientierten Dienstleistungen zugeordnet werden, da der Patient an einem verbesserten Gesundheitszustand interessiert ist und nur zu diesem Zweck sich einem u.U. schmerzhaften und belastenden Leistungsprozeß (z.B. Operation) unterzieht. Das integrierte Qualitätsmanagement im Krankenhaus sollte daher ergebnisorientiert ausgerichtet sein. Da sich aber auf dieser Ebene die größten Probleme bei der Qualitätsmessung ergeben, weichen Krankenhäuser häufig auf die Prozeßebene und – falls sich dort ebenfalls Meßprobleme ergeben – auf die Strukturebene aus.[122]

---

120 Vgl. Schlüchtermann, J. (1996a), S. 252.
121 Vgl. dazu Meffert, H., Bruhn, M. (1997), S. 29.
122 Siehe dazu Kapitel 4.2.1.

Grönroos differenziert die Dienstleistungsqualität in eine technische und in eine funktionale Dimension:[123]

Die **technische Dimension (Tech-Dimension)** umfaßt den Umfang sowie den Inhalt des Leistungsprogramms („was" wird angeboten) und bezieht sich auf die „harten" Faktoren. Im Krankenhaus umfaßt die Tech-Dimension primär die medizinisch-technische Kernleistung, die nur vom medizinischen Fachpersonal bzw. aus Expertensicht beurteilt werden kann. Für den Patienten stellt die Tech-Dimension im Krankenhaus den „Grundnutzen" dar. Dem Patienten fehlen aber meistens die Fachkenntnisse, um diese medizinische Leistung qualifiziert einschätzen zu können.

Die **funktionale Dimension (Touch-Dimension)** umfaßt die Art und Weise der Leistungserstellung („wie" wird etwas angeboten) aus Sicht des Kunden und bezieht sich auf die „weichen" Faktoren. Die Touch-Dimension beschäftigt sich damit, wie der Patient die dargebotene Leistung erlebt und wahrnimmt. Durch die subjektive Einschätzung des Patienten wird die Touch-Qualität bestimmt. Krankenhausintern bezieht sich die Touch-Dimension u.a. auch auf die Mitarbeiter als organisationsinterne Kunden.

Die beiden vorgestellten Ansätze können miteinander kombiniert werden, so daß die Potential-, Prozeß- und Ergebnisqualität jeweils in eine Tech- und in eine Touch-Dimension differenziert werden kann. Auf dieses Grundmodell lassen sich alle folgenden Dimensionskonzepte zurückführen.

Berry und Brandt unterscheiden eine Routine- und eine Ausnahmekomponente der Dienstleistungsqualität.[124] Die **Routinekomponente** kennzeichnet die Merkmale, die unbedingt erfüllt sein müssen, und die den Kern der Dienstleistung ausmachen. So erwartet der Patient eine optimale medizinische Versorgung im Krankenhaus, die für ihn den „Grundnutzen" darstellt und zur Tech-Dimension gehört. Die **Ausnahmekomponente** hingegen betont die Qualitätsmerkmale, die aus Sicht des Nachfragers eine Zusatzleistung darstellen. Im Krankenhaus kann Ausnahmequalität vor allem in der Touch-Dimension erzielt werden, beispielsweise mit besonderem Service für die Patienten.

---

[123] Vgl. Grönroos, C. (1983), S. 9 ff. und Grönroos, C. (1984), S. 36 ff.
[124] Vgl. Berry, L.L. (1986), S. 6 ff. und Brandt, D.R. (1987), S. 61 ff.

Zeithaml differenziert nach den Phasen des Dienstleistungsprozesses die Qualität in eine Such-, Erfahrungs- und Glaubenskomponente.[125] Die **Suchkomponente** umfaßt Qualitätsmerkmale, die der Nachfrager bereits vor der Inanspruchnahme der Dienstleistung beurteilen kann. Die erwartete Qualität des Patienten als Suchkomponente kann sich daher nur auf Potentialelemente (z.B. Ausstattung und Ruf des Krankenhauses) beziehen. Mit der **Erfahrungskomponente** verbindet sich die für Dienstleistungen typische Besonderheit, daß die Qualität erst während des Leistungsprozesses von dem Nachfrager (Patienten) beurteilt werden kann. Die **Glaubens- oder Vertrauenskomponente** enthält die Qualitätsmerkmale, die sich einer Beurteilung durch den Nachfrager entziehen oder die erst wesentlich später eingeschätzt werden können. So kann der Patient i.d.R. das medizinische Ergebnis einer Behandlung selbst nicht überprüfen, sondern muß den Ärzten vertrauen.

Parasuraman, Zeithaml und Berry haben durch empirische Untersuchungen im Finanzdienstleistungssektor die Kriterien für die vom Kunden wahrgenommene Dienstleistungsqualität auf die fünf zentralen **SERVQUAL-Dimensionen** verdichtet:[126]

- Annehmlichkeiten des tangiblen Umfelds,
- Zuverlässigkeit,
- Reaktionsfähigkeit,
- Leistungskompetenz,
- Einfühlungsvermögen.

Die Übertragbarkeit dieser Dimensionen auf den Servicebereich von Krankenhäusern ist bereits empirisch überprüft worden.[127] Die beschriebenen SERVQUAL-Dimensionen lassen sich unter die Potential-, Prozeß- und Ergebnisqualität in der Touch-Dimension subsumieren. So bezieht sich das tangible Umfeld und die Leistungskompetenz auf die Potentialebene, die Reaktionsfähigkeit und das Einfühlungsvermögen auf den Leistungsprozeß und die Verläßlichkeit auf das Ergebnis der Dienstleistung.[128]

---

[125] Vgl. Zeithaml, V.A. (1981), S. 186 ff., Darby, M.R., Karni, E. (1973), S. 67 ff. und Nelson, P. (1974), S. 729 ff.

[126] Vgl. Parasuraman, A., Zeithaml, V.A., Berry, L.L. (1985), S. 41 ff., Parasuraman, A., Zeithaml, V.A., Berry, L.L. (1988), S. 12 ff. und Zeithaml, V.A., Parasuraman, A., Berry, L.L. (1992), S. 28 ff.

[127] Vgl. dazu Babakus, E., Mangold, W.G. (1992).

[128] Vgl. Benkenstein, M. (1993), S. 1106.

Aus der Kombination der Potential-, Prozeß- und Ergebnisqualität mit der Tech- und Touch-Dimension ergibt sich eine Qualitätsmatrix mit sechs Feldern. Im folgenden sollen die einzelnen Felder der Matrix, die jeweils Teilqualitäten der Krankenhausleistung repräsentieren, näher erläutert werden. Grundsätzlich besteht der Wert dieses Grundmodells in seiner strukturierenden Funktion. Die aufgestellte Qualitätsmatrix dient beispielsweise dazu, für die Qualitätsmessung geeignete Qualitätsindikatoren abzuleiten und operationale Qualitätsziele zu formulieren. Das integrierte Qualitätsmanagement hat alle Qualitätsdimensionen zu berücksichtigen.

	TECH-DIMENSION	TOUCH-DIMENSION
POTENTIAL-QUALITÄT	Gebäude-/Raumausstattung, medizintechnische Geräte, Anzahl und Qualifikation des Personals, Aufbauorganisation	Krankenhauskultur, Betriebsklima, Ruf des Krankenhauses, Ambiente der Krankenhaus-räumlichkeiten
PROZESS-QUALITÄT	Art und Dauer der Diagnose-, Therapie- und Pflegeleistungen, Ablauforganisation, Wartezeiten	Kontakt und Kommunikation mit dem Personal (Einfühlungsvermögen, Freundlichkeit, Rücksichtnahme)
ERGEBNIS-QUALITÄT	Gesundheitszustand des Patienten (Nachhaltigkeit und Folgen der Behandlung), Fallkosten, Verweildauer	Gesundheitsempfinden des Patienten, Zufriedenheit, Beschwerdeverhalten

Tabelle 1-1: Qualitätsdimensionen der Krankenhausleistung[129]

Die Potentialqualität determiniert die Rahmenbedingungen für die Leistungsprozesse. Zu den harten Faktoren (Tech-Dimension) der Potentialqualität im Krankenhaus gehören die Gebäude, die medizintechnische und die verwaltungsorientierte Ausstattung sowie die Anzahl und der Ausbildungsstand der Mitarbeiter. Die Anordnung dieser Faktoren zueinander bestimmt die Aufbauorganisation des Krankenhauses. Die Qualitätsmerkmale der Tech-Dimension lassen sich objektiv

---

[129] In Anlehnung an Meyer, A. (1991), S. 201 und Schlüchtermann, J. (1996a), S. 253.

(z.B. in Form von Kennzahlen) messen. Demgegenüber bestimmen die weichen Faktoren der Touch-Dimension die Grundstimmung im Krankenhaus, die von den Patienten und Mitarbeitern subjektiv wahrgenommen wird. Die vorherrschende Atmosphäre wird vor allem von der gelebten Krankenhauskultur und dem Betriebsklima geprägt, aber auch von dem Ambiente der Räumlichkeiten (z.B. freundlich gestaltete Krankenzimmer) beeinflußt. Auf dieser Basis entwickelt sich ein bestimmtes Image des Krankenhauses.

Die Leistungsprozesse im Krankenhaus werden bestimmt durch das Tätigwerden des Personals (Ärzte und Pflegekräfte) am Patienten. In der Tech-Dimension wird die Prozeßqualität in Diagnose, Therapie und Pflege maßgeblich von den technischen Fertigkeiten und dem Know-how der Mitarbeiter determiniert. Die technische Prozeßqualität der medizinischen Leistungen läßt sich i.d.R. nur von medizinischen Fachexperten beurteilen. Die Ablauforganisation legt die räumlich-zeitliche Strukturierung der Leistungsprozesse fest und ist somit für auftretende Wartezeiten verantwortlich. Für die Touch-Dimension ist entscheidend, wie der Patient die Leistungsprozesse erlebt. Seine subjektive Wahrnehmung ist vor allem darauf gerichtet, in welcher Art und Weise die Mitarbeiter mit ihm umgehen.

Die Ergebnisqualität in der Tech-Dimension bezieht sich auf den medizinischen Erfolg der Behandlung, der i.d.R. nur von medizinischen Fachexperten beurteilt werden kann. Auch die ökonomische Ebene ist in die Tech-Dimension mit einzubeziehen. Das ökonomische Ergebnis der Leistungserstellung ist der Verbrauch von Ressourcen und Zeit, wie er durch die Fallkosten und die Verweildauer zum Ausdruck kommt. In der Touch-Dimension ist für das medizinische Ergebnis das Gesundheitsempfinden des Patienten als ein Zustand des physischen, psychischen und sozialen Wohlbefindens ausschlaggebend. Die Zufriedenheit des Patienten mit dem gesamten Krankenhausaufenthalt zeigt sich u.a. am Beschwerdeverhalten.

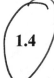

1.4 Grundkonzept des integrierten Qualitätsmanagements im Krankenhaus

Das Grundkonzept des integrierten Qualitätsmanagements umfaßt drei aufeinander aufbauende Ebenen – wie in Abbildung 1-3 dargestellt. Die **kulturelle Ebene** basiert auf dem Leitbild des Krankenhauses und bildet die normative Grundlage für das integrierte Qualitätsmanagement. Darauf aufbauend muß sich das Krankenhaus einen geeigneten organisatorischen und führungstechnischen Rahmen schaffen, der es erlaubt die Ziele Qualität und Wirtschaftlichkeit gleichzeitig zu fördern (**strukturelle Ebene**). Erst wenn diese strategischen Rahmenbedingungen geschaffen sind, können auf der **technokratischen Ebene** spezielle Instrumente des Qualitätsmanagements greifen. Alle Ebenen sind in das Grundkonzept zu integrieren, wobei der kulturorientierten Ebene die zentrale Bedeutung zukommt, denn ohne ein gemeinsames Grundverständnis hinsichtlich der zu erbringenden umfassenden Qualität scheitern technokratische und strukturorientierte Maßnahmen an den Zielkonflikten der verschiedenen Abteilungen und Berufsgruppen.

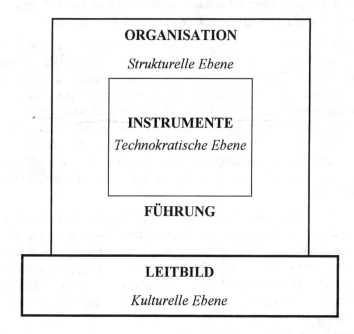

Abbildung 1-3: Grundkonzept des integrierten Qualitätsmanagements

Zwischenfrage

1.4.1 Kulturelle Ebene auf der Basis eines Leitbildes

Das integrierte Effektivitäts- und Effizienzmanagement im Krankenhaus muß dafür Sorge tragen, daß die Ziele Qualität und Wirtschaftlichkeit in Einklang gebracht werden. Die Grundlage des integrierten Qualitätsmanagements ist eine konsequente Ausrichtung der Krankenhausleistungen an den Wünschen und Bedürfnissen aller relevanten Kunden, neben den Patienten auch die Krankenkassen und einweisenden Ärzte.[130] Gleichzeitig rücken die Mitarbeiter als zentrale Leistungsersteller in den Mittelpunkt der Betrachtung. Durch die stark personenbezogene Art der Leistungsprozesse sind die Mitarbeiter der entscheidende Einflußfaktor und das größte Erfolgspotential für die Qualität und Wirtschaftlichkeit der Krankenhausleistungen sowie die Zufriedenheit der Patienten. Eine verstärkte Kundenorientierung ist zwingend mit einer prozeßorientierten Sicht und Steuerung der Abläufe im Krankenhaus verknüpft. Die Krankenhausorganisation muß darauf ausgerichtet sein, daß der Behandlungsprozeß bestmöglich im Sinne des Patienten koordiniert wird. Ineffektive und ineffiziente Leistungsprozesse, wie z.B. unnötige oder mehrfach durchgeführte Untersuchungen und hohe Wartezeiten, führen nicht nur zu einer schlechteren medizinischen Qualität und geringeren Patientenzufriedenheit, sondern verschwenden auch Ressourcen.

Zentrale Aufgabe des integrierten Qualitätsmanagements ist es daher, die stark arbeitsteilige Leistungserstellung im Krankenhaus neu zu organisieren und besser zu koordinieren, den Ressourceneinsatz zu drosseln sowie die Leistungsqualität zu stabilisieren und noch zu verbessern. Das kann nur gelingen, wenn alle Mitarbeiter ein gemeinsames Grundverständnis über Ziele und Aufgaben des Krankenhauses haben. Krankenhäuser müssen sich daher ein Leitbild geben. Das Leitbild enthält die Werteordnung des Krankenhauses und zeigt die ethische, medizinische, pflegerische und ökonomische Zielrichtung auf, der sich alle gemeinsam verpflichten. Dieses gemeinsame Grundverständnis bildet die normative Basis des integrierten Qualitätsmanagements.

Auf dem Leitbild aufbauend soll eine gemeinsame Identität („Corporate Identity") und Qualitätskultur entwickelt werden. Unter Qualitätskultur ist ein System von Wertvorstellungen („shared values"), Verhaltensweisen sowie Denk- und Handlungsweisen zu verstehen, die bei allen relevanten Qualitätsfragestellungen das Verhalten der Mitarbeiter prägt.[131] Der kulturorientierte Ansatz ist insbesondere für Dienstleistungen geeignet, die sowohl kundenindividuell als auch stark inter-

---

130 Siehe dazu Kapitel 2.1.2.2.
131 In Anlehnung an Meffert, H. (1989), S. 390.

aktiv erbracht werden.[132] Unter diesen Bedingungen nimmt die Strukturiertheit der Aufgabe ab und wächst die gegenseitige Abhängigkeit zwischen den einzelnen Funktionsbereichen. Die Integration der einzelnen Teilprozesse ist nicht mehr durch externe Vorgaben zu erreichen, sondern muß „von innen heraus gelebt" werden. Somit ist der kulturorientierte Ansatz für das Krankenhaus prädestiniert, weil bei der Leistungserstellung zahlreiche Interdependenzen zwischen Fachabteilungen und Berufsgruppen bestehen. Die Qualitätskultur im Krankenhaus stellt den Patienten in den Mittelpunkt des Leistungsgeschehens und schafft bei den Mitarbeitern Qualitätsbewußtsein und -verantwortung. Ein solches Wertesystem kann nur langfristig über die Entwicklung eines Leitbildes mit allen Mitarbeitern gemeinsam aufgebaut werden. An dieser gemeinsamen Kultur und Identität fehlt es in den meisten Krankenhäuser, da Partialinteressen dominieren und die Berufsgruppen nicht auf gemeinsame Ziele ausgerichtet sind. Die Aufgabe des Leitbildes besteht gerade darin, die unterschiedlichen Partialinteressen im Krankenhaus zu harmonisieren.

1.4.2   Strukturelle Ebene bezogen auf die Organisation und Führung

Die strukturorientierte Ebene strebt an, auf der Basis des Leitbildes die Organisation und Führung des Krankenhauses anzupassen. Umfassende Qualität wird somit als ein Problem der Organisation und Koordination gesehen.

Die Effektivität und Effizienz der Krankenhausleistungen hängen aber zunächst von der Breite und Tiefe des Leistungsspektrums und dann von der Organisation der notwendigen Leistungsprozesse ab. Erforderlich ist somit zuerst eine strategische Planung der Leistungsbreite und -tiefe, die sich mit der Spezialisierung, dem Outsourcing und Kooperationen befaßt. Krankenhäuser sollten sich unter Effektivitäts- und Effizienz-Gesichtspunkten auf ihre Kernkompetenzen konzentrieren und alle nicht zum Kerngeschäft gehörenden Leistungsprozesse ausgliedern. Zudem sollte eine Spezialisierung auf bestimmte medizinische Leistungen erfolgen, denn eine effiziente und effektive Leistungserstellung setzt ein Mindestvolumen gleichartiger Leistungen voraus. Auch in der Kooperation mit anderen Leistungspartnern des Gesundheitswesens (z.B. niedergelassenen Ärzten, Reha-Einrichtungen) bestehen noch erhebliche Rationalisierungspotentiale.

Die im Krankenhaus verbleibenden Leistungsprozesse müssen dann effektiv und effizient organisiert werden. Für Krankenhäuser bedeutet das, ihre traditionellen

---

[132]   Vgl. zum folgenden Meffert, H. (1994), S. 533.

Strukturen und Abläufe grundlegend zu reorganisieren. Die Organisationsstrukturen sind so zu gestalten, daß umfassende Qualität nahezu automatisch und selbstregelnd erstellt wird. Für Dienstleistungen mit einem hohen Individualisierungs- und Interaktionsgrad wie im Krankenhaus bieten sich innovative Organisationsformen in Richtung flexible, dezentrale Strukturen an.[133] Eine prozeßorientierte Ablauforganisation ist durch den Abbau von Schnittstellen und eine enge Verzahnung der verbleibenden Schnittstellen zu erreichen.

Die Führung im Krankenhaus ist an die veränderten Rahmenbedingungen anzupassen. Ein Einstellungswandel der Mitarbeiter kann nicht von oben verordnet werden, sondern setzt ein verändertes Führungsverständnis und neue Führungsinstrumente voraus. Auf der Grundlage von Information und Kommunikation sind die Mitarbeiter stärker zu beteiligen und durch neue Anreizsysteme zu motivieren, damit die Leistungen effektiver und effizienter erstellt werden.

Der strukturelle Rahmen in Organisation und Führung ist die Voraussetzung für eine instrumentelle Ausgestaltung des integrierten Qualitätsmanagements. Ohne die aufgezeigten Rahmenbedingungen bleibt der Einsatz von Qualitätsinstrumenten letztlich wirkungslos.

1.4.3 Instrumente der technokratischen Ebene

Auf der technokratischen Ebene wird Qualität über Qualitätsstandards geplant und durch Soll-Ist-Vergleiche laufend überwacht.[134] Dieses Vorgehen ist aufgrund der erforderlichen Standardisierung vor allem für Dienstleistungen mit niedrigem Individualisierungsgrad geeignet. Als Grundlage für eine Qualitätsplanung und -steuerung werden die Leistungsprozesse durch Standards vereinheitlicht. Mit strategischen Qualitätsinstrumenten wie z.B. Quality Function Deployment und Fehleranalysen lassen sich Standards qualitätsorientiert entwickeln und verbessern, während operative Qualitätsinstrumente wie z.B. die Statistische Prozeßregelung darauf gerichtet sind, Soll-Ist-Abweichungen festzustellen und zu beseitigen. Als Voraussetzung für die Qualitätsplanung und -steuerung liefert die Qualitätsmessung die Informationsgrundlage. Zu diesem Zweck sind geeignete Ansätze und Instrumente zur Messung der Qualität im Krankenhaus zu entwickkeln. Aber nicht nur die Qualität im Krankenhaus, sondern auch das Qualitätsma-

---

[133] Vgl. dazu Meffert, H. (1994), S. 533 f.
[134] Vgl. dazu Witte, A. (1993), S. 86 f.

nagement selbst ist einer Bewertung hinsichtlich der Effektivität und Effizienz zu unterziehen.

Die technokratische Ebene ist primär auf die Tech-Dimension der Qualität ausgerichtet, da sich dafür leichter operationale Qualitätsindikatoren finden lassen. Die Touch-Dimension hingegen erfordert aufgrund der interaktionsintensiven Leistungserstellung, daß auf jeden Patienten individuell eingegangen wird. Dazu wird ein kultureller Ansatz in Verbindung mit geeigneten Strukturen benötigt, wohingegen Standards aufgrund der mangelnden Flexibilität als Instrument für die Touch-Qualität versagen. Das zeigt, daß alle Ebenen im Verbund Bestandteil des Grundkonzepts des integrierten Qualitätsmanagements sein müssen, damit umfassende Qualität im Krankenhaus in allen relevanten Dimensionen erstellt, gesteuert und verbessert werden kann.

1.5 Zielsetzung und Gang der Untersuchung

Nehmen Krankenhäuser die aktuellen Herausforderungen an, so muß ihre Politik auf eine Integration von Effektivität und Effizienz gerichtet sein. Ziel dieser Arbeit ist es daher, auf der Basis des Qualitätsmanagements Effektivität und Effizienz im Krankenhaus zu integrieren. Grundlage dafür ist ein umfassender Qualitätsbegriff, der Effektivität und Effizienz sowie Qualität, Kosten und Zeit mit einbezieht. Im Mittelpunkt der Arbeit steht die inhaltliche Ausgestaltung des integrierten Qualitätsmanagements im Krankenhaus auf kultureller, struktureller und technokratischer Ebene. Für Krankenhäuser soll gezeigt werden, wie ein Leitbild als kulturelle Grundlage zu entwickeln ist und welche Aufgaben es im integrierten Qualitätsmanagement übernimmt, welche strukturellen Rahmenbedingungen in der Organisation und Führung zu schaffen sind und welche Methoden und Instrumente des Qualitätsmanagements sinnvoll im Krankenhaus eingesetzt werden können. Da Krankenhäuser heute die Entwicklung nachvollziehen, die für Industrie- und Dienstleistungsunternehmen schon seit Jahren zu beobachten ist, bietet es sich an, auf deren Konzepte und Instrumente zurückzugreifen. Dabei geht es aber nicht darum, von der Erwerbswirtschaft nur zu kopieren, vielmehr ist ein eigenes Konzept zum integrierten Qualitätsmanagement zu entwickeln, das den Besonderheiten der Leistungserstellung und auch der ethischen Dimension im Krankenhaus gerecht wird.

Der Gang der Untersuchung orientiert sich an dem Grundkonzept des integrierten Qualitätsmanagements: Die kulturelle Ebene wird im 2. Kapitel, die strukturelle Ebene im 3. Kapitel und die technokratische Ebene im 4. Kapitel behandelt.

Das **2. Kapitel** befaßt sich mit dem Leitbild als kultureller Grundlage des integrierten Qualitätsmanagements im Krankenhaus. Zunächst wird das Krankenhaus als Koalition unterschiedlicher Partialinteressen vorgestellt. Für das integrierte Qualitätsmanagement ist eine Integration der unterschiedlichen Anspruchsgruppen im Krankenhaus erforderlich, um ein gemeinsames Grundverständnis über die anzustrebenden Ziele zu entwickeln. Die Beschreibung der unterschiedlichen Partialinteressen der Anbieter- und Nachfragerseite sowie der Mitarbeiter des Krankenhauses zeigt die Unterschiede in den einzelnen Sichtweisen auf. Die notwendige Integration und Koordination dieser unterschiedlichen Partialinteressen sind nur über die Entwicklung eines Leitbildes zu erzielen. Der Aufbau und die Aufgaben des Leitbildes im integrierten Qualitätsmanagement werden dargelegt und es werden der Inhalt sowie die Entwicklung eines Leitbildes im Krankenhaus beschrieben. Abschließend wird das Leitbild als Basis einer zielorientierten Führungskonzeption erläutert.

Im **3. Kapitel** werden die erforderlichen strukturellen Rahmenbedingungen in der Organisation und Führung für ein integriertes Qualitätsmanagement im Krankenhaus aufgezeigt. Da die Effektivität und Effizienz der Krankenhausleistungen von der Wahl des Leistungsprogramms und der Leistungstiefe determiniert werden, muß zunächst eine strategische Planung der Breite und Tiefe des Leistungsspektrums erfolgen. Erst wenn klar abgegrenzt ist, welche Leistungsprozesse innerhalb des Krankenhauses erstellt werden sollen, können Überlegungen darüber angestellt werden, wie diese effektiv und effizient zu organisieren sind.

Eine Analyse der traditionellen Organisations- und Führungsstrukturen im Krankenhaus zeigt, daß diese zu erheblichen Qualitätsproblemen in Form von Ineffektivitäten und Ineffizienzen führen. Daher ist es notwendig, die Krankenhausorganisation in ihren Strukturen und Abläufen – und darauf abgestimmt auch die Führung – grundlegend zu verändern. Zu diesem Zweck werden Ansätze zur Modularisierung der Aufbauorganisation (z.B. Gruppenarbeit und Profit-Center) und zur Optimierung der Prozesse im Rahmen der Ablauforganisation von Krankenhäusern dargelegt. Auch die Führung ist im Rahmen des integrierten Qualitätsmanagements an die neuen Anforderungen anzupassen. Erläutert werden die besonderen Aufgabenfelder der Führung, die im Bereich der Führung durch Zielvereinbarung, der Kommunikation und Information sowie der Fehlerkultur und dem Feedback liegen. Zudem ist das Anreizsystem im Krankenhaus neu zu konzipieren, das die Mitarbeiter gezielt zur effektiven und effizienten Leistungserstellung motivieren soll. Zu diesem Zweck werden neue Formen der Entlohnung sowie der Karriere- und Laufbahnplanung entwickelt.

Inhalt des **4. Kapitels** ist die instrumentelle Ausgestaltung des Qualitätsmanagements mit dem Fokus auf die engere Qualitätssicht. In einem Überblick werden die Instrumente und deren Aufgaben im integrierten Qualitätsmanagement vorgestellt. Die Qualitätsmessung liefert die Informationsbasis, um die Krankenhausleistungen qualitätsorientiert planen und steuern zu können. Neben den Grundkonzepten zur Qualitätsmessung wird ein krankenhausspezifischer Ansatz zur Messung der Ergebnisqualität erläutert. Mit der Gesundheitsstatus- und Zufriedenheitsbefragung werden zwei spezielle Instrumente herausgegriffen, mit denen die Qualität aus Sicht der Patienten gemessen werden kann. Im Mittelpunkt des Kapitels stehen die Instrumente des klassischen Qualitätsmanagements zur Qualitätsplanung, -steuerung und -verbesserung. Für die einzelnen Instrumente, die aus der Industrie stammen, wird deren Grundidee und Methodik erläutert und anschließend der sinnvolle Einsatz und Nutzen im Krankenhaus aufgezeigt.

Auch das Qualitätsmanagement selbst kann mit geeigneten Instrumenten einer Evaluation unterzogen werden. Dazu werden in **Kapitel 5** – ergänzend zur technokratischen Ebene – Bewertungsverfahren vorgestellt, die den Entwicklungsstand des Qualitätsmanagements im Krankenhaus beurteilen und darüber hinaus weitere Entwicklungsschritte aufzeigen können. Im einzelnen werden die Zertifizierung nach der ISO-9000-Normenreihe, das EFQM-Modell und der krankenhausspezifische KTQ®-Ansatz beschrieben und hinsichtlich ihrer Eignung für die Krankenhauspraxis beurteilt.

Abschließend erfolgt im **6. Kapitel** eine kurze Zusammenfassung der zentralen Ergebnisse dieser Arbeit. In einem Ausblick werden die zu erwartenden Implementierungsprobleme und die zukünftigen Perspektiven des integrierten Qualitätsmanagements im Krankenhaus aufgezeigt.

2. Das Leitbild als kulturelle Grundlage des integrierten Qualitätsmanagements

2.1 Das Krankenhaus als Koalition unterschiedlicher Partialinteressen

Das Krankenhaus kann als Koalition einer Vielzahl von Anspruchsgruppen mit unterschiedlichen Interessen aufgefaßt werden. Anspruchsgruppen sind all jene Personen oder Institutionen innerhalb und außerhalb der Organisation, von denen der Zweck und die Überlebensfähigkeit des Krankenhauses abhängt.[1] Diese Anspruchsgruppen konfrontieren das Krankenhaus mit konkreten Erwartungen und Ansprüchen und sie verfügen über wirkungsvolle Möglichkeiten, das Leistungsgeschehen und den Krankenhauserfolg nachhaltig zu beeinflussen. Auf Dauer kann das Krankenhaus als Koalition nur erfolgreich arbeiten, wenn es zum Nutzen aller Anspruchsgruppen beiträgt. Für jeden Beteiligten an der Koalition müssen seine Beiträge für die Funktionsfähigkeit der Koalition in einem vernünftigen Verhältnis zu den Anreizen stehen (Anreiz-Beitrags-Theorie).[2]

Das integrierte Qualitätsmanagement im Krankenhaus erfordert eine möglichst umfassende Auseinandersetzung mit den Bedürfnissen, Werten und Zielen der relevanten Anspruchsgruppen, um einen bestmöglichen Interessenausgleich herzustellen. Die intensive Auseinandersetzung mit den Partialinteressen erfolgt im Rahmen des Entwicklungsprozesses für ein **Leitbild**. Der Sinn eines Leitbildes besteht darin, alle an dem Krankenhaus beteiligten Gruppen auf eine gemeinsame Werteordnung, ein Zielsystem, eine Aufgabenstellung und allgemeine Organisations- und Führungsprinzipien hin auszurichten. Das Leitbild bildet die kulturelle Grundlage und soll für eine gleichgerichtete Grundeinstellung sorgen, um bei den arbeitsteiligen Leistungsprozessen Reibungsverluste zu vermeiden. Nur die Integration aller relevanten Anspruchsgruppen ermöglicht eine effektive und effiziente Leistungserstellung im Krankenhaus. Das Leitbild soll für die Koordination im Leistungsprozeß sorgen.

---

1   Zur Definition von Anspruchsgruppen vgl. Schmid, U. (1997), S. 633 f.
2   Vgl. Bühner, R. (1994), S. 82.

2.1.1 Integration der relevanten Anspruchsgruppen

Für das Krankenhaus können die drei strategisch relevanten Anspruchsgruppen der Leistungsanbieter, Leistungsnachfrager und die Mitarbeiter abgegrenzt werden. In diese Systematisierung lassen sich zum einen die Krankenkassen aufgrund ihrer Doppelfunktion sowohl unter die Leistungsanbieter als auch unter die Leistungsnachfrager einordnen. Zum anderen wird die Anspruchsgruppe der Mitarbeiter aus Sicht des Leistungsanbieter und aus Mitarbeitersicht betrachtet.

Der Begriff des **Leistungsanbieters** ist für das Krankenhaus im Vergleich zu Unternehmen wesentlich weiter zu fassen. Im engen Sinne sind das Krankenhaus als Organisation und Träger sowie die dort tätigen Berufsgruppen die unmittelbaren Leistungserbringer. Aber auch die Krankenkassen als Kostenträger und der Staat, der als öffentliche Aufgabe die Gesundheitsversorgung sicherstellt, sind als Leistungsanbieter im weiten Sinne anzusehen. Das Interesse der Anbieterseite ist auf die medizinische Qualität (Effektivität) gerichtet, die aber auch die ökonomische Leistungserstellung (Effizienz) mit einschließt.[3]

Der Anbieterseite steht als zweite Anspruchsgruppe die Nachfragerseite gegenüber. Auch der Begriff des **Leistungsnachfragers** muß im Krankenhaus weiter gefaßt werden. Im Mittelpunkt steht der Patient als direkter Kunde des Krankenhauses, dem aber wichtige Kundenfunktionen vom einweisenden Arzt und von der Krankenkasse abgenommen werden. Weitergehend sind auch die Angehörigen des Patienten, das Umfeld des Krankenhauses und die Öffentlichkeit als latente Leistungsnachfrager anzusehen. Für die Nachfragerseite stellt die medizinische Qualität sowie die Wirtschaftlichkeit den Grundnutzen dar, darüber hinaus wird jedoch eine zunehmende Kunden- bzw. Patientenorientierung von den Krankenhäusern gefordert. Der Patient muß als Kunde des Krankenhauses verstanden werden, dessen berechtigte Qualitätsansprüche und subjektive Bedürfnisse zu erfüllen sind.[4]

Die Kundenorientierung bezieht sich aber nicht nur auf die externen Kunden des Krankenhauses, sondern ebenso auf die **Mitarbeiter** als organisationsinterne

---

3   Die medizinische und wirtschaftliche Qualität, die sich auf die Tech-Dimension bezieht, kann als Qualität ersten Grades bezeichnet werden. Vgl. dazu Birner, U., Spörkel, H., Frommelt, B. (1995), S. 2 und Töpfer, A., Mehdorn, H. (1995), S. 9 f.

4   Qualität, die sich auf die optimale Befriedigung der Kundenbedüfnisse im Sinne der Touch-Dimension bezieht, kann als Qualität zweiten Grades bezeichnet werden. Vgl. dazu Birner, U., Spörkel, H., Frommelt, B. (1995), S. 2 und Töpfer, A., Mehdorn, H. (1995), S. 9 f.

Kunden. Die Mitarbeiter sind der Schlüssel im Krankenhaus, um medizinische Effektivität, wirtschaftliche Effizienz und Patientenzufriedenheit zu erreichen. Vor diesem Hintergrund sind die Mitarbeiter als dritte Anspruchsgruppe des Krankenhauses zu betrachten. Im Interesse der Mitarbeiter steht vor allem die Qualität der Arbeit im Krankenhaus, die die Mitarbeiterzufriedenheit determiniert.

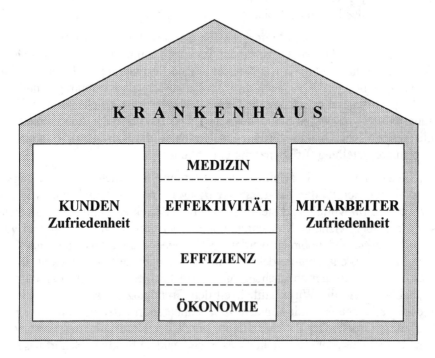

Abbildung 2-1: Integration der Partialinteressen im Krankenhaus

Für das integrierte Qualitätsmanagement im Krankenhaus auf der Basis eines umfassenden Qualitätsbegriffs ist die Integration der unterschiedlichen Interessen der Anspruchsgruppen – wie in Abbildung 2-1 dargestellt – erforderlich. Die medizinische Qualität und die Wirtschaftlichkeit sind auf die Tech-Dimension gerichtet, während die Touch-Dimension auf die Patienten- und Mitarbeiterzufriedenheit abzielt. Die Integration der Anspruchsgruppen ist im Krankenhaus schwierig, da erhebliche Konfliktpotentiale aufgrund unterschiedlicher Individualziele bestehen. Aufgrund der Heterogenität der Anspruchsgruppen ergeben sich Interessenkonflikte innerhalb der Anbieter- und Nachfragerseite. Insbesondere die divergierenden Individualziele der drei großen Berufsgruppen – Medizin, Pflege und Verwaltung – behindern eine ganzheitliche und prozeßorientierte Behandlung der Patienten und führen zu Ineffektivitäten und Ineffizienzen bei der Leistungserstellung im Krankenhaus.

2.1.2 Individualinteressen der relevanten Anspruchsgruppen

2.1.2.1 Die Perspektive der Anbieterseite

Als Leistungsanbieter ist der **Krankenhausträger** für die Wirtschaftlichkeit und Leistungsfähigkeit seines Krankenhauses sowie für die Qualität der Krankenhausbehandlung verantwortlich, die von den **Krankenkassen** durch Wirtschaftlichkeitsprüfungen kontrolliert werden können.[5] Die Krankenkassen sind sowohl Leistungsanbieter gegenüber ihren Versicherten als auch Leistungsnehmer gegenüber den Krankenhäusern. Das Interesse der Krankenkassen ist darauf gerichtet, daß ihre Mitglieder im Bedarfsfalle mit den adäquaten Krankenhausleistungen versorgt werden. Die Leistungen sollen wirtschaftlich erstellt und auf das notwendige Maß beschränkt sein, um unnötige Ausgaben zu vermeiden, damit die Beitragssätze der Kassen stabil gehalten werden können. Im weitesten Sinne kann als Leistungsanbieter auch der Staat interpretiert werden, da er die bedarfsgerechte Versorgung der Bevölkerung mit leistungsfähigen Krankenhäusern zu vertretbaren Pflegesätzen sicherzustellen hat.[6] Für diese Anspruchsgruppe der Leistungsanbieter lassen sich demnach übereinstimmend die Ziele „Qualität" und „Wirtschaftlichkeit" der Leistungserstellung feststellen.

Die unmittelbaren Leistungserbringer im Krankenhaus sind die an der Patientenversorgung direkt beteiligten Mitarbeiter, also vorrangig **Ärzte und Pflegekräfte**. Die ethischen Normen dieser Berufsbilder, das Berufsrecht und die Ausbildung vermitteln als oberstes Ziel die bestmögliche Behandlung und Pflege für die Patienten.[7]

---

5   Siehe dazu § 113 SGB V. Bei leistungsunfähigen und unwirtschaftlichen Krankenhäuser besteht die Möglichkeit, den Versorgungsvertrag von Seiten der Krankenkassen gemäß § 110 SGB V zu kündigen.

6   Siehe dazu § 1 KHG.

7   Vgl. Werner, B., Voltz, G. (1994), S. 146.

Die Mediziner sehen sich in ihrem traditionellen Selbstverständnis in einer Expertenrolle, in der sie festlegen, was unter medizinischer Qualität zu verstehen ist. Die medizinische Qualität bezieht sich auf die sachliche Anwendung medizinischen Wissens und medizinischer Technologie. Der Behandlungsprozeß ist möglichst schnell, adäquat und sicher durchzuführen mit dem Ziel, den Gesundheitszustand der Patienten wieder herzustellen, zu erhalten oder zu verbessern.[8] Problematisch ist, daß die Effektivität der medizinischen Leistungen bisher nicht gemessen und auch nicht in Frage gestellt wird.[9] Vor diesem Hintergrund wird die Quantität und Qualität medizinischer Leistungen immer weiter ausgedehnt mit der Folge, daß der Ressourcenverbrauch stetig steigt. Damit besteht eine konfliktäre Beziehung zwischen Qualität und Kosten. Für das integrierte Qualitätsmanagement ist daher ein grundlegender Einstellungswandel der Mediziner notwendig. Ärzte müssen ein Interesse daran bekommen, nur noch die Leistungen zu erstellen, die tatsächlich einen wirksamen Beitrag zur Gesundung des Patienten leisten.

Für die Pflegekräfte gilt für die Patientenversorgung das Ideal einer ganzheitlichen Pflege, wonach nicht das kranke Organ, sondern der Patient mit seinen physischen, psychischen und sozialen Bedürfnissen im Vordergrund steht.[10] Die Vorstellungen von optimaler Patientenbehandlung und -versorgung divergieren somit zwischen naturwissenschaftlich geprägten Ärzten und patientenorientierten Pflegekräften. Deshalb ist die medizinische und pflegerische Effektivität häufig nicht aufeinander abgestimmt, da unterschiedliche Ziele verfolgt werden. Diese isolierte Leistungserstellung der beiden Berufsgruppen führt zu hohen Reibungsverlusten (Ineffektivitäten). Im integrierten Qualitätsmanagement ist es erforderlich, die unterschiedlichen Zielsetzungen von Medizin und Pflege offenzulegen, zu diskutieren und zu einem gemeinsamen Grundverständnis zu gelangen. Die Interessen der beiden großen Berufsgruppen im Krankenhaus müssen in Bezug auf den Patienten gleichgerichtet werden.

Medizin und Pflege haben in der Vergangenheit weitgehend unabhängig von Effizienzbetrachtungen gearbeitet. Zunehmend wird die medizinische und pflegerische Leistungserstellung aber von ökonomischen Restriktionen beeinflußt. Die Situation knapper Ressourcen verpflichtet – auch aus ethischer Perspektive – zu einer wirtschaftlichen Leistungserstellung, um eine adäquate Behandlung für jeden Patienten zu gewährleisten.[11] Mit den gegebenen Mitteln soll der größte Nut-

---

8   Vgl. Eichhorn, S., Schega, W., Selbmann, H.-K. (1989), S. 1.
9   Siehe zu einem geeigneten Meßinstrument Kapitel 4.3.1.
10   Vgl. Hofer, M. (1987), S. 30.
11   Vgl. dazu Schwanzer, H. (1995).

zen für die Gesamtzahl an Patienten erreicht werden. Die knappen Ressourcen erfordern daher eine effiziente Leistungserstellung als Bestandteil der Krankenhausqualität.[12] Diese Aufgabe kann nicht allein von der Verwaltung übernommen werden, sondern erfordert die Integration aller Berufsgruppen im Krankenhaus, da die wirtschaftliche Leistungserstellung sich zum einen auf die Effektivität der medizinischen und pflegerischen Leistungen und zum anderen auf die Effizienz in Bezug auf die Zeit (Verweildauer) und die Kosten bezieht.

Die Integration der Berufsgruppen im Krankenhaus ist eine Führungsaufgabe der Krankenhausleitung. Da letztlich der Krankenhausträger die Verantwortung für die Qualität und Wirtschaftlichkeit in seinem Haus trägt, ist er auch dafür verantwortlich, daß die Integration (z.B. im Rahmen einer Leitbildentwicklung) tatsächlich erfolgt. In den Prozeß der Leitbildentwicklung muß der Krankenhausträger auch seine Zielsetzungen deutlich machen und seine Vorstellungen mit einbringen.

2.1.2.2   Die Perspektive der Nachfragerseite

Der **Kundenbegriff im Krankenhaus** ist weiter zu fassen als für andere Unternehmen, da die verschiedenen Kundenfunktionen von unterschiedlichen Personen und Institutionen wahrgenommen werden.[13] Der Hauptkunde und direkte Leistungsempfänger ist der **Patient**, der aufgrund seiner eingeschränkten Konsumentensouveränität im medizinischen Bereich durch den **einweisenden Arzt** als Leistungsveranlasser und im ökonomischen Bereich durch die **Krankenkassen** als Leistungsfinanzierer vertreten wird. Das Verhältnis des Patienten zum einweisenden Arzt einerseits und zur Krankenkasse andererseits kann als Principal-Agent-Beziehung charakterisiert werden.[14] Die Dimensionen der Krankenhausqualität sind für die Nachfragerseite von unterschiedlicher Bedeutung. Während die einweisenden Ärzte vorwiegend mit der medizinischen Qualität und die Krankenkassen mit der wirtschaftlichen Qualität primär an der Tech-Dimension orientiert sind, wird die Touch-Dimension unmittelbar vom Patienten erlebt.

---

[12]   Vgl. Vuori, H.V. (1982), S. 36 und Donabedian, A. (1988), S. 1745.
[13]   Vgl. auch zum folgenden Eichhorn, S. (1996), S. 117 ff.
[14]   Vgl. dazu Schwartz, A. (1997), S. 59 ff. u. S. 106 ff.

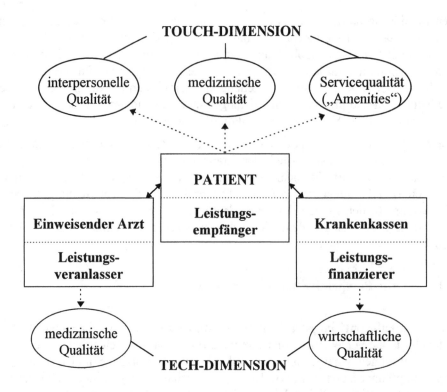

Abbildung 2-2:Krankenhausexterne Kunden: Patient – einweisender Arzt – Krankenkassen

Die Einschränkung der Kundensouveränität im medizinischen Bereich liegt in der Schwierigkeit für den Patienten, eine medizinische Behandlung fachlich zu beurteilen und in der teilweise lebenswichtigen Bedeutung der Behandlung, z.B. bei Notfällen.[15] Dadurch wird die Entscheidung über die Wahl des Krankenhauses und die zu erbringenden Leistungen für oder mit dem Patienten und nicht vom Patienten getroffen.[16] Die zentrale Rolle des Entscheidungsträgers für die Wahl eines Krankenhauses kommt i.d.R. dem niedergelassenen Arzt zu, der den Patienten berät und die Einweisung verfügt. Vom niedergelassenen Arzt kann die Lei-

---

[15]   Vgl. Kaltenbach, T. (1991), S. 127.
[16]   Vgl. Kracht, P. (1992), S. 266.

stungsqualität eines Krankenhauses in der Expertensicht relativ valide beurteilt werden; zumal wenn der Patient nach dem Krankenhausaufenthalt von ihm weiterbehandelt wird. Darüber hinaus ist für den Arzt die Qualität der Zusammenarbeit mit dem Krankenhaus vor, während und nach der stationären Behandlung relevant. Die Informations-, Kommunikations- und Kooperationsbereitschaft und -fähigkeit des Krankenhauses determiniert die Qualität der Zusammenarbeit, die insbesondere an den Schnittstellen, z.B. bei vorstationären Diagnosen oder nach - stationären Behandlungsmaßnahmen, evident wird.[17]

Die Kundensouveränität der Patienten ist auch im ökonomischen Bereich eingeschränkt. Der Patient bezahlt grundsätzlich keinen direkten Preis für die Krankenhausleistung, da die Finanzierung über ein Versicherungssystem erfolgt. Die Versicherten (Patienten) erhalten i.d.R. die Leistungen aus der gesetzlichen Krankenversicherung, die über die Beiträge der Mitglieder finanziert werden und auf diese Weise für einen Risiko- und Solidarausgleich sorgen.[18] Zu Zielkonflikten innerhalb der Nachfragerseite kann es aufgrund des „moral-hazard-Effektes" kommen, wenn die Versicherten ihren Betrag als unabwendbar ansehen und ihren eigenen Leistungsumfang maximieren.[19] Die Krankenkassen schließen mit den Krankenhäusern Versorgungsverträge über die Leistungserbringung ab.[20] Im Rahmen dieser Verträge und bei Pflegesatzverhandlungen vertreten die Krankenkassen gegenüber den Krankenhäusern die Interessen ihrer Versicherten in Bezug auf Qualität und Wirtschaftlichkeit der Krankenversorgung.[21] Stellvertretend für die Versicherten wird hinterfragt, ob der „Preis" für die angebotene Qualität der Krankenhäuser angemessen ist. Damit übernehmen Krankenkassen eine wichtige Kundenfunktion für die Patienten.

Aus Sicht der Patienten sind die medizinische Qualität, die interpersonelle Qualität und die Amenities die wesentlichen Dimensionen der Krankenhausqualität.[22] Während die medizinische Qualität der klassischen Produktqualität entspricht,

---

17   Vgl. Riegl, G.F. (1989), S. 24 ff.
18   Der Krankenversicherungsschutz in Deutschland wird von der gesetzlichen und privaten Krankenversicherung getragen, wobei der Großteil der Bevölkerung (ca. 90 %) in der gesetzlichen Krankenversicherung versichert ist. Siehe dazu § 2 Abs. 1 und § 3 SGB V.
19   Zum „moral-hazard-Effekt" vgl. Breyer, F., Zweifel, P. (1997), S. 186.
20   Siehe § 2 Abs. 2 SGB V.
21   Siehe § 70 SGB V.
22   Vgl. Donabedian, A. (1980), S. 4 ff. und Donabedian, A. (1988), S. 1744. Der Begriff „Amenities" läßt sich am ehesten mit „Annehmlichkeiten" oder „Komfort" übersetzen.

bezieht sich die interpersonelle Qualität auf die Kontakt- bzw. Kommunikationsqualität und die Amenities auf die Servicequalität.[23]

Für den Patienten stellt die **medizinische Qualität** die Kernleistung des Krankenhauses dar, die er aber i.d.R. nicht fundiert beurteilen kann. Erst wenn ein objektiver Qualitätsmangel (z.B. ein Behandlungs- oder Pflegefehler) zu einem offensichtlichen Schaden beim Patienten führt, drohen dem Krankenhaus haftungsrechtliche Konsequenzen. Der Patient geht somit erst einmal von einer gegebenen medizinischen Qualität (Tech-Dimension) als notwendiger Bedingung aus und knüpft seine Zufriedenheit an die Elemente in der Touch-Dimension.[24]

Die **interpersonelle Qualität** im Krankenhaus kennzeichnet den Umgang der Mitarbeiter mit dem Patienten und das Verhältnis zwischen Patient und Personal. Das Verhalten der Krankenhausmitarbeiter ist eine wichtige soziale und psychologische Komponente des Krankenhausaufenthaltes für den Patienten. Die Leistungsprozesse werden durch den hohen Interaktionsgrad zwischen Patient und Personal bestimmt, wobei von Seiten der Mitarbeiter Einfühlungsvermögen, Vertrauenswürdigkeit, Freundlichkeit sowie die Fähigkeit zuzuhören und zu kommunizieren eine wichtige Rolle spielen.[25] Die persönlichen Kontakterlebnisse summieren sich zum subjektiven Gesamteindruck, wobei die interpersonelle Qualität prägend dafür ist, wie der Patient das Krankenhaus erlebt. Bestandteil der interpersonellen Qualität ist die vollständige Information und verständliche Kommunikation mit dem Patienten und mit seinen Angehörigen, wobei dem Arzt-Patienten-Verhältnis herausragende Bedeutung zukommt. Der Arzt muß den Patienten über seinen Gesundheitszustand sowie die medizinischen Möglichkeiten aufklären und ihn zur aktiven Teilnahme an der Behandlung motivieren.

Neben dem hohen Interaktionsgrad ist auch der hohe Individualisierungsgrad für die interpersonelle Qualität zu berücksichtigen. Jeder Patient ist individuell mit seinen persönlichen Bedürfnissen und Erwartungen und möchte ganzheitlich als Person behandelt werden. Im Krankenhaus wird der Patient aber kategorisiert, z.B. als „Blinddarm" oder „Nierenstein", und damit zu einer rein technischen Aufgabe der Leistungserstellung degradiert.[26] Diagnose, Therapie und Pflege sollten aber nicht losgelöst von den individuellen Bedürfnissen, Wertvorstellun-

---

23 Vgl. dazu Töpfer, A., Mehdorn, H. (1995), S. 32.
24 Vgl. Cleary, P.D., McNeil, B.J. (1988), S.32 und Hauke, E. (1992), S. 44.
25 Vgl. Eichhorn, S. (1996), S. 110.
26 Vgl. Bundesärztekammer (1997), S. 43.

gen und der Kontextsituation des Patienten festgelegt werden.[27] In der Praxis entscheiden die Ärzte in ihrer Expertenrolle noch häufig autonom über die Behandlung. Die Patienten werden aber zunehmend kritischer und wollen am Entscheidungsprozeß teilnehmen.[28] Die Entscheidung zwischen Diagnose- und Therapiealternativen mit unterschiedlichen Risiken und Chancen ist auch eine individuelle Wertentscheidung, die nicht allein mit medizinischem Sachverstand gefällt werden kann, sondern den Patienten einbeziehen muß.[29] Dies setzt allerdings den mündigen Patienten voraus, der auch bereit ist, seine Entscheidung selbst zu verantworten. Zielrichtung der medizinischen Qualität muß es dann sein, das erwünschte Ergebnis des Patienten – im angemessenen Verhältnis zu den medizinischen, technischen und pflegerischen Möglichkeiten – zu erreichen, mit der Konsequenz, daß der Bewertungsmaßstab für „optimale" medizinische Qualität durch den Patienten mitbestimmt wird.

Die **Amenities** beziehen sich auf den Komfort, der den Patienten während des Krankenhausaufenthaltes umgibt. Dazu gehört z.B. die räumliche Ausstattung des Krankenhauses und der Krankenzimmer, die Qualität der Ernährung sowie das Angebot an Freizeitaktivitäten. Zusätzliche Serviceleistungen können sich auch auf den Bereich der Patientenbetreuung vor (pre-sales service) und nach (after-sales service) dem Krankenhausaufenthalt ausdehnen.[30] Zum Beispiel werden Kurse zur Geburtsvorbereitung als pre-sales service und Patientenschulungen als after-sales service angeboten, um gezielt eine dauerhafte Bindung zum Patienten aufzubauen. Besondere Amenities sind Wahlleistungen, die ein Krankenhaus zusätzlich zu den allgemeinen Leistungen anbietet. Der Patient kann sein Wahlleistungspaket (z.B. Einbettzimmer, Telefon, Fernseher) nach individuellen Wünschen zusammenstellen, muß allerdings den Mehrpreis selbst tragen bzw. eine entsprechende Versicherung abschließen.[31] Die Wahlleistungen sind somit ein echtes marktwirtschaftliches Element im Krankenhaus, das bereits eine starke Kundenorientierung erfordert. Mit der Entwicklung von Krankenhäusern zu modernen Dienstleistungsunternehmen ergeben sich für die Amenities besondere

---

27   Vgl. Kielstein, R. (1995), S. 54.

28   Vgl. Bundesärztekammer (1997), S. 32.

29   Zum Beispiel entscheiden in den USA Patientinnen mit einem Mammakarzinom nach Beratung mit dem Arzt selbst, welche Therapie bei ihnen durchgeführt werden soll. Vgl. Steffen, G.E. (1988), S. 59.

30   Vgl. Eichhorn, S. (1996), S. 125.

31   So sind bereits Conjoint-Analysen für Wahlleistungen durchgeführt worden, um das Serviceprogramm eines Krankenhauses optimal zu gestalten. Vgl. Tscheulin, D.K., Helmig, B. (1995).

Gestaltungschancen, die im Hinblick auf den Wettbewerb wahrgenommen werden müssen. Denn Qualitätsvorteile aus Perspektive der Patienten lassen sich leichter bei zusätzlichen Serviceleistungen als bei den medizinischen Standardleistungen erzielen.

Darüber hinaus bestimmt auch der Zeitfaktor die Krankenhausqualität aus Patientensicht.[32] Da es sich um eine ergebnisorientierte Dienstleistung handelt, sind Patienten i.d.R. an einer geringen Verweildauer im Krankenhaus interessiert. Die Verweildauer umfaßt die Transaktionszeit, in der die eigentliche Leistungserstellung erfolgt, und Wartezeiten, in denen der Patient dem Krankenhaus zur Verfügung steht, ohne die Zeit für sich nutzen zu können. Wartezeiten werden deshalb als stark negativ empfunden und haben einen besonders negativen Einfluß auf die wahrgenommene Krankenhausqualität. Für Patienten ist aber nicht allein die Dauer, sondern auch die zeitliche Plazierung während des Aufenthaltes relevant. Zum Beispiel sollten sich die Weck- und Essenszeiten an den normalen Lebensrhythmus der Patienten orientieren. Der Zeitfaktor (Verweildauer) der Patienten wird maßgeblich durch die Organisation des Krankenhauses determiniert. Die einzelnen Prozeßstufen der Leistungserstellung sind so zu koordinieren, daß die Wartezeiten der Patienten möglichst minimal sind.[33] Da die Mehrheit der Leistungen nur in Anwesenheit des Patienten erbracht werden können, sind Prozeß- und Patientenorientierung besonders eng und interdependent miteinander verknüpft.

Der Patient vergleicht seine subjektive Wahrnehmung der Krankenhausqualität mit seinen Erwartungen. **Patientenzufriedenheit** liegt dann vor, wenn der persönliche Eindruck die Erwartungen erreicht oder übertrifft.[34] Die Erwartungen der Patienten setzen sich aus den subjektiven Bedürfnissen und Anforderungen zusammen, die durch Erfahrungen und den Austausch mit anderen geprägt werden, und die sich im Zeitablauf sehr schnell verändern können. Patientenorientierung setzt voraus, daß die Erwartungen der Patienten laufend erkundet werden. Zu diesem Zweck sind z.B. strukturierte Befragungen durchzuführen, die systematisch die Patientenerwartungen und -zufriedenheit erfassen.[35] Die Erwartungen der Patienten sind sehr unterschiedlich, z.B. haben Privatpatienten höhere Erwartungen bezüglich Ausstattung und Komfort, da sie entsprechend höhere Versicherungsprämien als Kassenpatienten geleistet haben. Das Krankenhaus kann nicht alle expliziten und impliziten Erwartungen der Patienten erfüllen, wenn diese un-

---

32 Zur Bedeutung der „Zeit" für die Dienstleistungsqualität vgl. Stauss, B. (1995a), S. 39 ff.
33 Vgl. dazu Schlüchtermann, J. (1990).
34 Vgl. Bundesärztekammer (1997), S. 43.
35 Siehe dazu Kapitel 4.3.2.

realistisch sind.[36] Im Zuge des medizinischen Fortschritts expandieren die Erwartungen an die Medizin, die sich beispielsweise in gezielten Wünschen nach innovativen Verfahren (z.B. künstliche Befruchtung) äußern. Letztlich müssen die Patienten aber auch die Grenzen der medizinischen Leistungsfähigkeit akzeptieren. Die Aufgabe des Krankenhauses besteht dann darin, die Patienten realistisch zu informieren und die Erwartungen sowie das Anspruchsdenken systematisch zu begrenzen.[37]

Darüber hinaus muß das Krankenhaus auch die Anforderungen des Umfeldes berücksichtigen. Zum **Umfeld** gehören die Angehörigen der Patienten, die als Besucher zu Leistungsbeobachtern werden, die Öffentlichkeit, die Politik und die Medien.[38] Die gesellschaftliche Dimension der Krankenhausqualität bezieht sich auf die Einhaltung gesetzlicher Vorschriften und ethischer Normen, die Sicherung von Leben und Gesundheit sowie den Schutz der Umwelt und die Schonung von Ressourcen.[39]

Für die Nachfragerseite sind umfassende Qualitäts- und Preisvergleiche der Krankenhäuser kaum durchzuführen, da es an den notwendigen Informationen und der Transparenz mangelt.[40] Gesetzlich vorgeschrieben ist ein Krankenhausvergleich, der für die Krankenkassen ein wichtiger Orientierungsmaßstab sein kann, um die Krankenhausbudgets leistungsgerecht zu bemessen.[41] Neben den gesetzlichen Vorschriften verstärkt der einsetzende Wettbewerb das Interesse der Gesellschaft und der Medien, Leistungs- und Qualitätsvergleiche von Krankenhäusern zu erstellen und zu veröffentlichen.[42] Von der Krankenhausseite besteht der Trend, sich ein Qualitätsmanagement-System zertifizieren zu lassen (z.B. nach nach der DIN EN ISO 9000), um dem Umfeld Qualität auch zu dokumentieren.[43] Diese Zertifikate können Patienten und einweisenden Ärzten Hinweise ge-

---

[36] Anders hingegen bei Köck: „Ziel ist die absolute Qualität, definiert als die 100 %ige Erfüllung der impliziten und expliziten Erwartungen der Patienten (und anderer Kunden)." Vgl. Köck, C. (1991), S. 78.
[37] Vgl. Riegl, G.F. (1992), S. 350.
[38] Vgl. Kracht, P. (1992), S. 268.
[39] Vgl Eichhorn, S. (1997), S. 26.
[40] Vgl. Kracht, P. (1992), S. 266.
[41] Siehe § 5 BPflV.
[42] Ein Beispiel ist der mehrteilige Krankenhaus-Report der Zeitschrift Focus von 1994, der eine Studie über die Qualität deutscher Krankenhäuser und erstmalig eine regionale Rangliste von Kliniken veröffentlichte. Vgl. dazu Hildebrandt, H., Bexfield, H., Besser, G. (1996).
[43] Vgl. dazu Schmidt, K.-J. (1996).

ben, in welchen Krankenhäusern genormte Qualitätssicherungs- bzw. Qualitätsmanagementsysteme installiert sind, eine Garantie für die realisierte Qualität am Patienten besteht damit jedoch nicht.

In Zukunft wird es zu einem ausgeprägten Wettbewerb der Krankenhäuser um die Nachfragerseite und insbesondere um die Patienten kommen. Diese Bedingungen verlangen, daß Krankenhäuser die Interessen und Ansprüche ihrer Kunden in ihre Philosophie und Politik integrieren.

2.1.2.3   Die Perspektive der Mitarbeiter

Aus Mitarbeitersicht steht die Qualität der Arbeit im Vordergrund, die sich auf die Arbeitsinhalte und Arbeitsbedingungen im Krankenhaus bezieht.[44] Auch die Qualität der Arbeit läßt sich in eine Tech- und Touch-Dimension differenzieren. Die Tech-Dimension bezieht sich auf die äußeren Faktoren der Arbeit, die objektiv gegeben sind. Dazu gehören die organisatorischen und technischen Arbeitsbedingungen, also die Aufbau- und Ablauforganisation, die technische Ausstattung, aber auch Arbeitszeitregelungen und die Entlohnung. Die Touch-Dimension kennzeichnet die inneren Faktoren, die begleitenden Verhaltenskomponenten der Arbeit, die der Mitarbeiter im Arbeitsalltag subjektiv wahrnimmt und erlebt. Damit umfaßt die Touch-Dimension den sozioemotionalen Bereich der Führung und korrespondiert mit dem Begriff der „Sozialen Qualität".[45] Geprägt wird die Touch-Qualität der Arbeit durch die Organisationskultur, das Betriebsklima und den Führungsstil.

Die Qualität der Arbeit bestimmt letztlich das Leistungspotential der Mitarbeiter, das sich aus den drei Komponenten Leistungsmöglichkeiten, Leistungsfähigkeiten und Leistungsbereitschaft zusammensetzt.[46] Die Tech-Dimension determiniert die Leistungsmöglichkeiten und -fähigkeiten der Mitarbeiter. So benötigen die Mitarbeiter neben den entsprechenden Ressourcen und der Qualifikation auch die organisatorischen Freiräume, um sich entfalten zu können. Bezogen auf die Leistungsbereitschaft setzt die Tech-Ebene äußere Anreize (z.B. Entlohnung) und zielt auf die extrinsische Motivation ab, die das Verhalten der Mitarbeiter beeinflussen soll. Die intrinsische Motivation der Touch-Ebene ist hingegen auf eine

---

[44]   Zur Qualität der Arbeit vgl. Oess, A. (1991), S. 21 ff.
[45]   Zur Sozialen Qualität vgl. ausführlich v. Eiff, W. (1990a), S. 78 f. und v. Eiff, W. (1993), S. 11 f.
[46]   Vgl. Ament-Rambow. C. (1996), S. 30.

Einstellungsänderung der Mitarbeiter gerichtet.[47] Die Arbeitsbedingungen der Tech-Dimension können somit den Hygienefaktoren zugeordnet werden, während die Elemente der Touch-Dimension als Motivatoren wirken.[48] Die Qualität der Arbeit zeigt sich schließlich in der Leistungseinstellung und -motivation der Mitarbeiter als Voraussetzung für eine dauerhaft qualitätsorientierte Arbeitsleistung.[49] Auf diese Weise wirkt die Qualität der Arbeit auf den Mitarbeiter, der die Qualität der Leistungsprozesse maßgeblich bestimmt (siehe Abbildung 2-3).

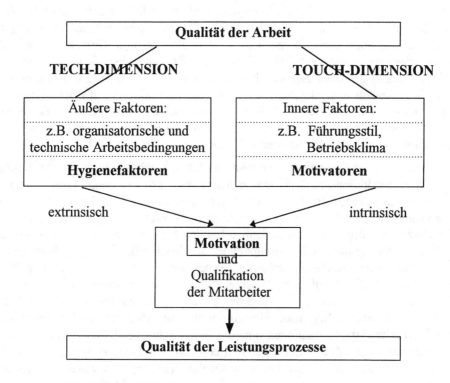

Abbildung 2-3:Qualität der Arbeit

47   Vgl. zur äußeren und inneren Motivation Frehr, H.U. (1994), S. 189 ff.

48   Zu den Hygienefaktoren und Motivatoren vgl. die Zwei-Faktoren-Theorie von Herzberg: Herzberg, F. (1959).

49   Vgl. v. Eiff, W. (1990b), S. 41.

Im Krankenhaus werden Defizite in der Qualität der Arbeit an hohen Fluktuationsraten und Fehlzeiten – insbesondere bei den Ärzten und Pflegekräften – sichtbar. Die Ursachen liegen in den speziellen Arbeitsbedingungen dieser beiden Berufsgruppen begründet.[50]

Arbeitsinhalt im Krankenhaus ist die Pflege und Behandlung von kranken Patienten. Das erfordert eine hohe Sorgfalt, Genauigkeit und ständige Konzentration bei der Arbeit. Die Mitarbeiter werden häufig mit emotional belastenden Situationen konfrontiert, z.B. bei der Betreuung von Intensivpatienten oder moribunden Langzeitpatienten. Die Arbeitsintensität wird zusätzlich durch sinkende Verweildauern und steigende Fallzahlen erhöht. Der verstärkte Einsatz hochkomplexer Technik, aber auch der gestiegene Verwaltungs- und Dokumentationsaufwand erweitern ständig die Arbeitsinhalte des Krankenhauspersonals. Ärzte und Pflegepersonal zeichnen sich durch eine hohe Berufsidentifikation und persönliches Engagement aus, gleichzeitig ist aber die Identifikation mit dem Krankenhaus gering und die Bereitschaft zu einem Arbeitsplatzwechsel stark ausgeprägt.[51] Das läßt auf Führungsdefizite und auf eine unterentwickelte Unternehmenskultur in den Krankenhäusern schließen.

Die zeitlichen Arbeitsbedingungen sind durch wechselnde Schichtdienste, Nacht- und Wochenenddienste, Bereitschaftsdienste und bei Personalengpässen durch Überstunden gekennzeichnet, da die Patientenversorgung „rund um die Uhr" sichergestellt sein muß. Diese – im Vergleich zu anderen Branchen – unattraktiven Arbeitszeiten führen zu Unzufriedenheit bei den Mitarbeitern. Eine Lösungsmöglichkeit bieten flexible Arbeitszeitmodelle, die den Bedürfnissen der Mitarbeiter entgegenkommen. Auch die organisatorischen Arbeitsbedingungen im Krankenhaus weisen Defizite auf. Zum Beispiel stellen falsche Dienstpläne, mangelnde Kommunikation zwischen Leistungsstellen und Stationen sowie zwischen den Mitarbeitern auf den Stationen oder eine fehlerhafte Planung der Operationstermine typische Arbeitssituationen dar, die durch ständige Improvisation die Arbeitsbelastung der Mitarbeiter zusätzlich erhöhen.[52] Schlechte Arbeitsorganisation in Verbindung mit einer dünnen Personalausstattung im Krankenhaus führen zu einer hohen Arbeitsbelastung und Streß bei den Mitarbeitern und damit zwangsläufig zu qualitativen Problemen bei der Patientenversorgung.

---

[50]   Vgl. zu den Arbeitsbedingungen des Pflegepersonals Bartholomeyczik, S. (1993) und zu den Arbeitsbedingungen des ärztlichen Personals Herschbach, P. (1993).
[51]   Vgl. Bartholomeyczik, S. (1993), S. 93 f.
[52]   Vgl. zu den Beispielen Hofer, M. (1987), S. 95 ff.

Die aufgezeigten Defizite lassen sich überwinden, wenn die Qualität der Arbeit im Krankenhaus verbessert wird. Dazu ist es notwendig, ein gemeinsames Grundverständnis und eine Krankenhauskultur zu entwickeln, die Organisationsstrukturen und -abläufe grundlegend neu zu gestalten und die Führung neu zu orientieren. Die Effektivität und Effizienz der Leistungsprozesse im Krankenhaus sind sehr stark davon abhängig, ob es gelingt, die einzelnen Mitarbeiter zu hohen Leistungen zu motivieren. Deshalb ist es erforderlich, die Interessen und Bedürfnisse der Mitarbeiter zu berücksichtigen. Neben die externe Kundenorientierung im Krankenhaus muß daher auch die interne Kundenorientierung in Form der Mitarbeiterorientierung treten.

2.2 Das Leitbild als kulturelle Grundlage zur Integration und Koordination der unterschiedlichen Interessen

Das Leitbild bestimmt das Selbstverständnis und die zukünftige Entwicklungsrichtung des Krankenhauses. Am Anfang des integrierten Qualitätsmanagements sollte immer die Entwicklung eines Leitbildes stehen, um die Orientierung für die Anspruchsgruppen – nach innen für die Mitarbeiter und nach außen für die Kunden und das Umfeld – aufzuzeigen. Das Leitbild ist die kulturelle Grundlage zur globalen Integration und Koordination der Anspruchsgruppen, damit alle Beteiligten im Krankenhaus mit ihrem relevanten Handeln an einem Strang ziehen. Auf diese Weise soll das Leitbild dazu beitragen, die Effektivität und Effizienz der arbeitsteiligen Prozesse zu steigern.

2.2.1 Aufbau und Aufgaben des Leitbildes im integrierten Qualitätsmanagement

2.2.1.1 Vision – Leitbild – Ziele und Strategien

Das **Leitbild** soll komprimierter Ausdruck der Krankenhausphilosophie sein, das in knapper, thesenhafter Form die zentralen Grundsätze, Ziele sowie Struktur- und Führungsprinzipien formuliert.[53] Dem Leitbild ist die **Vision** für das Krankenhaus voranzustellen. Die Vision umschreibt ein erstrebenswertes und motivierendes Zukunftsbild des Krankenhauses, sie gibt die Richtung an und vermittelt

---

[53]   Vgl. Schröer, H. (1997), S. 208.

den Sinn des Ganzen.[54] Zum Beispiel kann als Vision formuliert werden: „Wir wollen das modernste Qualitätskrankenhaus sein, das seinen Patienten sowohl höchsten technischen Standard als auch menschliche Zuwendung bietet." Das Leitbild reflektiert die Vision und zeigt den Rahmen für die Realisierung der Vision auf. Die übergeordnete und im Hintergrund wirkende Vision wie auch das Leitbild sind konsequent auf den umfassenden Qualitätsbegriff bzw. die Integration von Effektivität und Effizienz auszurichten. Diese Fixierung im Leitbild soll sicherstellen, daß alle Mitarbeiter eine einheitliche Haltung hinsichtlich der krankenhausweiten Gültigkeit von umfassender Qualität einnehmen. Das Leitbild kann daher auch als Beschreibung der zukünftigen Unternehmenskultur oder Corporate Identity bezeichnet werden.[55]

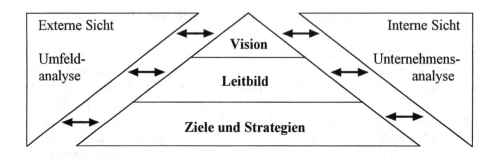

Abbildung 2-4: Vision – Leitbild – Ziele und Strategien

Das Leitbild bildet die Basis für die gemeinsame Zielorientierung, aus der sich die konkreten Zielvereinbarungen auf allen Ebenen des Krankenhauses ableiten lassen.[56] Zudem legt das Leitbild die grundsätzlichen Struktur- und Führungsprinzipien im Krankenhaus fest. Damit steckt das Leitbild den Rahmen ab, aus denen sich **Ziele und Strategien** entwickeln lassen. Diese dritte Ebene (siehe Abbildung 2-4) stellt die Operationalisierung des Leitbildes dar und ist in ein zielorien-

---

[54] Vgl. zur unternehmerischen Vision Hinterhuber, H.H. (1996), S. 43 u. 83 ff.
[55] Vgl. Adam, D. (1996b), S. 141.
[56] Vgl. Schröer, H. (1997), S. 212.

60

tiertes Führungskonzept einzubetten.[57] Die aus der Vision und dem Leitbild abgeleiteten Ziele müssen mit den verfügbaren Potentialen des Krankenhauses und den äußeren Rahmenbedingungen abgestimmt sein, damit sie auch erreichbar sind. **Umfeld- und Unternehmensanalysen** sollen diese Rückkopplung der Ziele, aber auch die Rückkopplung des Leitbildes und der Vision, auf das realistisch Erreichbare sicherstellen.[58]

2.2.1.2 Entwicklung einer gemeinsamen Krankenhauskultur und Corporate Identity

Die **Kultur** sind jene Regeln, Werte und Strukturen der Organisation, die den Geist, das Erscheinungsbild sowie die Effektivität und Effizienz des Krankenhauses nachhaltig determinieren.[59] Spürbar wird die Kultur im täglichen Umgang der Mitarbeiter untereinander und mit den Patienten, an der Information und Kommunikation innerhalb des Krankenhauses genauso wie in der Zusammenarbeit mit niedergelassenen Ärzten, Krankenkassen und Lieferanten sowie an dem Verhalten gegenüber der Öffentlichkeit. Werte, Normen und Handlungsprinzipien als Bestandteile der Kultur sind somit wichtige Steuerungsgrößen im Krankenhaus, die es über die Entwicklung eines Leitbildes gezielt zu verändern gilt. Die Krankenhauskultur ist historisch gewachsen und neben der spezifischen Unternehmensphilosophie auch stark von anderen Faktoren (z.B. äußere Rahmenbedingungen, meinungsbildende Persönlichkeiten) geprägt. Während die Unternehmensphilosophie in der Vergangenheit vom Krankenhausträger und der Krankenhausleitung (top-down) vorgegeben wurde, kommt in der Unternehmenskultur das tatsächlich gelebte Werte- und Zielsystem der Mitarbeiter (bottom-up) zum Ausdruck. Durch die Entwicklung eines Leitbildes als gemeinsamer Prozeß von Führung und Mitarbeitern wird der Weg zugleich zum Ziel: Zusammen wird man sich der herrschenden Kultur bewußt, reflektiert die notwendigen Werthaltungen und praktiziert damit bereits die neue Kultur.[60]

Das Erscheinungsbild des Krankenhauses, so wie es von den Mitarbeitern und der Außenwelt gesehen und bewertet wird, ist die **Corporate Identity**.[61] Die

---

57   Siehe dazu Kapitel 2.3.
58   Vgl. Adam, D. (1996b), S. 142.
59   In Anlehnung an Schröer, H. (1997), S. 208.
60   Vgl. Schröer, H. (1997), S. 208.
61   Vgl. Eichhorn, S., Schmidt-Rettig, B. (1995), S. 193.

veränderten Rahmenbedingungen im Gesundheitswesen stellen die Identität von Krankenhäusern in Frage.[62] Im Zuge des gesellschaftlichen Wertewandels haben sich die Einstellungen und Bedürfnisse der Anspruchsgruppen grundlegend geändert. Mitarbeiter lassen sich nicht mehr nur mit den alten Werten wie Pflicht, Disziplin und Unterordnung führen; daraus folgt zumeist Demotivation und die „innere Kündigung".[63] Gefragt ist das Krankenhaus als Sinn-Gemeinschaft, wie es in einem Leitbild zum Ausdruck kommen soll. Auch Patienten treten zunehmend selbstbewußter als „Kunden" auf und stellen neue Anforderungen an das Krankenhaus, die im Leitbild berücksichtigt werden müssen. Infolge dieser Veränderungen sind Krankenhäuser gezwungen, den Wandel der äußeren Rahmenbedingungen nachzuvollziehen und sich an die neue Situation anzupassen. Die Entwicklung eines Leitbildes bietet dazu die Gelegenheit, die Corporate Identity des Krankenhauses also das Selbst-, Mitarbeiter- und Kundenverständnis sowie deren Umsetzung in Strukturen in einem transparenten Prozeß neu zu definieren.[64]

Die Entwicklung einer gemeinsamen Krankenhauskultur und Corporate Identity über ein Leitbild bilden das Fundament für ein funktionierendes integriertes Qualitätsmanagement im Krankenhaus. Das Leitbild als kulturelle Grundlage übernimmt im integrierten Qualitätsmanagement wichtige Funktionen:[65]

- Die **Koordinationsfunktion** resultiert aus dem gemeinsamen Werte- und Normensystem und gewährleistet, daß alle Mitarbeiter ihre Handlungen und Aktivitäten auf umfassende Qualität ausrichten. Insbesondere im Krankenhaus kann die Koordination der Leistungsprozesse aufgrund der starken Arbeitsteilung und der zunehmenden Spezialisierung nicht durch externe Vorgaben erreicht werden, sondern muß über die gemeinsame Kultur gesteuert werden. Auf diese Weise trägt die Qualitätskultur auch zur Komplexitätsreduktion bei, da bürokratische Handlungsanweisungen und formale Verhaltensregeln im Idealfall nicht mehr erforderlich sind.

- Die **Integrationsfunktion** basiert auf der gemeinsamen Grundorientierung aller Mitarbeiter, die dafür sorgt, daß in Grundsatzfragen ein Konsens besteht. Das

---

62 Vgl. Weinbrenner, H. (1997), S. 495.
63 Das zeigt sich an Symptomen wie „Motivationskrise", hohe Fluktuations- und Absentismusraten und am Arbeitskräftemangel in bestimmten Bereichen („Pflegenotstand"). Vgl. dazu Bellabarba, J. (1997), S. 101 f.
64 Vgl. Weinbrenner, H. (1997), S. 495.
65 Vgl. dazu Reiß, M. (1994), S. 334 und Bellabarba, J. (1997), S. 100.

ist für Krankenhäuser, die in einem sensiblen Spannungsfeld von Ethik, Medizin und Ökonomie arbeiten, besonders wichtig. Das Leitbild berücksichtigt dabei auch die Ansprüche von relevanten Gruppen außerhalb des Krankenhauses. Zusätzlich sorgt die gemeinsame Kultur und Identität für ein Gefühl der Zusammengehörigkeit und Solidarität bei den Mitarbeitern, das dazu beitragen kann, die vorhandenen Schranken der Hierarchien, Berufsgruppen und Fachabteilungen zu überwinden.

- Mit der **Identifikationsfunktion** ist die sinnstiftende Wirkung des Leitbildes angesprochen. Den Mitarbeitern werden Identifikationsmöglichkeiten mit ihrer Arbeit und ihrem Arbeitgeber geboten. Denn es ist weniger die Alltagsarbeit, die zur Identifikation einlädt, als vielmehr die Vision und Zukunftsorientierung des Krankenhauses, welche die Mitarbeiter verbinden und motivieren.[66]

- Die **Motivationsfunktion** kommt dem Bedürfnis nach Sinnvermittlung entgegen und mobilisiert die Mitarbeiterpotentiale. Intrinsische Motivation resultiert daraus, daß die Mitarbeiter sich mit den Normen und Werten des Krankenhauses identifizieren und so bei der Arbeit auch ihre eigenen Wertvorstellungen realisieren können.[67] Derart intrinsisch motivierte Mitarbeiter sind zunehmend in der Lage und auch dazu bereit, sich selbst zu steuern und zu koordinieren.

Die steigende Komplexität und Dynamik von Umwelt und Krankenhaus verursacht eine zunehmende Verunsicherung der Mitarbeiter und Kunden als wichtigste Anspruchsgruppen des Krankenhauses. Das Leitbild dient vor diesem Hintergrund als Orientierung, gibt Sicherheit durch Reduktion der Komplexität und ermöglicht die Integration und den Interessenausgleich der verschiedenen Anspruchsgruppen.[68] Dadurch soll die Effektivität und Effizienz innerhalb des Krankenhauses gesteigert werden, da alle Mitarbeiter die Ziele kennen und aktiv unterstützen. Krankenhäuser, die eine klare Vision verfolgen und über ein überzeugendes Leitbild verfügen, haben im Wettbewerb zudem einen entscheidenden Vorteil: Sie ziehen motivierte und engagierte Mitarbeiter an.[69]

Um Ansatzpunkte für eine gezielte Veränderung der Krankenhauskultur zu finden, müssen die einzelnen Kulturbestandteile und ihre wechselseitigen Beziehungen aufgezeigt werden. Nach dem Modell von **Schein** können drei Kulturebenen

---

[66] Vgl. Schröer, H. (1997), S. 212.
[67] Vgl. Eichhorn, S., Schmidt-Rettig, B. (1995), S. 185.
[68] Zum Leitbild als Orientierungshilfe vgl. Bleicher, K. (1992), S. 11.
[69] In Anlehnung an Hinterhuber, H.H. (1996), S. 84 und vgl. Bellabarba, J. (1993), die in diesem Zusammenhang von „Magnet Hospitals" spricht.

differenziert werden.[70] Die Basis der Kultur bilden die unsichtbaren und meist unbewußten Grundannahmen, die die Wahrnehmung und das Handeln der Mitarbeiter leiten. Dabei handelt es sich um den impliziten und wenig transparenten Bestandteil der Unternehmenskultur. Die Grundannahmen konkretisieren sich in Werten und Normen. Werte sind zeitlich stabile Auffassungen der Mitarbeiter über wünschenswerte Zustände.[71] Die Be- oder Mißachtung von Normen zieht positive oder negative Sanktionen nach sich. Diese Orientierungs- oder Verhaltensmuster können explizit im Leitbild, in Organisations- und Führungsgrundsätzen oder Richtlinien festgehalten werden. Zum Ausdruck gebracht wird die Unternehmenskultur durch Symbole (z.B. Sprache, Rituale, Umgangsformen), die den sichtbaren Bestandteil darstellen.

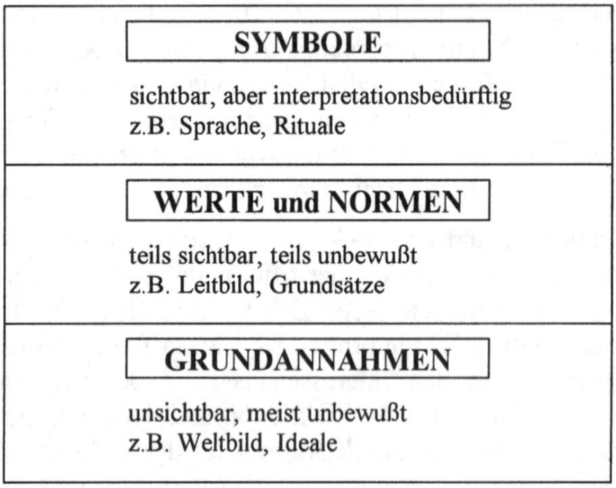

```
┌──────────────────────────────────────────┐
│         ┌─────────────────────┐            │
│         │      SYMBOLE        │            │
│         └─────────────────────┘            │
│  sichtbar, aber interpretationsbedürftig   │
│  z.B. Sprache, Rituale                     │
├──────────────────────────────────────────┤
│      ┌──────────────────────────┐          │
│      │   WERTE und NORMEN        │          │
│      └──────────────────────────┘          │
│  teils sichtbar, teils unbewußt            │
│  z.B. Leitbild, Grundsätze                 │
├──────────────────────────────────────────┤
│      ┌──────────────────────────┐          │
│      │   GRUNDANNAHMEN           │          │
│      └──────────────────────────┘          │
│  unsichtbar, meist unbewußt                │
│  z.B. Weltbild, Ideale                     │
└──────────────────────────────────────────┘
```

Abbildung 2-5: Kulturebenen nach Schein[72]

Als Ansatzpunkt, um eine Qualitätskultur im Krankenhaus zu implementieren, gilt es, Grundprinzipien wie Kunden-, Prozeß- und Mitarbeiterorientierung sowie die

---

[70] Vgl. zum folgenden Schein, E. (1984), Schein, E. (1995), S. 29 ff. und zusätzlich Steinmann, H., Schreyögg, G. (1993), S. 587 ff., Reiß, M. (1994), S. 332 f. und Rollberg, R. (1996), S. 44 f.

[71] Vgl. auch zum folgenden Watzka, K., Watzka, C. (1992), S. 39.

[72] In Anlehnung an Schein, E. (1984), S. 4 und Schreyögg, G. (1993), S. 314.

kontinuierliche Verbesserung auf der Ebene der Werte und Normen zu verankern. Zu diesem Zweck ist das Leitbild zu entwickeln, um die neuen Werte in die Krankenhauskultur zu bringen. Dahinter steht die Idee des geplanten Wandels, die Kulturveränderung soll durch einen offenen Prozeß unter Beteiligung aller Mitarbeiter (bottom-up) herbeigeführt werden.[73] Die Wirkung der Krankenhauskultur hängt davon ab, ob und inwieweit sie intern und extern als unverwechselbar wahrgenommen werden kann.[74] Daher ist ausgehend von der mittleren Kulturebene auch das Symbolsystem anzupassen. Die krankenhausspezifischen Ausprägungen von Sprachformen, Ritualen und Umgangsformen sind zu hinterfragen und auf die Qualitätsprinzipien abzustimmen. Zum Beispiel ist in Frage zu stellen, ob ein Ritual wie die Chefarztvisite noch adäquat ist oder ob der gleiche Zweck mit einem vertraulichen Arzt-Patienten-Gespräch nicht besser erfüllt werden kann. Eine direkte Einflußnahme auf die Basis der Kultur – die Grundannahmen in den Köpfen der Mitarbeiter – ist konkret nicht möglich. Aber mit der Zeit „sickern" die neuen Werte durch die gesamte Krankenhausorganisation, prägen Strukturen sowie Abläufe und verinnerlichen sich auch bei den Mitarbeiter. Daher konzentriert sich die Kulturgestaltung auf die Wirkungsebene (Werten und Normen, Symbole), um über Ausstrahlungseffekte auch die Ursachenebene (Grundannahmen) beeinflussen zu können.[75]

Die Krankenhauskultur zielgerichtet zu einer Qualitätskultur umzugestalten, ist ein zeitlich nicht begrenzter und nicht umkehrbarer Entwicklungsprozeß, der auf eine Verhaltensänderung aller Mitarbeiter abzielt. Da Verhalten gleichsam wie eine Kultur erlernt wird, heißt eine Neuorientierung gleichzeitig, die bisherige Kultur zu verlernen.[76] Schon der erste Schritt, ein umfassendes Qualitätsverständnis zu vermitteln, das nicht allein auf den medizinisch-pflegerischen Aspekt begrenzt ist, stellt einen Kultur(um)bruch im Krankenhaus dar. Damit liegt auf der Hand, daß eine Kulturänderung erheblichen Widerstand hervorrufen wird – insbesondere bei bisher privilegierten Mitarbeitern. Da innerhalb des Krankenhauses sich vielfältige Subkulturen (z.B. der Berufsgruppen, der Abteilungen und Funktionsbereiche) herausgebildet haben, ist die Bandbreite gegensätzlicher Interessen, die von einem Kulturwandel berührt werden, besonders groß.[77] Das verdeutlicht die Notwendigkeit, alle Mitarbeiter im Krankenhaus in einem gemeinsamen Kon-

---

[73]   Vgl. Schreyögg, G. (1993), S. 322.
[74]   Vgl. Eichhorn, S., Schmidt-Rettig, B. (1995), S. 192.
[75]   Vgl. dazu Reiß, M. (1994), S. 337.
[76]   Vgl. dazu Doppler, K., Lauterburg, C. (1995), S. 398.
[77]   Vgl. Watzka, K., Watzka, C. (1992), S. 41.

zept zu integrieren. Voraussetzungen für den Kulturwandel ist die Veränderungsbereitschaft aller Betroffenen, die Fähigkeit der Führungskräfte, sich eine neue Kultur visionär vorstellen und vermitteln zu können sowie Änderungsressourcen in Form von personellen und materiellen Kapazitäten.[78]

Analog sind auf der Basis der umfassenden Qualitätskonzeption die Elemente der Corporate Identity auszugestalten. Zu den einzelnen Bausteinen der Corporate Identity, die harmonisch aufeinander abgestimmt sein müssen, gehören:[79]

- **Corporate Behaviour** bezieht sich auf das grundsätzliche Verhalten des Krankenhauses gegenüber seinen Patienten, Mitarbeitern und anderen Anspruchsgruppen und determiniert somit die Kontaktqualität. Im Corporate Behaviour spiegelt sich der Führungs- und Umgangsstil sowie die Einstellung zum Patienten, aber auch gegenüber anderen Partnern (z.B. Lieferanten) wider. Mit diesem Baustein wird Corporate Identity zu einem Führungs- und Steuerungsinstrument, um die Verhaltensweisen aller Mitarbeiter zielkonform auf umfassende Qualität auszurichten.

- **Corporate Communications** hat die Aufgabe, die angestrebte Krankenhausidentität mit den entsprechenden Kommunikationsmitteln und einem adäquaten Sprachstil zu unterstützen. Daraus resultiert eine Schlüsselstellung für die Corporate Identity, weil Corporate Communications die Inhalte und Überzeugungen an die Mitarbeiter und das Umfeld transferiert. Auf der Grundlage des integrierten Qualitätsmanagements ist interne und externe Kommunikationsarbeit zu leisten. Während die externe Kommunikation auf die niedergelassenen Ärzte, Krankenkassen und die Öffentlichkeit gerichtet wird, ist die Kommunikation intern ein wichtiger Bestandteil der Potential- und Prozeßqualität.

- **Corporate Design** stellt die optische Umsetzung der Corporate Identity dar und bezieht sich auf alle visuellen Elemente des Erscheinungsbildes des Krankenhauses (z.B. Architektur, Farbgestaltung, Logo, Briefpapier), die das Ambiente nachhaltig prägen. Zum Beispiel kann die Intention des Leitbildes durch einen Slogan wie „Einfach gut sein" ausgedrückt werden.[80] Das Corporate Design wird somit eingesetzt, um die Botschaften der Corporate Identity an die Mitarbeiter und das Umfeld heranzutragen und ist damit der letzte Schritt im Entwicklungsprozeß zur Corporate Identity. Werden Logos und Slogans von

---

[78]   Vgl. Watzka, K., Watzka, C. (1992), S. 41.
[79]   Vgl. zum folgenden Meffert, H. (1991), S. 817 f. und Trill, R. (1996), S. 219 ff.
[80]   Das Beispiel ist der Slogan des St. Josefs-Hospitals Wiesbaden.

der Krankenhausleitung eingeführt ohne die aufwendigen Vorarbeiten zu leisten, so wird deren Symbolwirkung für die Mitarbeiter eingeschränkt u.U. sogar kontraproduktiv sein.

2.2.2 Entwicklung eines Leitbildes im Krankenhaus

2.2.2.1 Inhalt des Krankenhausleitbildes

Der Inhalt des Leitbildes kann nur krankenhausindividuell ausgestaltet werden. Im folgenden wird daher lediglich skizziert, welche Grundaussagen in einem Leitbild zu treffen sind. Zunächst ist die Vision des Krankenhauses festzulegen und darauf aufbauend ist der generelle Weg zur Realisierung der Vision aufzuzeigen. Das Leitbild läßt sich entwickeln, indem Antworten auf die folgenden Grundsatzfragen erarbeitet werden.[81]

- **Wozu soll unser Krankenhaus da sein, und welches Bild von der Zukunft hat unser Krankenhaus?**
  In der Antwort auf diese Frage spiegelt sich die **Vision** des Krankenhauses wider. Die Vision soll aufzeigen, wofür das Krankenhaus jetzt und in Zukunft steht. Generell besteht der Unternehmenszweck in der Behandlung und Versorgung kranker Menschen. An dieser Stelle wird deutlich, welche zentrale Position der Patient für das Krankenhaus einnimmt: Das Krankenhaus ist für den Patienten da und nicht umgekehrt! Somit kann das Prinzip der Patientenorientierung explizit im Krankenhauszweck verankert werden. Vor dem Hintergrund des integrierten Qualitätsmanagements taucht die Vision einer lernenden, sich flexibel an die neuen Herausforderungen anpassenden Organisation für das Krankenhaus auf.

- **In was für einer Welt bewegen wir uns, und wie wollen wir uns in dieser Welt verhalten?**
  Bei dieser Frage nach den Wertmaßstäben wird ausgehend von einem spezifischen Weltbild die ethische Grundhaltung und gesundheitspolitische Zielrichtung festgelegt. Aus dem Leitbild sollen die **Werte und Normen** klar zu erkennen sein, an die sich das Krankenhaus bei der Verfolgung der zuvor beschriebenen Vision orientieren will. In diesen Grundsätzen reflektiert sich der historische, religiöse und weltanschauliche Hintergrund des Krankenhauses. Es

---

[81]   Zum Teil in Anlehnung an Bernet, B. (1982), S. 139 ff., der ein Leitbildmodell für eine Unternehmung aufstellt.

ist sinnvoll, sich der geistigen Wurzeln zu erinnern, um damit Identität und Unterscheidbarkeit und nach innen wie außen zu gewinnen.[82] Dennoch sollte nicht allein der Krankenhausträger diese Grundsatzfrage für das Krankenhaus beantworten. Vielmehr sind alle Mitarbeiter zu beteiligen, um einen breiten Konsens zu erzielen und Akzeptanz zu gewährleisten. Denn letztlich soll die Krankenhausphilosophie in der Krankenhauskultur – dem tatsächlich gelebten Ziel- und Wertesystem – zum Ausdruck kommen.

- **Wo sehen wir grundsätzlich Chancen und Risiken sowie die Stärken und Schwächen unseres Krankenhauses?**
  Auf Basis einer Umfeld- und Unternehmensanalyse muß das Krankenhaus sich strategisch positionieren. Diese **strategische Positionierung** ist auf den Aufbau und die Nutzung von Erfolgspotentialen ausgerichtet. Neue Erfolgspotentiale stellen darauf ab, daß das Krankenhaus Fähigkeiten entwickelt mit denen zukünftig komparative Konkurrenzvorteile zu erzielen oder zu bewahren sind. Das Leitbild beschreibt, auf welche Weise sich das Krankenhaus vom Wettbewerb differenzieren will und welches Leistungsprogramm in welcher Leistungstiefe angeboten werden soll.[83] Dazu sind generelle Aussagen zur Versorgungsstufe, zur Anzahl und Struktur der Fachabteilungen, zu Leistungsformen (vor- und nachstationäre Behandlung, ambulante Operationen) sowie zu Kooperationen zu treffen.

- **Wie definieren wir unsere generelle Marschrichtung in die Zukunft, und worin bestehen unsere obersten Krankenhausziele?**
  Die Grundstruktur der **Ziele und Strategien** ist im Leitbild festzulegen. Vor dem Hintergrund der Vision, der Werte und Normen sowie der strategischen Positionierung sind die Ziele anzugeben, die das Krankenhaus verfolgen will. Auf der komprimierten Ebene des Leitbildes können diese Ziele jedoch nur als Globalziele formuliert werden.[84] Nur die höchsten strategischen Ziele sind im Leitbild als grundsätzliche Orientierungshilfe festzuhalten. Bei der Festlegung der Ziele sind die stärksten Interessenkonflikte zwischen den Anspruchsgruppen zu erwarten. Diese Konflikte müssen offen ausgetragen werden, damit ein Konsens über die Rangordnung bzw. das Verhältnis der Ziele zueinander getroffen werden kann. Weiterhin muß im Leitbild die generelle Ausrichtung der Strategien sowie der Stellenwert von Qualität, Innovation, Umweltschutz etc.

---

[82] Vgl. Schröer, H. (1997), S. 216.
[83] Vgl. Kracht, P. (1991), S. 109.
[84] Vgl. Schröer, H. (1997), S. 217.

für das Krankenhaus zu erkennen sein. Auf dieser Ebene des Leitbildes ist explizit das integrierte Qualitätsmanagement mit seinen Zielgrößen Effektivität und Effizienz zu verankern.

- **Mit welchen Struktur- und Führungsprinzipien soll in unserem Krankenhaus gearbeitet werden?**
  Das Leitbild muß den Weg zur Realisierung der Vision aufzeigen, dafür ist der organisatorische und führungstechnischen Rahmen abzustecken. Für das integrierte Qualitätsmanagement sind **Organisation und Führung** die grundlegenden strukturellen Determinanten. Im Leitbild sind daher die zentralen Struktur- und Führungsprinzipien für das Krankenhaus niederzulegen. Die Organisationsstruktur muß geeignet sein, die definierten Werte und Ziele zu unterstützen. Im Rahmen des integrierten Qualitätsmanagements ist die Organisation kunden- und prozeßorientiert auszurichten und in Richtung dezentraler Strukturen, flacher Hierarchien und Gruppenarbeit weiterzuentwickeln. Auch das Führungsverständnis und die Führungsinstrumente sind auf die Werte und Ziele des Krankenhauses abzustimmen. Gerade für das integrierte Qualitätsmanagement sind motivierte und professionelle Mitarbeiter von zentraler Bedeutung. Daher ist die Führung mitarbeiterorientiert auszurichten. Ein partizipativer Führungsstil pflegt eine offene Kommunikation und Kooperation. Die Mitarbeiter sind im Rahmen einer zielorientierten Führung zu mehr Eigenverantwortung und Selbstorganisation zu motivieren.

Darüber hinaus können weitere strategische Grundsatzentscheidungen zu Schlüsselbereichen, wie z.B. Personal und Technik, aufgenommen werden. So können im Leitbild beispielsweise die Ziele und Pläne der Personalpolitik und -entwicklung formuliert werden. Die moderne IuK-Technik geht weit über einen konventionellen Einsatz hinaus und tangiert die gesamte Arbeitsorganisation im Krankenhaus. Aufgrund dieser strategischen Bedeutung ist es wichtig, die generellen Ziele und Grundsätze für den Technikeinsatz auf der Ebene des Leitbildes festzuhalten. In dieser Arbeit werden die technischen Rahmenbedingungen bei der Ausgestaltung der Organisation berücksichtigt, während die personellen Faktoren in den Bereich der Führung einfließen. Zusätzlich sind weitere Bereiche denkbar, deren Ziele und Grundsätze im Krankenhausleitbild aufgeführt werden können, wie z.B. Controlling, Risk-Management, Marketing, Beschaffung und Logistik.

2.2.2.2 Prozeß der Leitbildentwicklung

Für die Wirksamkeit des Leitbildes im Krankenhaus ist der Prozeß der Leitbildentwicklung ebenso wichtig wie der Inhalt des Leitbildes. Wird das Krankenhausleitbild in einem gemeinsamen Prozeß von Führung und Mitarbeitern erarbeitet, bewirkt dies einen Motivations- und Entwicklungsschub für die gesamte Organisation. Die Leitbildentwicklung wird zu einem Lernfeld für den Umgang mit Konflikten, für Kommunikation über Hierarchiegrenzen hinweg und für Innovationsfreundlichkeit.[85] Ziel der Leitbildentwicklung ist es, eine Kulturveränderung und Bewußtseinsbildung zu erreichen, eine stärkere Mitarbeiter- und Kundenorientierung zu vermitteln sowie die Effektivität und Effizienz des Krankenhausbetriebes spürbar zu steigern.

1. Analyse der Ist-Situation	⇨	Umfeld-/Unternehmensanalyse
2. Entwurf des Leitbildes	⇨	Soll-Vorstellung
3. Kommunikation des Entwurfs	⇨	Dialog im Krankenhaus
4. Umsetzung des Leitbildes	⇨	Organisation und Führung
5. Evaluation und Fortschreibung	⇨	kontinuierliche Verbesserung

Tabelle 2-1: Fünf Schritte der Leitbildentwicklung[86]

Die Entwicklung des Leitbildes fällt in den zentralen Verantwortungsbereich der Krankenhausleitung. Deren Aufgabe besteht darin, den Entwicklungsprozeß topdown zu initiieren, zu steuern und zu unterstützen. Die Vorarbeiten zum Leitbild (z.B. Umfeld- und Unternehmensanalyse, Entwurf eines Leitbildes) können an eine Projektgruppe delegiert werden, die sich beispielsweise aus internen Sachverständigen und – bei fehlendem Know-how – auch aus externen Beratern zusammensetzt. Der Entwurf des Leitbildes ist den Mitarbeitern zu präsentieren und zur Diskussion zu stellen, wobei die Projektgruppe die Koordination und Mode-

---

[85] Vgl. Weinbrenner, H. (1997), S. 498.
[86] In Anlehnung an Schröer, H. (1997), S. 223.

ration übernehmen sollte. Der Prozeß der Leitbildentwicklung vollzieht sich in fünf Schritten, die im folgenden näher erläutert werden.

(1) Analyse der Ausgangslage

In einen ersten Schritt ist die Ist-Situation festzustellen. Zu diesem Zweck sind Umfeld- und Unternehmensanalysen durchzuführen, welche die innere und äußere Situation des Krankenhauses widerspiegeln und die erwartete Entwicklung aufzeigen. Mit den Analysen soll der Realitätsbezug der Inhalte des Leitbildes gewährleistet werden.

Im Rahmen der **Umfeldanalyse** sind die wichtigsten Gestaltungskräfte der Makroumwelt (z.B. demographische Entwicklung, medizinischer Fortschritt, gesetzliche Regelungen) und die bedeutendsten Akteure der Mikroumwelt (Kunden, Konkurrenten, Zulieferer) zu beobachten, die sich auf die Tätigkeit und den Erfolg des Krankenhauses auswirken.[87] Aufgrund der Dynamik und Komplexität der äußeren Rahmenbedingungen ist eine fundierte Umfeldanalyse erforderlich, die auch voraussichtliche Veränderungen und Entwicklungen antizipiert. Das Ziel der Umfeldanalyse besteht darin, die entscheidenden Umfeldbedingungen aufzuzeigen, die das Aktionsfeld des Krankenhauses begrenzen und zu Bestimmungsfaktoren krankenhauspolitischer Entscheidungen werden.

Die relevanten Anspruchsgruppen des Krankenhauses sind einer eingehenden Analyse zu unterziehen. Ambulante und stationäre Leistungsanbieter in einer Region (z.B. niedergelassene Ärzte, Akutkrankenhäuser) nehmen häufig sowohl eine Überweiser- als auch eine Konkurrentenrolle gegenüber dem Krankenhaus ein.[88] Eine Untersuchung des Einweisungsverhaltens analysiert die Patientenströme der Region und bestimmt den erreichten „Marktanteil" des Krankenhauses. Die Konkurrenzanalyse durchleuchtet die anderen Leistungsanbieter hinsichtlich ihres medizinischen Leistungsangebotes, der Qualität der Leistungen sowie ihrer Stärken und Schwächen.[89] Ziel ist es, nicht allein Gefährdungspotentiale aufzudecken, sondern auch interessante Kooperationsmöglichkeiten für das Krankenhaus zu identifizieren. Eine Patientenanalyse befaßt sich mit der Entwicklung der Fallzahlen sowie der speziellen Patientenstruktur im Einzugsgebiet (z.B. hoher Anteil älterer Menschen, besondere Krankheitsbilder) in Bezug auf eine Segmentierung. Die Krankenkassen sind ebenfalls einer genauen Analyse zu un-

---

[87] In Anlehnung an Kotler, P., Bliemel, F. (1995), S. 112.
[88] Vgl. auch zum folgenden Morra, F. (1996), S. 201 f.
[89] Vgl. Kracht, P. (1991), S. 110.

terziehen, da deren Marktmacht im Zuge einer verstärkten Selbstverwaltung und Konzentration im Gesundheitswesen tendenziell zunimmt. Von besonderem Interesse für das Krankenhaus ist beispielsweise, inwieweit die Krankenkassen beabsichtigen, Steuerungselemente des Managed Care zu implementieren.[90]

Aus der Umfeldanalyse ergeben sich Hinweise auf Chancen und Risiken, die bei der Entwicklung des Leitbildes und der strategischen Planung zu berücksichtigen sind. Zum Beispiel bietet der medizinische Fortschritt einerseits die Chance, durch Innovationen (z.B. endoskopische Chirurgieverfahren) die Qualität zu steigern und gleichzeitig den Ressourceneinsatz sowie die Verweildauer zu kürzen. Andererseits besteht auch das Risiko, daß neue Diagnose- und Therapieverfahren den Ressourceneinsatz ohne adäquate Qualitätswirkungen steigern und somit allein den Kostendruck verschärfen.[91] Die Chancen und Risiken sollten von Krankenhäusern nicht nur antizipiert werden, um sich reaktiv anzupassen. Vielmehr sind auch Möglichkeiten gezielt zu nutzen, um Entwicklungen wie z.B. bei Gesetzesinitiativen proaktiv mit zu gestalten.

Die **Unternehmensanalyse** erfaßt die aktuelle Situation des Krankenhauses (z.B. Fallzahlen, Auslastungsgrad) und bewertet die vorhandenen Potentiale im Hinblick auf ihre Leistungsfähigkeit.[92] Zur Analyse gehört auch, das Selbstverständnis und die bestehende Kultur im Krankenhaus zu reflektierten. Zu diesem Zweck können beispielsweise Patienten und Mitarbeiter nach ihrer Zufriedenheit, Einschätzung und Wahrnehmung (Touch-Dimension) des Krankenhauses befragt werden. Die einzelnen Potentialfaktoren des Krankenhauses sind aber auch einer „harten" Analyse (Tech-Dimension) zu unterziehen. Zum Beispiel ist die Anzahl und der Ausbildungsstand des Fachpersonals, die bauliche Situation, die technische Ausstattung mit Geräten, die in einem engen Zusammenhang zu den finanziellen Ressourcen des Krankenhauses stehen, zu ermitteln. Die Aufbau- und Ablauforganisation kann so gestaltet sein, daß sie die Leistungsfähigkeit der Potentialfaktoren behindert oder fördert. Daher sind Organisationsanalysen wichtig, die Koordinationsmängel als Folge unzweckmäßiger Organisationsstrukturen oder unzureichender Rahmenbedingungen für den Prozeßablauf aufzeigen.[93] Die Krankenhausstruktur ist darüber hinaus einer Wirtschaftlichkeitsanalyse zu un-

---

[90] Zum Managed Care vgl. Erdmann, Y. (1995), Baumann, M., Stock, J. (1996) und Arnold, M., Lauterbach, K.W., Preuß, K.-J. (1997).
[91] Vgl. zum Beispiel Morra, F. (1996), S. 204.
[92] Daher wird sie auch als „Ressourcenanalyse" bezeichnet. Vgl. Meffert, H., Bruhn, M. (1997), S. 123 f.
[93] Vgl. Adam, D. (1996b), S. 142.

terziehen, wobei die Kosten in Bezug auf das Leistungsprogramm, Leistungstiefe und den Leistungsumfang untersucht werden müssen.[94]

Die Ergebnisse der Unternehmensanalyse zeigen die spezifischen Stärken und Schwächen auf und identifizieren die Kernkompetenzen des Krankenhauses. Der Zweck der Unternehmensanalyse besteht darin, den internen Aktionsradius festzulegen, der sich aufgrund der Potentialfaktoren ergibt. In Kombination mit der Umfeldanalyse lassen sich dann die Potentiale bestimmen, die als strategische Erfolgsfaktoren den zukünftigen Krankenhauserfolg begründen. In Zeiten dynamischer Entwicklungen ist das Umfeld und die Leistungsfähigkeit des Krankenhauses fortlaufend neu zu analysieren und zu bewerten. Treten grundlegende Änderungen im Umfeld auf, die das Anforderungsprofil des Krankenhauses verändern, so sind diese Entwicklungen zu berücksichtigen. Das Leitbild sowie die Ziele und Strategien sind daher in gewissen zeitlichen Abständen auf ihre Aktualität bzw. ihren Realitätsbezug zu überprüfen.[95]

(2) Entwurf des Leitbildes

Im zweiten Schritt werden aufbauend auf den Ergebnissen der Umfeld- und Unternehmensanalyse die Vision und die zentralen Grundsätze sowie die Soll-Vorstellungen über die künftigen Ziele und Strategien des Krankenhauses entwickelt.[96] Diese Aufgabe kann von der Projektgruppe oder auch von der Krankenhausleitung übernommen werden, dabei ist es wichtig, bereits Mitarbeitervertreter der verschiedenen Berufsgruppen zu beteiligen.

(3) Kommunikation des Leitbildentwurfs

Der dritte Schritt öffnet den Prozeß der Leitbildentwicklung für alle Mitarbeiter des Krankenhauses. In der Diskussion des Leitbildentwurfs muß deutlich werden, daß das Angebot zur Auseinandersetzung ernst gemeint ist. Änderungsvorschläge und Alternativen müssen tatsächlich eine Chance haben, im Leitbild berücksichtigt zu werden.[97] Eine offene Diskussion des Leitbildes verlangt, im Krankenhaus zu einer Streitkultur zu finden. Konflikte und Spannungen zwischen Abteilungen und Berufsgruppen sind nicht mehr zu verdrängen, sondern ehrlich und konstruktiv auszutragen. Ein derartige Streitkultur bedeutet keine existentielle Gefahr für das Krankenhaus; vielmehr setzt die kulturelle Veränderung eine solche „kreative

---

[94] Vgl. Kracht, P. (1991), S. 109 f.
[95] Vgl. dazu Adam, D. (1996b), S. 139.
[96] Siehe zu dem Inhalt des Krankenhausleitbildes Kapitel 2.2.2.1.
[97] Vgl. Schröer, H. (1997), S. 222.

Unruhe" voraus.[98] Für die Leitbildentwicklung ist entscheidend, daß sich nicht mehr nur die stärkste Gruppe durchsetzt, sondern daß ein Ausgleich der Interessen erfolgt, der in einem Grundkonsens mündet.

(4) Umsetzung des Leitbildes

Mit dem vierten Schritt ist das verabschiedete Leitbild im Krankenhaus umzusetzen. Dafür ist die Krankenhausführung verantwortlich, denn ihre Aufgabe ist es, die Werte und Grundsätze, die das Leitbild vorgibt, überzeugend zu vertreten und glaubwürdig vorzuleben.[99] Folgt nach der Leitbildentwicklung kein entsprechendes Handeln der Führung, so erleben die Mitarbeiter die Differenz zwischen Anspruch und Wirklichkeit, die zu Frustration und Resignation führt.[100] Das bedeutet, daß nach der Leitbildentwicklung die Organisationsstrukturen entsprechend zu verändern sind (z.B. durch die Einführung von Gruppenarbeit und Centerstrukturen) und die Führung neu auszurichten ist (z.B. durch einen mitarbeiterorientierten Führungsstil, neuen Führungsinstrumenten und Anreizsystemen).[101]

(5) Evaluation und Fortschreibung

Das Leitbild und die darauf aufbauende Krankenhauskultur und Corporate Identity werden zu einem strategischen Erfolgsfaktor des Krankenhauses, wenn sie sich dynamisch an wandelnde Rahmenbedingungen anpassen können. Daher sollte ein Leitbild nicht statisch einmal erreichte Normen und Standards festschreiben. Vielmehr ist im Sinne der kontinuierlichen Verbesserung, das Leitbild selbst immer wieder in Frage zu stellen und ständig weiterzuentwickeln. Die fünf Schritte zur Leitbildentwicklung sind daher nicht als einmaliger, linearer Prozeß zu verstehen, sondern sind im Sinne eines rollierenden Prozesses ständig rückzukoppeln.

---

[98] Vgl. dazu Doppler, K., Lauterburg, C. (1995), S. 54 f.
[99] Vgl. Schröer, H. (1997), S. 222.
[100] Vgl. Weinbrenner, H. (1997), S. 496.
[101] Siehe dazu Kapitel 3.

2.3 Das Leitbild als Basis einer zielorientierten Führungskonzeption

Aus dem Leitbild sind für den Führungsprozeß die Ziele abzuleiten, die das Krankenhaus verfolgen will. Dieser Schritt stellt die Operationalisierung des Leitbildes dar; alle Mitarbeiter des Krankenhauses sollen ihr Denken und Handeln an klaren Zielen ausrichten. Im Führungsprozeß haben die Ziele einen Planungs- und einen Organisationsbezug:[102] Zum einen dienen Ziele als Kriterien dafür, die Effektivität von Handlungen zu beurteilen und entsprechend „gute" Handlungsalternativen auszuwählen. Zum anderen sind Ziele die Voraussetzung, um bei dezentralen Organisationsstrukturen Entscheidungskompetenzen zu delegieren und die dezentralen Organisationseinheiten zu koordinieren. Die methodische Einbettung erfolgt auf der Grundlage des zielorientierten Führungskonzepts (**Management by Objectives, MBO**). Bei einer zielorientierten Führung planen und vereinbaren Krankenhausleitung und Mitarbeiter gemeinsam die Arbeitsziele auf der Grundlage der im Leitbild festgelegten Zielrichtung. Das explizite Formulieren und Verfolgen von Zielen ist ein zentraler Schritt zur Integration von Effektivität und Effizienz im Krankenhaus.

2.3.1 Aufbau der zielorientierten Führung im Krankenhaus

Der Aufbau der zielorientierten Führung (MBO) im Krankenhaus orientiert sich an den folgenden vier Stufen:[103]

1. Zielsystem des Krankenhauses
2. Bereichs- und Unterziele
3. Erfolgskontrolle und Abweichungsanalyse
4. Zielanpassung und Zielrevision

Tabelle 2-2: Vier Stufen der zielorientierten Führung

---

[102] Vgl. dazu Adam, D. (1996b), S. 99 f.
[103] Zur zielorientierten Führung (MBO) vgl. Odiorne, G.S. (1965).

(1) Zielsystem des Krankenhauses

Als Ausgangsbasis des MBO muß zunächst das Zielsystem des Krankenhauses aus dem Leitbild abgeleitet werden.[104] Dieses Vorgehen soll gewährleisten, daß der Ausgleich der Partialinteressen im Krankenhaus weiterhin erfolgt und die Mitarbeiter sich auch mit dem Zielsystem identifizieren.

(2) Bereichs- und Unterziele

Ausgehend vom Zielsystem des Krankenhauses werden operationale Teilziele für die einzelnen Leistungsbereiche (bzw. Organisationseinheiten) abgeleitet. Dieser Zielfindungsprozeß erfolgt auf der Basis eines partizipativen Führungsverständnisses in Form von gemeinsamen Gesprächen zwischen der Führung und den Mitarbeitern. D.h., die Ziele werden nicht von der Krankenhausleitung zentral vorgegeben, sondern gemeinsam mit den Mitarbeitern erarbeitet und vereinbart. Die Bereichs- und Unterziele dürfen sich nur auf den jeweiligen Beeinflussungsbereich der Organisationseinheiten beziehen. Bei Interdependenzen zwischen den Leistungsbereichen (z.B. durch Ressourcenverbund) können sich jedoch Probleme ergeben, die einzelnen Bereichsziele konsistent abzustimmen.

(3) Erfolgskontrolle und Abweichungsanalyse

Eine ständige Kontrolle der tatsächlich erreichten Ergebnisse mit den vereinbarten Zielen ist für eine regelmäßige Zielüberprüfung erforderlich. Durch die Erfolgskontrolle sollen Zielabweichungen erkannt und die Ursachen analysiert werden. Der Sinn der Abweichungsanalyse besteht darin, Anhaltspunkte dafür zu gewinnen, ob die vereinbarten Ziele noch tragfähig sind oder ob innere sowie äußere Entwicklungen eingetreten sind, die eine Anpassung oder Revision der Ziele erfordern.

(4) Zielanpassung und Zielrevision

Treten ständig Zielabweichungen auf oder ändern sich die Rahmenbedingungen der Krankenhäuser, so daß die bisher verfolgten Ziele nicht mehr sinnvoll sind, so müssen die Ziele verändert werden. Dieser Prozeß der regelmäßigen Zielüberprüfung und -revision gewährleistet eine hohe Anpassungsfähigkeit des Krankenhauses an sich wandelnde Rahmenbedingungen und Anforderungen.

Im folgenden wird ein Zielsystem für Krankenhäuser entwickelt, das die Effektivität und Effizienz integriert. Die operative Ausgestaltung des MBO im Kran-

---

[104] Zum integrierten Zielsystem des Krankenhauses siehe Kapitel 2.3.2.

kenhaus – mit dem Prozeß der Zielvereinbarung und -kontrolle – wird erst später im Führungsteil der Arbeit erläutert.[105]

2.3.2   Das integrierte Zielsystem des Krankenhauses

Das Zielsystem von Krankenhäusern umfaßt zwei Zielkomponenten: Das Sachziel, welches das Aktionsfeld des Krankenhauses determiniert, und die kategorialen sowie ökonomischen Formalziele, um die einzelnen Handlungsalternativen innerhalb des Aktionsfeldes zu beurteilen.[106]

Das **Sachziel** des Krankenhauses legt das Leistungsangebot unter dem Aspekt einer quantitativ optimalen Versorgung der Bevölkerung mit Krankenhausleistungen fest.[107] Die quantitative Bedarfsdeckung kann aber nicht von einem einzelnen Krankenhaus gewährleistet werden, sondern betrifft ein regionales Einzugsgebiet.[108] Wird das Sachziel betriebswirtschaftlich interpretiert und auf ein einzelnes Krankenhaus übertragen, so umfaßt es die strategischen Entscheidungen zur Leistungsstruktur, zum Leistungsprogramm und zur Leistungstiefe. Die Leistungsstruktur ist bezogen auf die Zusammensetzung und Anzahl der Fachabteilungen sowie die vorzuhaltende Bettenkapazität im Versorgungsvertrag festzulegen. Durch die Wahl des Sachzieles grenzt das Krankenhaus sein Aktionsfeld nach außen hin ab. Das Sachziel determiniert die Leistungspotentiale des Krankenhauses und legt die Rahmenbedingungen für die Leistungsprozesse fest.

Aufgabe der **Formalziele** ist es, innerhalb des Aktionsfeldes geeignete Kriterien zu entwickeln, um Handlungsalternativen beurteilen zu können. Die Formalziele setzen sich aus den kategorialen Zielen und den ökonomischen Zielen zusammen und beziehen sich auf die Leistungsprozesse und -ergebnisse im Krankenhaus.

---

[105]   Siehe dazu Kapitel 3.5.2.1.

[106]   Zum Zielsystem von Krankenhäusern, vgl. Adam, D. (1972), S. 19 ff. u. S. 33 ff., Eichhorn, S. (1976), S. 14 ff., Maas, H.-J. (1977), S. 81 ff. und Axtner, W. (1978), S. 25 f.

[107]   Vgl. Maas, H.-J. (1977), S. 89.

[108]   Vgl. Schlüchtermann, J. (1990), S. 47.

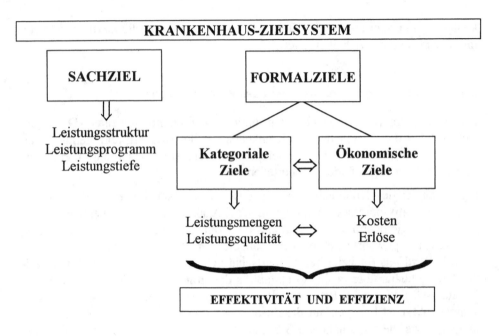

Abbildung 2-6: Integriertes Krankenhaus-Zielsystem

Die **kategorialen Ziele** legen die Leistungsmengen und Leistungsqualitäten (Effektivität) im Krankenhaus fest. Primärziel des Krankenhauses ist, die Gesundheit der Patienten zu erhalten und zu verbessern. Damit umfaßt die kategoriale Zielebene alle Handlungsalternativen, die dazu geeignet sind, den Gesundheitszustand der Patienten positiv zu beeinflussen. Um dieses Ziel zu konkretisieren, müssen medizinische Leistungsstandards entwickelt werden, die als Anspruchsniveaus definiert sind. Dabei ist zu beachten, daß die kategorialen Ziele auch die ökonomischen Ziele beeinflussen. Werden in den Leistungsstandards sehr hohe Anforderungen an die Qualität der Behandlung und Unterbringung der Patienten formuliert, so haben diese Ziele hohe Kosten zur Folge. Deshalb müssen die ökonomischen Konsequenzen bei der Festlegung der kategorialen Ziele berücksichtigt werden.[109] Kategoriale Ziele umfassen aber nicht nur die „harten" Anforderungen in der Tech-Dimension, sondern sind dahingehend zu erweitern, daß auch die „weichen" Qualitätsmerkmale der Touch-Dimension berücksichtigt werden.

---

[109] Vgl. Adam, D. (1972), S. 21.

78

Die Effektivität im Krankenhaus bezieht sich zum einen auf den Gesundheitszustand der Patienten (Tech-Dimension) und zum anderen auch auf die Kunden- (bzw. Patienten-) und Mitarbeiterzufriedenheit (Touch-Dimension) als Zielerreichungsgrade.

Die **ökonomischen Ziele** beziehen sich zum einen auf die wirtschaftliche Leistungserstellung (Effizienz) im Krankenhaus. Für die Auswahl der Alternativen, die den Anspruchsniveaus entsprechen, greift das ökonomische Prinzip in Form der Kostenminimierung. Das bedeutet, daß ein nach Quantität und Qualität gegebenes Leistungsniveau mit minimalen Kosten realisiert werden soll. Bisher sind die Krankenhäuser davon ausgegangen, daß die kategorialen Ziele in Konkurrenz zu den ökonomischen Zielen stehen und eine erhöhte Leistungsqualität nur durch einen verstärkten Ressourceneinsatz möglich ist.[110] Das integrierte Qualitätsmanagement überwindet diesen Zielkonflikt, indem die Effektivität und Effizienz der Leistungen gleichzeitig berücksichtigt werden. Die ökonomischen Ziele umfassen aber nicht nur die Kostenseite, sondern zum anderen auch die Erlöse des Krankenhauses. Die Einführung eines leistungsorientierten Entgeltsystems auf der Basis von Fallpauschalen (DRGs) ermöglicht es den Krankenhäusern, eine gezielte Erlöspolitik zu verfolgen. Die Erlöse stehen in einem engen Zusammenhang zur Effektivität der Krankenhausleistungen. Nur Krankenhäuser, die ihren Patienten eine erfolgreiche und zufriedenstellende Behandlung bieten, werden auf Dauer frequentiert werden.

Im integrierten Zielsystem von Krankenhäusern werden Effektivität und Effizienz als komplementäre Ziele verfolgt. Die kategorialen und ökonomischen Ziele sind nicht isoliert zu verstehen, sondern es besteht eine enge Wechselbeziehung zwischen Effizienz und Effektivität. Die Kopplung ist darin begründet, daß die Effizienz am wirtschaftlichen Einsatz der Ressourcen für die Leistungsprozesse orientiert ist, während die Effektivität der Leistungsprozesse auf das Ergebnis (Gesundheit, Zufriedenheit,) und die Erlöse als Zielerreichungsgrad bezogen wird. Entsprechend beeinflussen Entscheidungen über die Zweckmäßigkeit einer Behandlung (Effektivität) den Ressourceneinsatz (Effizienz) und damit die Kosten. Ebenso determinieren Entscheidungen über den Ressourceneinsatz (Effizienz) die Leistungsprozesse und damit das Ergebnis und die Erlöse (Effektivität).

---

[110] Siehe dazu Kapitel 1.1.1.

2.3.2.1 Funktionen der Ziele im integrierten Qualitätsmanagement

Die Ziele sind die zentralen Steuergrößen im integrierten Qualitätsmanagement und übernehmen folgende Funktionen:

- Die **Koordinationsfunktion** gewährleistet, daß alle Aktivitäten sich an dem integrierten Zielsystem des Krankenhauses ausrichten und somit ein abgestimmtes Handeln aller Leistungsbereiche und Organisationseinheiten in Bezug auf Effektivität und Effizienz im Krankenhaus sichergestellt werden soll.

- Die **Integrationsfunktion** resultiert daraus, daß nicht mehr Partialziele einzelner Berufsgruppen und Abteilungen verfolgt werden, sondern eine gemeinschaftliche Orientierung an den Krankenhauszielen erfolgt. Das integrierte Zielsystem gilt dementsprechend hierarchie-, fach- und berufsübergreifend für *alle* Mitarbeiter des Krankenhauses.

- Die Mitarbeiter sollen sich mit dem Zielsystem des Krankenhauses und ihren vereinbarten Bereichsziele identifizieren (**Identifikationsfunktion**). Je stärker sie an der Zielplanung und -vereinbarung beteiligt sind, desto höher wird die Identifikation sein.

- Die Vereinbarung sinnvoller und damit erreichbarer Ziele übt eine hohe **Motivationsfunktion** für die Mitarbeiter aus. Zudem können geeignete Anreizsysteme (z.B. Prämien für erreichte Ziele) diese Motivationswirkung noch unterstützen.

Über diese Funktionen hinaus kommt den Zielen aufgrund ihrer Steuerungs- und Kontrollfunktion eine zentrale Bedeutung im integrierten Qualitätsmanagement zu:

- Erst die Zielsetzung liefert das Beurteilungskriterium für die Auswahl von Handlungsalternativen und gibt die Denkrichtung für die Lösung von Problemen vor.[111] Die **Steuerungsfunktion** besteht darin, alle Entscheidungen auf das Erreichen des gewünschten Zustandes auszurichten, wobei die Handlungsalternativen mit dem höchsten Zielbeitrag in Bezug auf Effektivität und Effizienz auszuwählen sind.

- Im Rahmen der **Kontrollfunktion** wird überprüft, ob die vereinbarten Ziele im Krankenhauses erreicht worden sind. Anhand der vorgegebenen Zielformulie-

---

[111] Vgl. Adam, D. (1996b), S. 99.

rung kann der Beitrag einzelner Aktivitäten zur Effektivität und Effizienz bewertet und notwendige Kurskorrekturen können vorgenommen werden.[112]

Aus diesen Funktionen leiten sich Anforderungen an die Ziele ab, die erfüllt sein müssen, damit die Ziele als Steuergrößen im integrierten Qualitätsmanagement wirksam funktionieren.

2.3.2.2 Anforderungen an die Ziele

Für die Ziele muß das Zielniveau nach Inhalt, Zeitbezug und Ausmaß der Zielerreichung spezifiziert sein, damit die Steuerungs- und Kontrollfunktion ausgeübt werden kann.[113]

- Der **Zielinhalt** definiert die „Qualitätsgröße", die erreicht werden soll, wie z.B. Infektions-, Komplikationsrate, Verweildauer, Fallkosten. Für operationale Ziele müssen eindeutige Meßvorschriften vorliegen, mit deren Hilfe die Erreichung des Ziels gemessen und überprüft werden kann. Problematisch kann diese Anforderung für Ziele der Touch-Dimension sein, wie beispielsweise die Patienten- und Mitarbeiterzufriedenheit. Dafür müssen geeignete Instrumente zur direkten Qualitätsmessung entwickelt werden oder die Zielgrößen müssen über operationale Indikatoren wie z.B. Beschwerde- oder Fluktuationsraten indirekt gemessen werden.

- Der **Zeitbezug** bestimmt den zeitlichen Geltungsbereich sowie den Zeitpunkt der geplanten Zielerreichung, wobei es sich i.d.R. um einperiodige Betrachtungen (z.B. ein Jahr) handelt. Die Nachteile einperiodiger Zielvereinbarungen, die im Grunde nur für kurzfristige Zielsetzungen geeignet sind, können durch das Instrument der Stretched Goals überwunden werden.[114] Langfristige Ziele werden damit in Form eines Entwicklungspfades für das Zielniveau im Zeitablauf bestimmt. Zum Beispiel kann eine langfristige Senkung der Infektionsrate über einen Zeitraum von 5 Jahren auf unter 2 % vereinbart werden.

- Beim **Zielausmaß** kann zwischen extremierenden (z.B. Kostenminimierung) und satisfizierenden Zielen differenziert werden. In der Krankenhauspraxis wird mit befriedigenden Zielniveaus gearbeitet, z.B. indem eine Qualitätsgröße um einen bestimmten Prozentsatz verbessert werden soll. Solche satisfizieren-

---

[112]   Vgl. Witte, A. (1993), S. 126.
[113]   Vgl. dazu Adam, D. (1996b), S. 100 ff. und Witte, A. (1993), S. 126 ff.
[114]   Vgl. dazu Witte, A. (1993), S. 130 und Adam, D. (1996b), S. 144.

den Ziele finden deshalb Anwendung, weil in der Realität immer von einem offenen Entscheidungsfeld auszugehen ist.[115] Im Zeitpunkt der Zielvereinbarung ist die künftige Krankenhaussituation (z.B. die Patientenstruktur) nur teilweise bekannt, so daß eine Optimierung im strengen Sinne nicht möglich ist.

Im Rahmen der zielorientierten Führung sind zusätzliche Anforderungen an die Ziele aus organisatorischer Sicht zu stellen.[116] Die Mitarbeiter können nur im Sinne der Ziele entscheiden und handeln, wenn sie diese auch verstanden haben, d.h., wenn sie in diesen Zielkategorien denken können. Beispielsweise ist im Krankenhaus das medizinische und pflegerische Personal bisher nicht gewohnt, in ökonomischen Kategorien zu denken. Daher ist es problematisch, ökonomische Zielgrößen wie „Senkung der Stationskosten" vorzugeben, wenn die Mitarbeiter derartige Ziele nicht verstehen und dementsprechend ihr Verhalten nicht daran orientieren. In diesen Fällen sollte der Zielinhalt nicht auf die Kosten, sondern auf andere Größen ausgerichtet werden, wie z.B. reduzierter Einsatz von Medikamenten und medizinischem Sachbedarf auf das medizinisch Notwendige. Darüber hinaus müssen die Ziele mit den verfügbaren Ressourcen des Krankenhauses auch erreichbar sein, da sie andernfalls die Mitarbeiter nur demotivieren. Als Grundlage für realistische Ziele sind daher die Ergebnisse der Umfeld- und Unternehmensanalyse heranzuziehen. Schließlich sollten sich die Qualitätsziele nur auf die Größen beziehen, die von den Mitarbeitern auch tatsächlich beeinflußt werden können, insbesondere wenn Anreizsysteme daran gekoppelt sind.

Bei der Zielvereinbarung ist zu beachten, welche Beziehungen zwischen den Zielen bestehen.[117] Indifferenz der Ziele tritt auf, wenn die Ziele in keinem Zusammenhang stehen, so daß sie sich nicht gegenseitig beeinflussen. Diese **Zielneutralität** bereitet keine Probleme. Sind die Ziele positiv korreliert, so fördert ein verbessertes Niveau einer Zielgröße auch das Niveau einer anderen. Beispielsweise besteht diese **Zielkomplementarität** zwischen der Patienten- und der Mitarbeiterzufriedenheit aufgrund gegenseitiger, positiver Ausstrahlungseffekte. Auch sind die Qualitätsziele der Touch-Dimension komplementär zur Tech-Dimension, wenn davon ausgegangen wird, daß zufriedene Patienten schneller gesunden und zufriedene Mitarbeiter besser motiviert und engagiert sind. Genau auf dieser Art von Zielkomplementarität baut das integrierte Qualitätsmanagement auf, um vormals konfliktäre Ziele in Einklang zu bringen. Zwischen Zielen

---

[115] Vgl. Adam, D. (1996b), S. 139.
[116] Vgl. dazu Adam, D. (1996b), S. 105 f. und Neubarth, R. (1997), S. 427.
[117] Vgl. dazu Adam, D. (1996b), S. 107 und Adam, D. (1972), S. 47.

besteht dann eine Konfliktsituation, wenn mit der Erhöhung des Zielniveaus einer Zielgröße das Niveau einer anderen Zielgröße absinkt. Krankenhäuser haben in der Vergangenheit immer den klassischen **Zielkonflikt** zwischen medizinischer Qualität (kategorialen Zielen) und den ökonomischen Zielen (Kostenreduktion) unterstellt.[118] Durch die Integration von Effektivitäts- und Effizienzbetrachtung im Krankenhaus soll der Zielkonflikt überwunden und beide Zielgrößen in eine komplementäre Beziehung überführt werden. Insgesamt ist darauf zu achten, daß nicht zu viele und vor allem nicht konfliktäre Ziele vereinbart werden. Ansonsten erscheinen die Ziele für Mitarbeiter diffus und verursachen eine Orientierungslosigkeit. Die zu vereinbarenden Ziele sollten nicht statisch sein, sondern dynamisch an Veränderungen im Umfeld und im Krankenhaus angepaßt werden. Bei den übergeordneten Zielen ist mit Blick auf die Mitarbeiter eine Kontinuität erforderlich, da das integrierte Qualitätsmanagement langfristig angelegt ist, um seine volle Wirkung zu entfalten.

In der Krankenhauspraxis bleiben die Zielformulierungen zu häufig auf einer übergeordneten, abstrakten Ebene. Zum Beispiel nennt die DIN EN ISO 9004 als Qualitätsziele für Krankenhäuser:[119]

- die Zufriedenstellung des Patienten unter Beachtung der medizinischen und pflegerischen Maßstäbe sowie der Berufsethik,
- die ständige Verbesserung aller Leistungen,
- die Beachtung von gesellschaftlichen Forderungen und des Umweltschutzes,
- die Leistungsfähigkeit des Krankenhauses.

Diese Qualitätsziele genügen aber weder den Anforderungen an operationale Zielformulierung, noch erfüllen sie die führungstechnischen Anforderungen, so daß sie die Kontroll- und Steuerungsfunktion nicht erfüllen können. Im Grunde handelt es sich dabei auch nicht um Qualitätsziele, sondern um generelle Qualitätsgrundsätze (Leitlinien). Krankenhäuser sollten daher nicht einfach derartige Ziele übernehmen, sondern auf der Basis eines eigenen Leitbildes, ein Zielsystem entwickeln aus dem konkrete und operationale Ziele abgeleitet werden können.

---

[118] „Eine Erhöhung der Leistungsqualität ist nur mit einer gleichzeitigen Erhöhung der Kosten erreichbar." Siehe Adam, D. (1972), S. 47.

[119] Vgl. Pinter, E. et al. (1995), S. 26.

3. Die strukturellen Rahmenbedingungen in Organisation und Führung für ein integriertes Qualitätsmanagement

3.1 Der Weg zu Effektivität und Effizienz über Komplexitätsreduktion und Komplexitätsbeherrschung

Die Strukturen in den Krankenhäusern sind historisch gewachsen und aufgrund der stabilen Rahmenbedingungen in der Vergangenheit wenig verändert oder bewußt gestaltet worden. Traditionell ist das Krankenhaus funktional nach den drei großen Berufsgruppen der Medizin, Pflege und Verwaltung ausgerichtet.[1] Mit diesen funktionsorientierten Strukturen kann aber die zunehmende Komplexität und Verzahnung der Leistungsprozesse nicht mehr bewältigt werden. Die hohe Komplexität der Leistungserstellung im Krankenhaus resultiert aus der Aufgabenstellung am lebenden Menschen, aus der Vielzahl der Methoden und technischen Verfahren, die einer hohen Veränderungsdynamik unterliegen, und den dynamischen Umfeldbedingungen (demographische Entwicklung, gesetzliche Rahmenbedingungen etc.).[2] Unter den aktuellen Rahmenbedingungen leiden Krankenhäuser verstärkt an Komplexitätsproblemen, die zu Ineffektivitäten und Ineffizienzen führen. Der Weg zu Effektivität und Effizienz führt für Krankenhäuser nur über einen Abbau der Komplexität und eine bessere Beherrschung der Restkomplexität.[3]

Für eine Komplexitätsreduktion ist eine **strategische Planung der Leistungsbreite und -tiefe** erforderlich. Krankenhäuser sind fast noch immer vollständig integrierte Dienstleistungsunternehmen mit einem sehr breiten Leistungsprogramm. Komplexität läßt sich dadurch abbauen, daß Krankenhäuser sich zunehmend spezialisieren und ihre Leistungstiefe reduzieren. Die Spezialisierung vereinfacht das Leistungsprogramm und schafft ein Mindestvolumen gleichartiger Leistungen, so daß diese effektiver und effizienter erbracht werden können.[4] Eine Reduktion der Leistungstiefe ermöglicht es den Krankenhäusern, sich stärker auf

---

1   Vgl. Eichhorn, S. (1976), S. 77 ff.
2   Vgl. dazu Köck, C. (1996b), S. 41 f.
3   In Anlehnung an Adam, D. (1998a), S. 52 ff. und Adam, D., Johannwille, U. (1998).
4   Vgl. Adam, D. (1996a), S. 14.

ihre Kernkompetenzen zu konzentrieren. Neben dem Outsourcing von Leistungsbereichen bieten sich Kooperationen an, die in Netzwerkstrukturen münden können. Die strategische Planung der Leistungsbreite und -tiefe grenzt somit das Krankenhaus nach außen hin ab und legt die zwischenbetriebliche Arbeitsteilung fest.

Innerhalb des Krankenhauses muß die Restkomplexität besser beherrscht werden; dazu sind die traditionellen Organisations- und Führungsstrukturen aber nicht mehr in der Lage. Vielmehr verursachen sie Defizite in der Prozeß- und Kundenorientierung und im Managementverhalten. Komplexitätsbeherrschung verlangt daher eine **Reorganisation der Strukturen und Prozesse** im Krankenhaus. Die Aufbauorganisation ist durch einen Modularisierungsansatz zu restrukturieren. Ansatzpunkt ist die Reintegration von Arbeitsinhalten zu ganzheitlichen Aufgabenkomplexen, die kleinen unabhängigen Einheiten zugeordnet werden. Dadurch lassen sich organisatorische Schnittstellen abbauen und die Koordination vereinfachen. Die Modularisierung ist im Krankenhaus durch Gruppenarbeit und Centerstrukturen zu erreichen. Darüber hinaus sind die Prozesse im Rahmen der Ablauforganisation zu optimieren. Zum einen läßt sich Komplexität abbauen, indem Prozesse durch Standards vereinheitlicht werden. Zum anderen wird durch den Abbau von Blindleistungen wie z.B. Doppeluntersuchungen und Wartezeiten die Effektivität und Effizienz der Prozesse gesteigert.

Verbesserte Strukturen und Prozesse bilden die Basis im Krankenhaus, um darauf ein neues Führungsverständnis aufzubauen und neue Führungsinstrumente einzuführen. Die **Führung der Mitarbeiter** im integrierten Qualitätsmanagement ist auf die Selbststeuerung und Selbstkoordination in dezentralen Strukturen auszurichten. Alle Mitarbeiter im Krankenhaus müssen involviert und motiviert sein, um die Leistungen effektiv und effizient zu erbringen. Das stellt neue Anforderungen an Mitarbeiter sowie Führungskräfte und erfordert neue Führungsaufgaben und -instrumente. Komplexität läßt sich dadurch reduzieren, daß Hierarchien abgeflacht und bürokratische Regeln abgebaut werden. Stattdessen erfolgt eine globale Koordination der Mitarbeiter auf der Basis einer starken Krankenhauskultur und die Delegation von Kompetenzen und Verantwortung auf der Grundlage operationaler Ziele.

3.2 Strategische Planung der Breite und Tiefe des Leistungsspektrums

Angesichts der knappen Ressourcen ist es ökonomisch zwingend, daß Krankenhäuser sich auf ihre Kernaufgaben und -kompetenzen besinnen.[5] Die Bestimmung der **Kernkompetenzen** ist ein Planungsproblem mit strategischer Tragweite, die im Rahmen der Umfeld- und Unternehmensanalyse erfolgt. Im allgemeinen wird die medizinisch-pflegerische Leistung als *die* Kernkompetenz von Krankenhäusern angesehen.[6] Differenzierter lassen sich Kernkompetenzen nach den Kriterien „strategische Relevanz" und „relative Eigenkompetenz" ableiten.[7] Während die „strategische Relevanz" auf das zukünftige Gestaltungspotential (z.B. moderne Technologie) ausgerichtet ist, bezieht sich die „relative Eigenkompetenz" auf die personelle und technische Ausstattung sowie das vorhandene Know-how im Krankenhaus. Dabei ist es nicht ausreichend, ein medizinisches Verfahren allein technisch zu beherrschen, sondern es müssen auch die organisatorischen Voraussetzungen gegeben sein, so z.B. beim ambulanten Operieren oder bei Transplantationen. Leistungen, die für das Krankenhaus strategisch hoch relevant sind und für die eine hohe relative Eigenkompetenz und Spezifität besteht, gehören zu den Kernkompetenzen und sollten nicht ausgelagert werden.

Ausgehend von den Kernkompetenzen ist das **Leistungsprogramm** zu planen, wobei sich grundsätzlich zwei Strategierichtungen ableiten lassen:[8]

- Die **Spezialisierung** auf bestimmte therapeutische und diagnostische Leistungen verspricht einen Qualitäts- und Kostenvorteil durch Erfahrungskurven- und Fixkostendegressionseffekte. Eine Bereinigung des Leistungsprogramms reduziert zudem die Komplexität der Leistungsprozesse, so daß der Koordinationsaufwand gesenkt werden kann.[9] Zur Zeit besteht ein Trend zu spezialisierten Kliniken, der durch die Einführung des Fallpauschalensystems induziert wurde. In extremer Form geht die Spezialisierung sogar so weit, daß Krankenhäuser nur noch als Operationszentren fungieren und Hotels für die Unterbringung ihrer Patienten nutzen. Als Kernleistungen verbleiben dann nur noch die Operation und die postoperative Nachsorge.

---

5 Vgl. Picot, A., Schwartz, A. (1995), S. 586.
6 Vgl. z.B. Helmig, B. (1994), S. 380 oder Schmitt, R. (1996), S. 337.
7 Vgl. dazu Picot, A., Schwartz, A. (1995), S. 586.
8 Vgl. dazu Fack-Asmuth, W.G. (1996), S. 393.
9 Vgl. Adam, D. (1996a), S. 14.

- Die gegensätzliche Strategie beruht auf einer **Generalisierung**, wobei das Krankenhaus zu einem Gesundheitszentrum entwickelt werden soll.[10] Die Kernaufgabe besteht dann darin, möglichst viele Leistungen unter einem Dach anzubieten. Doch auch bei dieser Strategie kann die Leistungstiefe des Krankenhauses relativ gering sein, wenn viele Leistungen (z.B. Prävention, Rehabilitation) organisatorisch ausgegliedert sind. Die Kernkompetenz besteht dann aus der Bereitstellung und Koordination der Leistungen.

Auf Basis des festgelegten Leistungsspektrums ist die **Leistungstiefe** des Krankenhauses zu optimieren. Dabei ist das bestmögliche Verhältnis zwischen den intern zu beherrschenden und zu verantwortenden Eigenaktivitäten und den von Externen zu erfüllenden Teilaufgaben anzustreben.[11] Die Spannweite der Handlungsalternativen bei Entscheidungen zur Leistungstiefe reicht von der Eigenerstellung im Krankenhaus über verschiedene Kooperationsformen bis hin zum Fremdbezug (Outsourcing) der Leistungen (siehe Tabelle 3-1). Eine hohe Leistungstiefe bindet in einem größeren Umfang als erforderlich Personalkapazitäten und Kapital, die dann für die eigentlichen Kernaufgaben nicht mehr zur Verfügung stehen.[12] Bei zunehmender Komplexität – vor allem im medizinisch-technischen Bereich – ist es nicht mehr möglich und auch kostenmäßig nicht vertretbar, alle Know-how-Träger in einem Krankenhaus vorzuhalten.[13] Erforderlich ist daher ein Abbau der Leistungstiefe, um sich auf die eigenen Kernkompetenzen konzentrieren zu können.

Mit dem Outsourcing von Routine-Service-Leistungen wie Reinigungsdienst, Wäscherei, Küche etc. begannen die ersten Ansätze für einen Abbau der Leistungstiefe in den Krankenhäusern. Motiviert ist diese Art des Outsourcing vorrangig durch Effizienzgesichtspunkte, da die externen Dienstleister aufgrund von Degressionseffekten und Personalkostendifferenzen ihre Leistungen kostengünstiger anbieten können. Außerdem handelt es sich bei den Routine-Service-Leistungen um nicht-patientengebundene Leistungen, die sich mit einem viel geringeren Koordinationsaufwand ausgliedern lassen als die patientengebundenen Leistungen.[14]

---

10   Zum Gesundheitszentrum vgl. z.B. v. Eiff, W. (1997).
11   Vgl. Picot, A. (1991), S. 336.
12   Vgl. Picot, A. (1991), S. 339.
13   Vgl. v. Eiff, W. (1995a), S. 67.
14   Zur Unterscheidung von patientengebundenen und nicht-patientengebundenen Leistungen vgl. Kracke, L.-B. (1994), S. 256.

LEISTUNGS-ARTEN	LEISTUNGS-FORMEN	LEISTUNGS-PARTNER
• Routine-Service-Leistungen (z.B. Wäscherei, Küche)	• Eigenfertigung	• Krankenhäuser und andere stationäre Einrichtungen
• Nicht-medizinische Know-how-Leistungen (z.B. EDV)	• zahlreiche Kooperationsformen (z.B. Servicezentren)	• Niedergelassene Ärzte und andere ambulante Einrichtungen
• Medizinische und medizinisch-technische Know-how-Leistungen (z.B. Labor, Röntgen)	• Fremdbezug (Outsourcing)	• Privatwirtschaftliche Unternehmen

Tabelle 3-1: Überblick über die Handlungsalternativen

Eine weitere Kategorie stellen die nicht-medizinischen Know-how-Leistungen dar. Dazu gehören spezielle Managementprojekte wie z.B. die EDV-technische Vernetzung oder die Zertifizierung, wozu den Krankenhäusern im allgemeinen das Know-how fehlt. Bei diesen Aufgaben ist aber nicht nur ein völliges Outsourcing denkbar, sondern es besteht auch die Möglichkeit, mit der Unterstützung von Beratungsunternehmen die Projekte selbst durchzuführen. Zusätzlich sind Kooperationen mit anderen Krankenhäusern z.B. in Qualitätsprojekten anzustreben, um Know-how-Erfahrungen anzusammeln und auszutauschen.[15] Eine besondere Variante des Outsourcing von nicht-medizinischen Know-how-Leistungen liegt vor, wenn ein Krankenhausträger die Führungsverantwortung an eine externe Fachfirma in Form eines Managementvertrages abgibt. Für die Kran-

---

15   Zum Beispiel sind am Münchener Modell „Vertrauen durch Qualität" fünf städtische Krankenhäuser beteiligt [vgl. Piwernetz, K., Selbmann, H.-K., Vermeij, D.J.B. (1991)], und in Bremen wird in vier Krankenhäusern das gemeinsame Projekt „Qualitätssicherung im Krankenhaus" durchgeführt [vgl. Selle-Pérez, B., Erb, U. (1997)].

kenhäuser, die von dieser Firma geführt werden, ergibt sich in der Folge fast automatisch eine Kooperation (z.B. beim zentralen Einkauf).[16]

Bei medizinisch-technischen und medizinischen Know-how-Leistungen sind zahlreiche Kooperationsformen möglich, die bisher vorrangig auf eine gemeinsame Nutzung von Ressourcen ausgerichtet sind. Der medizinisch-technische Leistungsbereich ist gekennzeichnet durch eine hohe Kapitalintensität und Produktkomplexität, die einem sehr dynamischen Entwicklungsfortschritt unterliegt. Krankenhäuser sind unter diesen Bedingungen finanziell nicht mehr in der Lage, der aktuellen Entwicklung folgend, stets die modernsten Verfahren vollständig vorzuhalten. Daher ist es ökonomisch sinnvoll, diese Leistungsbereiche auszugliedern und Gerätekooperationen mit anderen Krankenhäusern oder niedergelassenen Ärzten einzugehen.[17] Eine spezielle Kooperationsform sind medizinisch-technische Servicezentren, in denen Fachleute mit einem hochqualifizierten Spezialwissen zusammengefaßt sind.[18] Servicezentren werden von mehreren Krankenhäusern gemeinsam errichtet und bedienen als zentrale Versorgungseinheit die Beteiligten mit ihren Leistungen. Vorteile ergeben sich – wie bei den anderen Kooperationsformen – durch hohe Leistungsmengen, eine hohe Kapazitätsauslastung und Spezialisierung.[19] Die Krankenhäuser sichern auf diese Weise die Qualität, da den Patienten weiterhin Leistungen nach dem state-of-the-art angeboten werden können, und bewahren sich die Flexibilität in Bezug auf neue technische Entwicklungen.

Unter den derzeitigen Rahmenbedingungen sind Kooperationen zwischen Krankenhäusern allgemein geboten, um dem wirtschaftlichen Druck standhalten zu können.[20] Insbesondere kleinere Häuser gleicher Versorgungsstufen schließen sich zu einem Krankenhausverbund zusammen, um die Qualität der medizinischen Versorgung in der Region zu verbessern und die Kosten zu senken. Die Zusammenarbeit kann sich auf unterschiedliche Ebenen beziehen. Zum Beispiel läßt sich durch Einkaufsgemeinschaften die Marktmacht gegenüber den Lieferanten bündeln oder Funktionsdienste wie Labor, Apotheke, Radiologie und Notfalldienste können zentralisiert werden. Das größte Rationalisierungspotential der Krankenhaus-Kooperationen liegt aber in der Abstimmung der medizinischen

---

[16] Vgl. Globig, K.F. (1996), S. 171.
[17] Zu einer Radiologie-Ausgliederung vgl. Jäger, P. (1993) und zu einer PET-Kooperation vgl. Moser, E. (1997).
[18] Vgl. v. Eiff, W. (1987), S. 1.
[19] Vgl. Adam, D. (1997b), S. 460.
[20] Vgl. dazu Thiede, J.A., Schoch, K., Fiege, K.-P. (1999).

Leistungsstrukturen (Fachrichtungen und Abteilungsschwerpunkte).[21] Das bedeutet für die einzelnen Krankenhäuser, ihr Leistungsprogramm zu bereinigen und in Richtung steigender medizinischer Spezialisierung zu entwickeln. Eine Kooperation im medizinischen Kernbereich – also in der Patientenversorgung – ist auch zwischen Krankenhäusern verschiedener Versorgungsstufen sinnvoll. So kann für einen Patienten die Operation in einer Universitätsklinik durchgeführt werden, während die stationäre Nachsorge vom wohnortnahen Krankenhaus vorgenommen wird. Auf diese Weise kann eine hohe medizinische Qualität zu relativ geringen Kosten und der Anspruch der Patientenorientierung miteinander verbunden werden.

Die Kooperation zwischen Krankenhäusern und niedergelassenen Ärzten bewegt sich derzeit noch primär auf der Ebene, daß Ressourcen und Infrastruktur z.B. im Rahmen von Belegarztsystemen zur Verfügung gestellt werden. Diese Art der Kooperation geht aber noch nicht weit genug. Im Kernbereich der Patientenversorgung müssen neue Organisationsformen der Kooperation zwischen dem ambulanten und stationären Sektor entwickelt werden, an denen alle Leistungserbringer des Gesundheitswesens zu beteiligen sind. Daher hat der Gesetzgeber im Zuge der GKV-Gesundheitsreform 2000 die Möglichkeit geschaffen, Systeme zur **Integrierten Versorgung** aufzubauen.[22] Die Integrierte Versorgung ist eine neue experimentelle Versorgungs- und Finanzierungsform, um eine ablaufoptimierte Zusammenarbeit zwischen ambulanten und stationären Einrichtungen zu erreichen.[23] Ein Integriertes System besteht aus Leistungsanbietern mindestens zweier Sektoren, die mit mindestens einer Krankenkasse einen Vertrag nach § 140 SGB V abgeschlossen haben.[24] Die Vergütung der Integrierten Versorgung muß sich nicht nach den herkömmlichen Finanzierungsformen richten, sondern neue Formen der Honorierung (z.B. Kopfpauschalen, kombinierte Budgets) können vereinbart werden. Modelle zur integrierten Versorgung beziehen sich auf einzelne Schnittstellen (z.B. zwischen Krankenhäusern und Reha-Kliniken) oder auf bestimmte Krankheitsbilder (z.B. bei chronisch Kranken oder in der Onkologie), sie können aber auch eine umfassende Versorgung gewährleisten.

---

21 Vgl. Fiege, K.-P., Schoch, K. (1997), S. 347 und Schwab, A. (1997), S. 512 f.
22 Siehe § 140 SGB V.
23 Zu einer Definition vgl. Hildebrandt, H., Rippmann, K., Seipel, P. (2000a), S. 150.
24 Vgl. auch zum folgenden Hildebrandt, H., Rippmann, K., Seipel, P. (2000b), S. 390 ff.

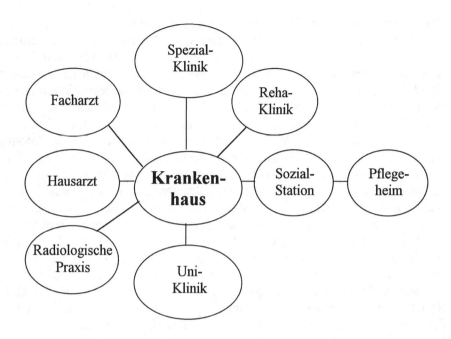

Abbildung 3-1:Kooperationsnetzwerk aus Krankenhaus-Sicht

Das Ziel ist, eine durchgängige Patientenbetreuung von der ambulanten Erstdiagnose durch den Hausarzt über den vollstationären Krankenhausaufenthalt und die Gewährleistung einer Nachsorge bis hin zu einer präventionsorientierten Lebenshilfe sicherzustellen.[25] Der Patient ist in den verschiedenen Stadien jeweils von dem Leistungserbringer zu versorgen, der den Teilprozeß qualitativ und kostenmäßig am besten beherrscht. Daraus folgt zwangsläufig eine funktionale Arbeitsteilung und Spezialisierung, die soweit gehen kann, daß Diagnoseleistungen von ambulanten Anbietern erstellt werden und allein die Kern-Therapieleistungen (z.B. OP) im Krankenhaus verbleiben. Damit baut sich auch bei der Verzahnung der ambulanten und stationären Leistungsbereiche das Spannungsfeld zwischen funktionaler Arbeitsteilung und Spezialisierung einerseits sowie der Integration der Leistungserbringer und Koordination der Leistungsprozesse andererseits auf.

---

[25] Vgl. v. Eiff, W. et al. (1995), S. 468.

Für die Integration und Koordination der ganzheitlichen Patientenversorgung ist es daher erforderlich, die einzelnen Leistungsstellen miteinander zu vernetzen. Das Ergebnis ist ein Gesundheitsnetzwerk als Kooperationsorganisation der beteiligten Leistungspartner als integriertes System. Das Gesundheitsnetzwerk soll ein aktives Schnittstellenmanagement und damit die prozeßorientierte Steuerung des Patienten durch das System sicherstellen.[26] Das organisatorische Netzwerk kann durch eine informations- und kommunikationstechnologische Vernetzung unterstützt werden. Mit elektronischen Patientenakten lassen sich die Informationsflüsse zwischen den Leistungsstellen schnell und effektiv gestalten.[27] Eine technische Vernetzung allein reicht aber nicht aus, um die Leistungsprozesse aufeinander abzustimmen. Das Schnittstellenmanagement im Gesundheitsnetzwerk erfordert vielmehr, daß die Mitarbeiter auf beiden Seiten der Schnittstelle (z.B. niedergelassener Arzt, Krankenhaus) miteinander kommunizieren und sich für den nahtlosen Übergang des Patienten verantwortlich fühlen. D.h., an den Schnittstellen müssen „Kunden-Lieferanten-Beziehungen" etabliert werden, die ein kunden- und prozeßorientiertes Denken der Mitarbeiter voraus setzen. Dieses Denken ist die originäre Lösungsmöglichkeit für ein effizientes und effektives Schnittstellenmanagement. Da im deutschen Gesundheitswesen aber noch erhebliche Defizite in der Kunden- und Prozeßorientierung bestehen, existieren eine Reihe alternativer Koordinationsinstrumente, z.B. Sozialvisiten für die Pflegeüberleitung von Patienten,[28] oder Hausärzte als Case Manager, die die Patientenbehandlung koordinieren.[29] Auch kann die Koordination dadurch erleichtert werden, daß ein Krankenhausträger entlang der Prozeßkette voll integriert ist. Beispielsweise gehört dann zu einem Akutkrankenhaus mit geriatrischer Rehabilitation auch eine Sozialstation, welche die Überleitung in die angeschlossenen Pflegeheime organisiert.

Auch die Beziehungen von Krankenhäusern zu ihren Lieferanten müssen auf eine neue Basis gestellt werden. Das Prinzip der Kundenorientierung ist auf die Lieferanten des Krankenhauses auszudehnen (Lieferantenorientierung), um stabile externe Kunden-Lieferanten-Beziehungen aufzubauen. Die Anzahl der Zulieferer ist auf die wichtigen Systemlieferanten zu reduzieren, damit die Komplexität und der damit verbundene Koordinationsaufwand gesenkt werden kann. Die verbleibenden Lieferanten sind nicht mehr nur austauschbare Zulieferer, sondern erhalten

---

[26] Zum Gesundheitsnetzwerk vgl. ausführlich v. Eiff, W. et al. (1995).
[27] Vgl. zur elektronischen Patientenakte Haas, P. (1997).
[28] Vgl. dazu v. Eiff, W. et al. (1995).
[29] Vgl. dazu Maus, J. (1996).

den Status von Wertschöpfungspartnern, die möglichst eng und dauerhaft an das Krankenhaus zu binden sind.[30] Die Partnerschaft äußert sich darin, daß Ziele gemeinsam festgelegt und zusammen Qualitäts- und Innovationszirkel zur ständigen Verbesserung und Weiterentwicklung der Leistungen und Produkte eingerichtet werden.[31]

Weiterführende (industrielle) Konzepte wie z.B. logistische Dienstleister oder Ver- und Entsorgungszentren können auch von Krankenhäusern erfolgreich angewendet werden. Der logistische Dienstleister (LDL) wird zwischen Lieferanten und Krankenhaus geschaltet, um Koordinationsaufgaben (u.a. Einkauf, Lagerung, Lieferung, Entsorgung) zu übernehmen und komplette Systeme bedarfsgerecht und direkt einsatzfähig zu liefern. [32] In einem regionalen Ver- und Entsorgungszentrum (VEZ) sind einzelne Leistungsmodule (z.B. Einkauf, Apotheke, Zentralsterilisation), die sonst im Versorgungsprozeß eines Krankenhauses einzeln auftreten, zusammengeführt und für verschiedene Krankenhäuser (u.a. Kunden) gebündelt.[33] Durch die Zentralisierung können die gleichgelagerten Prozesse besser koordiniert und so in ihrer Anzahl reduziert werden (z.B. bei Transporten, Bestellungen, Lagerhaltung). Durch beide Konzepte lassen sich Effektivität und Effizienz im Krankenhaus steigern, indem Kosten (z.B. beim Lager und im Einkauf) gesenkt, Qualitäts- und Zeitvorteile für Patienten und Mitarbeiter sowie ökologische Vorteile (z.B. weniger Transportvorgänge) realisiert werden können.

Der langfristige Aufbau einer Lieferanten-Krankenhaus-Beziehung verlangt ein logistisches Gesamtkonzept hinsichtlich der Material- und Informationsflüsse. Das aus der Industrie stammende Just-in-time-Konzept der bedarfssynchronen Lieferung ist im Krankenhaus aus Sicherheitsgründen nicht für alle Produkte einsetzbar, z.B. wenn Blutkonserven zeitkritisch benötigt werden. Für Standardprodukte, deren Bedarf relativ sicher geplant werden kann, ist eine verbrauchsorientierte bzw. bedarfsgerechte Belieferung ökonomisch angebracht, um Lagerbestände (insbesondere auf den Stationen) abzubauen. Unterstützt werden muß die bedarfsgerechte Lieferung durch ein EDV-gestütztes Kommunikations- und Informationssystem auf der Basis von E-Commerce.[34]

---

30   In Anlehnung an Rollberg, R. (1996), S. 80.
31   Das Patientenversorgungsmodell (PVM®) ist ein Beispiel für eine Wertschöpfungspartnerschaft zwischen Krankenhäusern und industriellen Herstellern medizinischen Sachbedarfs und Investitiongütern. Vgl. dazu Schmitt, R. (1996).
32   Zum logistischen Dienstleister vgl. ausführlich v. Eiff. W. (1995b).
33   Zum Ver- und Entsorgungszentrum vgl. Jankowski, E. (1996).
34   Zum E-Commerce vgl. Garbe, G. (2000).

Um bei einem Abbau der Leistungstiefe keinen Qualitätsverlust zu erleiden, sind die Leistungspartner in das Qualitätsmanagement der Krankenhäuser mit einzubeziehen. Schon die Auswahl der Zulieferer und Kooperationspartner muß sorgfältig erfolgen, wozu neben eigenen Erfahrungen auch Unternehmensaudits und Qualitätszertifikate herangezogen werden können. Da das Krankenhaus die Gesamtverantwortung – auch für die Qualität der eingesetzten Fremdleistungen – trägt, ist es dazu verpflichtet, anhand von Stichproben die Qualität der Fremdleistungen permanent zu überprüfen. Das Fehlen einer solchen Qualitätskontrolle kann im Schadensfall sogar zur Haftung aufgrund eines Organisationsverschuldens führen.[35] Damit besteht ein oft unterschätztes Problem darin, daß sich durch das Outsourcing die Risiko- und Haftungslage beider Leistungspartner verändert. Deshalb ist eine Zusammenarbeit von Krankenhäusern, externen Dienstleistern und den Versicherern angebracht, um Haftungsvereinbarungen zu treffen und Maßnahmen zum Riskmanagement gemeinsam zu arrangieren.

Die aufgezeigten Entwicklungstrends für Krankenhäuser, der Abbau der Leistungstiefe und die Integration in Netzwerkstrukturen, stellen die bisherigen starren Organisationsgrenzen in Frage. Krankenhäuser werden sich auf ihre medizinischen Kernkompetenzen zurückziehen und die restlichen Leistungen von externen Dienstleistern oder Kooperationspartnern beziehen.[36] Um diesen zentralen Herausforderungen begegnen zu können, müssen sich die Krankenhäuser für neue Organisations- und Kooperationsformen öffnen. Gefragt sind kleine, flexible Organisationseinheiten, die über hervorragende Kompetenzen und Fähigkeiten in den wettbewerbsrelevanten Aufgabenbereichen verfügen. Dadurch werden auch im Gesundheitswesen die klassischen Unternehmensgrenzen zu verschwimmen beginnen, sich nach innen und außen verändern und teilweise auch auflösen.[37] Diese Entwicklung verlangt ein Umdenken im Krankenhaus, wobei die externen Organisationsstrukturen nicht losgelöst von den internen verändert werden können. Um für externe Kooperationen offen zu sein, muß auch intern die Kooperation zwischen den Berufsgruppen und Leistungsbereichen funktionieren. Ansonsten fehlt den Mitarbeitern das notwendige kunden- und prozeßorientierte Denken.

---

35 Vgl. auch zum folgenden Loos, J., Noehrbass, N. (1993b), S. 343.
36 Vgl. Adam, D. (1998b), S. 147.
37 In Anlehnung an Picot, A., Reichwald, R., Wigand, R.T. (1998), S. 2. Für Krankenhäuser erfolgt damit eine zeitversetzte aber analoge Entwicklung wie bei Unternehmen.

3.3 Traditionelle Organisations- und Führungsstrukturen im Krankenhaus

Innerhalb des Krankenhauses stellt sich Effektivität und Effizienz vor allem als ein Problem der Organisation der Leistungsprozesse und der Führung von Mitarbeitern dar. Die traditionellen Organisations- und Führungsstrukturen Krankenhäusern führen zu gravierenden Qualitätsproblemen und sind den aktuellen Herausforderungen nicht mehr gewachsen.

3.3.1 Tayloristischer Organisationsansatz

Der Ansatz von Taylor, der eine hierarchische Unternehmensgliederung und funktionale Arbeitsteilung fordert, ist auch im Krankenhaus von hoher Relevanz.[38]

So finden sich die dominierenden Gestaltungsprinzipen des tayloristischen Ansatzes auch in der Arbeitsorganisation von Krankenhäusern wieder:[39]

- Die Konzentration der Arbeitsmethodik auf eine weitestgehende Arbeitszerlegung führt dazu, daß Arbeitsgänge in ihre elementaren Teilaufgaben aufgespalten und einem Aufgabenträger fest zugeordnet werden. Diese Art der Arbeitsteilung erfolgt im Krankenhaus nicht nur zwischen den einzelnen Berufsgruppen und Abteilungen, sondern auch innerhalb der „Säulen" herrscht ein hoher Spezialisierungsgrad vor. Ein Beispiel ist die funktionale Pflege, wonach jede Pflegekraft für eine bestimmte Tätigkeit (z.B. Medikamentenverabreichung, Körperpflege) bei allen Patienten einer Station zuständig ist.

- Das Prinzip der Arbeitsteilung wird auch auf den dispositiven Faktor übertragen, so daß eine personelle Trennung von dispositiver und ausführender Arbeit vorgenommen wird. So wie in Industrieunternehmen erfolgt auch in Krankenhäusern eine Zweiteilung in den „Produktions"- und den Verwaltungsbereich. Selbst die räumliche Trennung von planenden, steuernden und kontrollierenden Aufgaben zwischen Verwaltung und ausführenden Arbeiten in der Fabrik bzw. Klinik ist zu beobachten. Die Folgen sind Informationsmängel zwischen dem

---

[38] Vgl. Heimerl-Wagner, P. (1996a), S. 105 f.

[39] Zum „Scientific Managment" vgl. Taylor, F. W. (1913) und zu den Gestaltungsprinzipien vgl. Picot, A., Reichwald, R., Wigand, R.T. (1998), S. 8 f.

Leistungsbereich und dem Management, so daß eine zielgerichtete Koordination des Gesamtsystems Krankenhaus erheblich erschwert wird.

Die konsequente Anwendung der tayloristischen Grundsätze im Krankenhaus münden in einer „Gesundheitsfabrik", die zwar innerhalb ihrer Funktionsbereiche medizinisch-technisch optimiert ist, aber den Patienten als Menschen und seine Bedürfnisse entscheidend vernachlässigt. Das Qualitätsverständnis des Taylorismus ist auch entsprechend produktorientiert und technikzentriert. Die Qualitätssicherung wird als eine rein technische Funktion verstanden, die Qualität durch Kontrollen erprüft.[40] Diese Auffassung von Qualität spiegelt sich im Krankenhaus in der medizinischen Expertensicht von Qualität wider.

Die tayloristische Arbeitsorganisation gewährleistet unter stabilen Bedingungen eine hohe Produktivität. Die Nachteile des Taylorismus fallen aber aufgrund einer Situation, die durch Dynamik und Komplexität gekennzeichnet ist, zunehmend ins Gewicht.[41] Der tayloristische Ansatz ist weder an den Kunden noch an den Mitarbeitern orientiert. Die Mitarbeiter sind zwar hoch spezialisiert, aber wenig flexibel und durch die Monotonie der Arbeit gering motiviert. Zudem fehlt ihnen der Überblick über den Gesamtzusammenhang, so daß stellenegoistisches Verhalten gefördert und ein nur geringes Verantwortungsgefühl für umfassende Qualität entwickelt wird. Sind die Einsatzvoraussetzungen des Taylorismus nicht mehr erfüllt, so treten extreme Koordinationsprobleme an den Schnittstellen auf. Damit ist der tayloristische Ansatz nicht geeignet, den aktuellen Herausforderungen gerecht zu werden. Diese Grundproblematik existiert gerade für Krankenhäuser, deren Organisationsproblem darin besteht, hochspezialisierte Mitarbeiter im Zusammenhang mit der Behandlung individuell verschiedener Patienten unter großem Zeitdruck zu koordinieren.

---

[40] Vgl. Zink, K.J., Schildknecht, R. (1994), S. 75.
[41] Vgl. zum folgenden Adam, D. (1998a), S. 63 f.

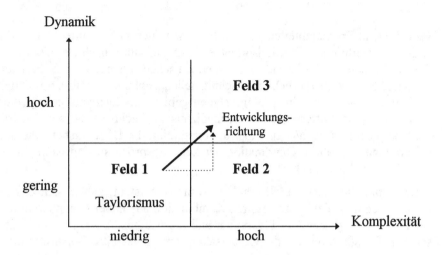

*Abbildung 3-2: Entwicklungsrichtung für die Krankenhausorganisation
(Dynamik-Komplexitäts-Matrix) [42]*

Die Entwicklungsrichtung für die Organisation von Krankenhäusern läßt sich anhand einer Matrix mit den Dimensionen Dynamik und Komplexität darstellen (siehe Abbildung 3-2). Im Feld 1 herrscht geringe Dynamik und niedrige Komplexität. Diese Ausgangssituation entspricht den Einsatzvoraussetzungen des Taylorismus und der klassischen funktionsorientierten Organisation, wie sie in Krankenhäusern z.T. immer noch Bestand hat. Der geringe Koordinationsbedarf läßt sich ausreichend mit generellen Regeln beherrschen und es dominiert die Verwaltung von gegebenen Strukturen und Prozessen.[43]

Geringe Dynamik aber hohe Komplexität kennzeichnen das Feld 2. Der gestiegene Koordinationsbedarf läßt sich nicht mehr mit generellen Regeln bewältigen, so daß neue Organisationsformen (z.B. Divisionalisierung) entwickelt werden. In Krankenhäusern läßt sich die zunehmende Komplexität u.a. auf starke Spezialisierungstendenzen in den medizinischen Fachdisziplinen zurückführen. Auf diese Entwicklung reagieren Krankenhäuser mit differenzierten Organisationsstrukturen. Traditionelle Bereiche wie die Innere Medizin oder die Chirurgie werden in

---

[42] In Anlehnung an Adam, D. (1998a), S. 64.
[43] Vgl. Adam, D. (1998a), S. 64.

verschiedene Spezialabteilungen und Subdisziplinen aufgesplittet.[44] Die Kombination der traditionell funktionsorientierten Organisation nach Berufsgruppen mit der divisionalen Gliederung nach medizinischen Fachbereichen bereitet den Krankenhäusern aber erhebliche Schnittstellenprobleme. Im Prinzip sind Krankenhäuser damit auf halben Wege stehen geblieben. Einerseits gelingt die Spezialisierung und Differenzierung in medizinische Fachbereiche als Antwort auf die Komplexität durchaus gut, aber die Integration der Leistungsbereiche und Berufsgruppen sowie die Koordination der Leistungsprozesse sind weiterhin außerordentlich problematisch.[45]

Da Komplexität meist durch erhöhte Dynamik entsteht, nähert sich das Feld 2 automatisch dem Feld 3 an, das die Kombination aus hoher Komplexität und hoher Dynamik repräsentiert. Flexibilität und Innovationsfähigkeit sind die strategischen Erfolgsfaktoren für die Organisation, um gleichzeitig Dynamik und Komplexität zu beherrschen.[46] Im Zeitablauf sich stark verändernde, komplexe Aufgaben erfordern eine flexible Organisationsstruktur, die sich innerhalb kürzester Zeit an neue Gegebenheiten anpassen muß. Zum Beispiel haben sich Verfahren der minimal-invasiven Chirurgie sehr schnell verbreitet, wodurch Arbeitsabläufe und die Betreuung der Patienten fundamental verändert werden mußten.[47] Ein Defizit besteht jedoch darin, daß Krankenhäuser in medizinischen Bereichen hochinnovativ sind, während die Organisation selbst unverändert starr bleibt.[48] Um Innovationsprozesse auch innerhalb der Organisation zu initiieren, muß das Krankenhaus zu einer „lernenden Organisation" entwickelt werden.[49]

Die Entwicklungsrichtung, die Industrie- und Dienstleistungsunternehmen unter den heutigen komplexen und dynamischen Bedingungen verfolgen, ist auf dezentrale Strukturen, Teamarbeit, prozeßorientierte Organisationsformen, verstärkte Delegation, Partizipation und eine Organisationskultur als verbindendes Element gerichtet. Inwieweit dies auch für Krankenhäuser eine geeignete Entwicklungsperspektive sein kann, wird im folgenden noch diskutiert. Zunächst sollen aber krankenhausspezifische Besonderheiten in der Organisation und Führung heraus-

---

[44]   Vgl. dazu Köck, C. (1996b), S. 43.
[45]   Vgl. Köck, C. (1996b), S. 43.
[46]   Vgl. Picot, A., Reichwald, R., Wigand, R.T. (1998), S. 10.
[47]   Vgl. zu diesem Beispiel ausführlich Köck, C. (1996b), S. 42.
[48]   Vgl. Ebner, H., Heimerl-Wagner, P. (1996), S. 381.
[49]   Zur „lernenden Organisation" vgl. Schreyögg, G., Noss, C. (1995) und Dr. Wieselhuber & Partner (1997).

gestellt werden, die die bereits skizzierten Qualitätsprobleme im Krankenhaus noch verstärken.

3.3.2 Krankenhausspezifische Organisationskultur

Die Entwicklung der Organisationskultur im Krankenhaus ist in der Vergangenheit nicht bewußt gesteuert oder konzeptionell begleitet worden. Daher haben sich in den Abteilungen und Funktionsbereichen sowie bei den Berufsgruppen unterschiedliche „Subkulturen" herausgebildet. Dennoch lassen sich auf der Branchenebene gemeinsame Werte in der Unternehmenskultur von Krankenhäusern feststellen.

Krankenhäuser sind im medizinisch-pflegerischen Kernbereich als Expertenorganisation zu charakterisieren, in der die Mediziner stark dominierend sind. Die Dominanz liegt darin begründet, daß Krankenhäuser das ärztliche Handeln aufgrund der Expertenrolle der Mediziner nur eingeschränkt beurteilen und kontrollieren können.[50] Aus diesem Rollenverständnis ergeben sich auch gravierende Probleme für ein umfassendes Qualitätsmanagement, da traditionell die Ärzte ihre alleinige Kompetenz in Fragen der Qualitätssicherung reklamieren.[51] Vom Kernbereich getrennt ist der Verwaltungsbereich, der starke bürokratische Züge aufweist. An der Schnittstelle zum klinischen Bereich kommt es zu einem Kulturbruch mit entsprechenden Verständnisproblemen, da unterschiedliche Mentalitäten und Berufsauffassungen aufeinander prallen.[52] Unter den bisherigen Rahmenbedingungen lag der Schwerpunkt auf der reinen Verwaltungsfunktion (z.B. Kostendokumentation) und weniger auf der Gestaltungsfunktion im Sinne eines aktiven Krankenhausmanagements.

Die Krankenhauskultur zeichnet sich durch folgende Identitätsmerkmale aus:[53]

- **Einseitige Aufgabenorientierung**
  Als primäre Aufgabe wird die medizinische Behandlung und Betreuung des Patienten gesehen. Alle anderen Aufgaben, wie z.B. Organisation und Mitarbeiterführung, werden als störend empfunden, die von der primären Aufgabe nur ablenken. So kann die Aufgabenorientierung auch in Konflikt zur Patien-

---

[50] Vgl. Sachs, I. (1994), S. 128.
[51] Vgl. Kaltenbach, T. (1991), S. 178 f.
[52] Vgl. Heimerl-Wagner, P. (1996b), S. 135 f.
[53] Vgl. zum folgenden Heimerl-Wagner, P. (1996b), S. 132 ff.

tenorientierung geraten, wenn der Patient allein als Krankheitsträger und nicht als Mensch mit individuellen Bedürfnissen behandelt wird.

- **Kategorisierung der Aufgaben**
  Aufgrund der medizinischen Spezialisierung werden die Patienten in getrennte Fachbereiche sortiert und dort weiter kategorisiert. Die Folge sind stark zersplitterte Aufgaben und Zuständigkeitsbereiche. Für die Patienten geht diese Kategorisierung mit dem Verlust einer ganzheitliche Betreuung einher, was insbesondere bei Multimorbidität zu Qualitätsproblemen (z.B. Mehrfachüberweisungen) führt.

- **Berufsgruppenorientierung**
  Neben der strukturellen Verankerung der Berufsgruppenorganisation sind auch in kultureller Hinsicht starke Abgrenzungstendenzen der Berufsgruppen voneinander vorhanden. Die dominierende Rolle der Mediziner wird durch ein starkes hierarchisches Gefälle zu den anderen Berufsgruppen unterstützt. Der aktuelle Professionalisierungtrend in der Pflege – nach dem Vorbild der Mediziner – führt sogar dazu, daß die „Kluft" zwischen den Berufsgruppen noch größer und die berufsgruppenübergreifende Zusammenarbeit weiter erschwert wird.

- **Autonomie**
  Die Autonomie der einzelnen operativen Organisationseinheiten (medizinische Fachbereiche, Abteilungen, Stationen) wird gegenüber der gesamten Organisation sowie anderen Abteilungen verteidigt. Im Selbstverständnis der Experten dient die Organisation allein dazu, die optimalen Voraussetzungen für die Primäraufgabe zu schaffen. Im Extrem bestehen Krankenhäuser dann aus „isolierten Königreichen", die nach dem Chefarztprinzip organisiert sind. Dadurch wird die fachübergreifende Zusammenarbeit aber auch eine strategische Koordination im gesamten Krankenhaus sehr schwierig.

- **Personenorientierung**
  In Expertenorganisationen treten Personen als Orientierungspunkte in den Vordergrund, wie es sich im Chefarztprinzip niederschlägt. Auf diese Weise lassen sich notwendige Strukturveränderungen in den Krankenhäusern abwehren, indem Fehler immer nur den Handlungen einzelner Personen zugeschrieben werden.

- **Strategieentwicklungsproblem**
  Aufgrund des Autonomiestrebens der Spezialisten und der vorwiegend an Personen orientierten Organisation ist es im Krankenhaus sehr schwierig, eine ein-

heitliche Organisationsstrategie – wie sie für ein umfassendes Qualitätsmanagements unumgänglich ist – zu entwickeln und dann auch zu implementieren. Die Folge ist, daß zwar innerhalb der Strukturen (z.B. in einer Abteilung) Innovationen erfolgen, aber abteilungsübergreifende Vorhaben abgeblockt werden.

Die aufgezeigten Merkmale sind in der Krankenhauskultur tief verwurzelt und waren vormals – unter den stabilen Rahmenbedingungen – aus Sicht des Krankenhauses durchaus adäquat. Das Problem besteht nun darin, daß sich in den Krankenhäusern starke und starre Kulturen aufgebaut haben, die den neuen Herausforderungen nicht mehr gerecht werden.[54] Die Identitätsmerkmale der Krankenhauskultur verdeutlichen die allenfalls geringen Einflußmöglichkeiten der Patienten gegenüber der Organisation. Diese ist vorwiegend mit sich selbst beschäftigt und nimmt im Extrem den Patienten lediglich als Aufgabenträger wahr.

3.3.3 Führungspraxis in Krankenhäusern

Die derzeitige Führungspraxis von Krankenhäusern ist durch straffe Hierarchien, Entscheidungszentralisation und einen autoritären Führungsstil gekennzeichnet. Die Dominanz der Mediziner zeigt sich auch in der herausragenden Stellung innerhalb der Krankenhaushierarchie. So erstrecken sich die Weisungsbefugnisse eines Chefarztes in fachlicher Hinsicht auf alle Mitarbeiter in seiner Abteilung.[55] Dadurch kommt es für das Pflegepersonal und auch für das medizinisch-technische Personal – die in disziplinarischer Hinsicht innerhalb ihrer Berufsgruppe unterstellt sind – zu einer Mehrfachunterstellung, womit Interessenkonflikte vorprogrammiert sind. Das größte Führungsproblem im Krankenhaus stellt die mangelhafte Kommunikation und Kooperation der Berufsgruppen und Fachbereiche dar. Die daraus resultierenden Reibungsverluste und Konflikte sind als Verschwendung von Humanressourcen („quality waste") zu interpretieren.[56]

Die Delegation von Aufgaben, Entscheidungen und Verantwortung ist traditionell im Krankenhaus nur gering ausgeprägt. Dadurch werden die Mitarbeiter kaum an Entscheidungen beteiligt und häufig auch nicht ausreichend über das Zustandekommen von Entscheidungen informiert. Die Leitungsspitzen sind aufgrund der Konzentration von Aufgaben- und Entscheidungskompetenz – rein durch das ope-

---

54 Vgl. Bellabarba, J. (1997), 104.
55 Vgl. Sachs, I. (1994), S. 127.
56 Vgl. Köck, C., (1996b), S. 43.

rativen Tagesgeschäft – häufig so stark belastet, daß die Kapazität für organisatorische oder strategische Fragestellungen fehlt.[57]

Institutionell besteht die Krankenhausleitung i.d.R. aus dem Ärztlichen Leiter, der Pflegedienstleitung und dem Verwaltungsleiter, womit das Führungsgremium die drei großen Berufsgruppen repräsentiert.[58] Folglich existiert kein unabhängiges Leitungsorgan, so daß die Interessenkonflikte zwischen den Berufsgruppen bis in die oberste Organisationsebene getragen werden. Die Nachteile dieser Führungskonstruktion liegen zudem darin, daß die Führungsspitze sehr stark belastet ist, da eine horizontale Koordination in institutionalisierter Form erst auf der obersten Ebene stattfindet. Gelingt es nicht, in diesem Gremium der „Kollegialen Führung" eine Teamstruktur zu entwickeln, die Gesamtverantwortung übernimmt, so ist die Handlungsfähigkeit der gesamten Organisation stark eingeschränkt.[59] Da aber Teamarbeit weder durch die Organisationsstruktur noch durch die -kultur unterstützt wird, funktioniert bei vielen Krankenhäusern die oberste Führungsebene nicht, die allein gesamtverantwortlich Entscheidungen treffen kann.

Die Krankenhausleitung ist im Gegensatz zu Unternehmensleitungen verstärkt vielfältigen externen Einflüssen (z.B. durch den Gesetzgeber, Krankenkassen) ausgesetzt, die ihre Handlungsspielräume zusätzlich eingrenzen. Auch ist die Krankenhausleitung die Nahtstelle zur Trägerorganisation, wobei häufig eine mangelhafte Kompetenzabgrenzung zwischen Krankenhausleitung und -träger zu Problemen bei der Zielbildung und Strategieentwicklung führt.[60] Erforderlich ist, daß der Träger die Rahmenbedingungen vorgibt, in denen die Krankenhausleitung dann autonom agieren kann. Eine veränderte Rechtsform der Krankenhäuser, z.B. die GmbH, bietet die Möglichkeit, wirtschaftliche und rechtliche Autonomie zu erreichen und eine neue, integrative Führungsstruktur zu entwickeln.[61]

Eine moderne Führung im Krankenhaus muß sich auch am gesellschaftlichen Wertewandel orientieren, der die Ansprüche an die Berufsarbeit stark verändert hat. Werte wie Eigenverantwortung, Selbständigkeit, Selbstverwirklichung und Individualität gewinnen an Bedeutung, wobei zugleich ihr Potential für die Qualität, Flexibilität und Rationalisierung des Arbeitshandelns (wieder-)entdeckt

---

[57] Vgl. Sachs, I. (1994), S. 144.
[58] Vgl. Sachs, I. (1994), S. 149.
[59] Vgl. auch zum folgenden Heimerl-Wagner, P. (1996b), S. 145.
[60] Vgl. zu dieser Problematik ausführlich Verband der Krankenhausdirektoren Deutschlands e.V. (1993), S. 52 ff.
[61] Vgl. Adam, D., Schlüchtermann, J., Gorschlüter, P. (1993), S. 826.

wird.[62] Der Wertewandel hat zudem das Bedürfnis nach „sinnvoller" Tätigkeit gesteigert. In Krankenhäusern zeigt sich diesbezüglich eine starke Ambivalenz: Einerseits bietet die Arbeit ein enormes Selbstentfaltungspotential mit starken Anreizen auf der Sinnebene („Menschen helfen"), andererseits ist die anachronistische Führungspraxis durch Disziplin, Gehorsam, Unterordnung, Fleiß und Bescheidenheit gekennzeichnet.[63]

3.3.4 Defizite der traditionellen Strukturen

Zusammenfassend kann festgehalten werden, daß aus den derzeitigen Organisations- und Führungsstrukturen im Krankenhaus folgende Probleme resultieren:

- **Defizite in der Prozeßorientierung**
  Die auftretenden Defizite in der Prozeßorientierung sind auf die versäulten Organisationsstrukturen und das mangelnde Prozeßverständnis der Mitarbeiter zurückzuführen. Die Leistungsprozesse verlaufen quer zur funktionalen Organisation und an den Grenzen zwischen den Organisationseinheiten (Abteilungen, Stationen, Berufsgruppen) treten Schnittstellen auf. An diesen Schnittstellen kommt es im Krankenhaus zu erheblichen Koordinationsproblemen, die sich beispielsweise an Wartezeiten der Patienten oder Leerlaufzeiten von Personal und Geräten zeigen. Die starke Zersplitterung der Aufgaben erschwert den Informationsaustausch und führt zu Koordinationsmängeln in Form von unnötigen oder doppelten Leistungen. Die Ursachen für diese Schnittstellenprobleme sind auch in dem fehlenden Verständnis der Mitarbeiter für die abteilungs- und berufsübergreifenden Leistungserstellung begründet.[64] Jede Leistungsstelle und Berufsgruppe sieht allein ihre Anforderungen und Probleme. Die Erkenntnis von Industrieunternehmen, daß bei funktionaler Arbeitsteilung die Bearbeitungsschritte ohne Kenntnis des Gesamtzusammenhangs durchgeführt und der „Auftrag" (im Krankenhaus: der „Patient") inklusive Qualitätsverantwortung anonym weitergereicht werden,[65] läßt sich analog auf das Krankenhaus übertragen.

---

62   Vgl. Picot, A., Reichwald, R., Wigand, R.T. (1998), S. 4.
63   Vgl. dazu Streyer, J. (1996), S. 198.
64   Vgl. Eichhorn, S. (1996), S. 116.
65   Vgl. Zink, K.J. (1994a), S. 31 ff.

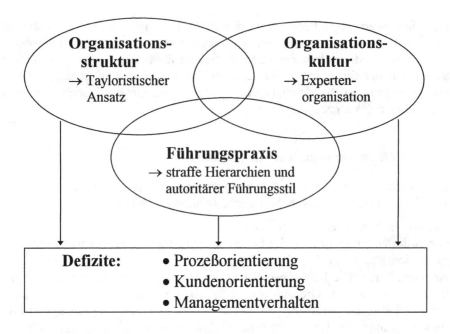

Abbildung 3-3: Qualität als Organisations- und Führungsproblem im Krankenhaus

- **Defizite in der Kundenorientierung**

  Die dominierende Expertensicht von Qualität im Krankenhaus führt dazu, daß der Patient als primärer Kunde mit seinen Bedürfnissen und Anforderungen weitgehend ignoriert wird. Die Mediziner definieren in ihrer Expertenrolle für den Patienten, was gute medizinische Qualität ist. Das Krankenhauspersonal sieht sich aus dem traditionellen Verständnis heraus nicht als professioneller Dienstleister, womit der Patient auch nicht als „Kunde" verstanden wird. Die mangelnde Kundenorientierung im Krankenhaus ist somit darin begründet, daß ein Kundenverständnis bei den Mitarbeitern nicht oder nur unzureichend entwickelt ist. Darüber hinaus müssen in das Kundenverständnis auch einweisende Ärzte und Krankenkassen als externe Kunden sowie die organisationsinternen Kunden (Mitarbeiter) und Kooperationspartner mit einbezogen werden.

- **Defizite im Managementverhalten**

Im Krankenhaus bestehen gravierende Strategieentwicklungs- und -implementierungsprobleme, die sich auf Defizite im Managementverhalten zurückführen lassen. Die Krankenhausleitung muß zunächst die Bedeutung des integrierten Qualitätsmanagements überhaupt erkennen und auf dieser Basis eine umfassende Strategie entwickeln (Top-Down-Ansatz). Selbst wenn diese Arbeit geleistet ist, besteht das Hauptproblem darin, die krankenhausweite Qualitätskonzeption durchgängig zu implementieren. Die Krankenhausleitung ist häufig nicht in der Lage, die Denkbarrieren der Mitarbeiter soweit abzubauen, daß eine fach- und berufsgruppenübergreifende Zusammenarbeit und eine strategische Koordination aller Abteilungen möglich wird. Zudem bestehen Führungsdefizite in der mangelnden Mitarbeiterorientierung, die sich in einer schlechten „sozialen Qualität" im Krankenhaus niederschlagen. Die Mitarbeiter müssen als wichtigste Ressource angesehen werden, um effektive und effiziente Leistungen zu erstellen und diese mit ihrem Ideen- und Erfahrungspotential noch zu verbessern.

3.4 Reorganisation von Strukturen und Prozessen

Aufgrund der aufgezeigten Defizite ist eine Reorganisation von Strukturen und Prozessen im Krankenhaus erforderlich. Die Reorganisation bezieht sich somit auf die Aufbau- und auf die Ablauforganisation:

- Die **Aufbauorganisation** ist ein Bestandteil der Strukturqualität und schafft die Rahmenbedingungen, in denen Qualität erstellt wird. Die Reorganisation ist darauf gerichtet, durch die Bildung kleiner, autonomer Organisationseinheiten dezentrale Strukturen einzuführen. Ideengeber können dabei Konzepte aus der Industrie sein, wie beispielsweise das Gedankengut der „Fraktalen Fabrik"[66] oder der „Fertigungssegmentierung"[67], die gemeinsam auf einen Modularisierungsansatz zurückgeführt werden können.[68]

- Die **Ablauforganisation** determiniert die Prozeßqualität. Die Restrukturierung der Ablauforganisation basiert darauf, Prozesse zu analysieren und neu zu gestalten mit dem Ziel, die Prozesse zu beschleunigen, indem überflüssige Prozeßschritte abgebaut, Doppelarbeiten vermieden, Schnittstellen reduziert und die verbleibenden besser verzahnt werden. Für eine Prozeßoptimierung im Krankenhaus kann das radikale Konzept des „Business Reengineering"[69] hilfreiche Ansatzpunkte und Denkanstöße liefern.

Die Restrukturierung der Aufbau- und der Ablauforganisation kann nicht unabhängig voneinander vorgenommen werden, da es sich um „zwei Seiten ein- und desselben Gegenstandes"[70] handelt. Dennoch stellt sich die Frage, ob zunächst die Aufbauorganisation verändert und anschließend die Prozesse optimiert werden sollen, oder ob die Prozesse den Ausgangspunkt für die Neustrukturierung der Aufbauorganisation bilden. In Krankenhäusern ist bisher der Trend zu erkennen, daß allein an den Prozessen (z.B. OP-Reorganisation) angesetzt wird, ohne die traditionellen Organisationsstrukturen anzutasten. Für eine umfassende Restrukturierung der Krankenhäuser ist es aber entscheidend, auch die Aufbauorganisation mit einzubeziehen. In welcher Reihenfolge – oder ob möglicherweise sogar parallel – die Aufbau- und Ablauforganisation restrukturiert werden, ist dann für das Ergebnis bedeutungslos.

---

[66]   Zur Fraktalen Fabrik vgl. Warneke, H.-J. (1992).
[67]   Zur Fertigungssegmentierung vgl. Wildemann, H. (1994).
[68]   Vgl. Picot, A., Reichwald, R., Wigand, R.T. (1998), S. 201.
[69]   Zum Business Reengineering vgl. Hammer, M., Champy, J. (1996).
[70]   Vgl. Picot, A. (1993), S. 105.

3.4.1 Modularisierung der Aufbauorganisation

Mit der Optimierung der Leistungstiefe wird die zwischenbetriebliche Arbeitsteilung zwischen dem Krankenhaus und seinen Leistungspartnern festgelegt. Die im Krankenhaus verbleibenden Arbeitsinhalte und Teilprozesse müssen intern den einzelnen Organisationseinheiten zugeordnet werden. Dadurch wird die innerbetriebliche Arbeitsteilung festgelegt und die Organisationsstruktur des Krankenhauses aufgespannt.

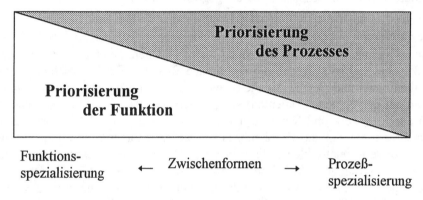

Funktions-
spezialisierung ← Zwischenformen → Prozeß-
spezialisierung

Abbildung 3-4: Funktions- und prozeßorientierte Spezialisierung[71]

Grundsätzlich lassen sich zwei gegensätzliche Strukturierungsprinzipien differenzieren (siehe Abbildung 3-4):

- Die bisher präferierte **funktionale Spezialisierung** sichert eine hohe Tech-Qualität innerhalb der abgegrenzten Aufgabenbereiche bzw. Teilprozesse. Grundlage dafür ist, daß eine hohe funktionale Expertise entwickelt werden kann.[72] Zudem bieten die starren funktionalen Organisationsstrukturen den Mitarbeitern Sicherheit und Verhaltensstabilität. Die Nachteile dieses Organisationsprinzips kommen in den Qualitätsproblemen – insbesondere durch die Defizite in der Prozeß- und Kundenorientierung – zum Ausdruck.

---

[71] In Anlehnung an Picot, A., Franck, E. (1995), S. 31 und Zink, K.J., Brandstätt, T. (1996), S. 747.
[72] Vgl. auch zum folgenden v. Eiff, W. (1995c), S. 12.

- Eine **prozeßorientierte Spezialisierung** erfolgt, wenn einer Organisationseinheit ein bestimmter Leistungsprozeß vollständig zugeordnet wird.[73] Die Vorteile der prozeßorientierten Aufgabenintegration liegen darin, daß sich das Koordinationsproblem innerhalb des Leistungsprozesses reduziert und eine ganzheitliche Patientenversorgung sichergestellt werden kann. Fraglich ist jedoch, ob das hohe Qualitätsniveau in den einzelnen Funktionen gehalten werden kann. Auch besteht nach wie vor ein Koordinationsproblem zwischen den verschiedenen Leistungsprozessen, beispielsweise wenn auf gemeinsame Ressourcen (z.B. OP-Kapazität) zurückgegriffen wird.

Für das Krankenhaus ist eine Zwischenform anzustreben, welche die funktionale Spezialisierung um die prozeßorientierte Ausrichtung ergänzt, so daß die Vorteile beider Organisationsprinzipien genutzt werden können. Die Organisationsstruktur muß so beschaffen sein, daß die funktionale Expertise für die Leistungsprozesse erhalten bleibt und gleichzeitig die bereichs- und berufsübergreifende Zusammenarbeit auf den Kunden (Patienten) konzentriert wird, wobei das funktionale Denken durch Prozeß- und Kundenorientierung zu ersetzen ist.[74] Das kann dadurch erreicht werden, daß das Krankenhaus auf der Basis integrierter, kundenorientierter Prozesse in relativ kleine, überschaubare Organisationseinheiten restrukturiert wird. Der Grundgedanke dieses **Modularisierungskonzeptes** kommt auf der Ebene der Arbeitsorganisation durch die Bildung von Gruppen bzw. Teams und auf der Ebene des gesamten Krankenhauses durch die Aufgliederung in Profit-Center zum Ausdruck.[75]

Der Modularisierungsansatz ermöglicht es, das integrierte Qualitätsmanagement – mit den zentralen Prinzipien der Prozeß- und Kundenorientierung – strukturell in der Aufbauorganisation zu verankern. Kleine, unabhängige Organisationseinheiten reduzieren die Komplexität im Krankenhaus und fördern die Flexibilität sowie die Anpassungsfähigkeit auf veränderte Kundenanforderungen einzugehen. Mit der Modularisierung geht auch eine Abflachung der Hierarchien einher. Die Mitarbeiter werden stärker in Entscheidungsprozesse eingebunden, was in Zusammenhang mit der ganzheitlichen Aufgabenstruktur die Motivation erheblich steigern kann. Im einzelnen sind die modularen Organisationseinheiten (Arbeitsgruppen, Profit-Center) durch folgende Merkmale gekennzeichnet:[76]

---

[73] Vgl. Picot, A., Franck, E. (1995), S. 31.
[74] In Anlehnung an v. Eiff, W. (1995c), S. 12.
[75] Vgl. Picot, A., Reichwald, R., Wigand, R.T. (1998), S. 201.
[76] Zu den Merkmalen vgl. ausführlich Picot, A., Reichwald, R., Wigand, R.T. (1998), S. 202 ff.

- **Prozeßorientierung**
Die Bildung der modularen Einheiten orientiert sich an den Prozessen, um die Anzahl der Schnittstellen möglichst gering zu halten. Aufgrund dieser Ausrichtung an Prozessen statt an Funktionen handelt es sich um einen objekt- bzw. im Krankenhaus um einen patientenorientierten Strukturierungsansatz, der einer produktgruppenbezogenen Spartenorganisation (Divisionalisierung) ähnelt.

- **Kundenorientierung**
Mit der durchgängigen Ausrichtung der Module auf die Prozesse ist untrennbar die Kundenorientierung verbunden. Die modularen Einheiten sehen sich einer unmittelbaren Kunden-Lieferanten-Beziehung gegenüber, die sich nicht nur auf die externen, sondern auch auf die organisationsinternen Kunden bezieht.

- **Integration der Aufgaben**
Der Modularisierungsansatz fordert, möglichst alle zusammenhängenden Aktivitäten einer abgeschlossenen Aufgabe auch in einer Organisationseinheit zu integrieren. Im Krankenhaus entspricht dies der Forderung nach einer ganzheitlichen Patientenversorgung. Das Problem besteht jedoch darin, daß damit die Grenze der Beherrschbarkeit überschritten werden kann. Damit besteht ein Spannungsverhältnis zwischen der Integration der Aufgaben und der Bildung kleiner Einheiten.

- **Bildung kleiner Einheiten**
Der Kerngedanke der Modularisierung besteht darin, komplexe Organisationsstrukturen zu zerschlagen und möglichst kleine, überschaubare Organisationseinheiten zu bilden. Ein Konflikt ergibt sich dann, wenn das aus Prozeßsicht sinnvolle Mindestmaß an Aufgabenintegration die Kapazität einer kleinen Einheit übersteigt. Der Einsatz der IuK-Technik kann jedoch die Grenze der Beherrschbarkeit ausweiten und so den Konflikt entschärfen.

- **Dezentrale Entscheidungskompetenz und Ergebnisverantwortung**
Den modularen Einheiten wird Entscheidungskompetenz und Ergebnisverantwortung nach dem Subsidiaritätsprinzip übertragen, um eine Selbststeuerung zu erreichen. Die Einbeziehung der Mitarbeiter fördert deren Motivation und die Bereitschaft, sich auch mit ökonomischen Zusammenhängen auseinanderzusetzen.

- **Nicht-hierarchische Koordinationsformen**
Mit der Dezentralisierung der Entscheidungskompetenz und Ergebnisverantwortung ergibt sich automatisch eine Rücknahme der hierarchischen Koordination im Krankenhaus. Bei den Arbeitsgruppen besteht eine Koordination in

109

Form teamartiger Abstimmung, die zum einen auf Informationen (Controlling) und zum anderen auf gemeinsamen Normen und Werten (Organisationskultur) basiert. Mit dem Profit-Center-Konzept wird zusätzlich eine Koordination über den Marktmechanismus implementiert.

Im folgenden wird ein Entwurf für einen Modularisierungsansatz im Krankenhaus auf der Basis von Arbeitsgruppen und Profit-Centern entwickelt.

3.4.1.1 Gruppenarbeit und Teamstrukturen

Gruppenarbeit ist ein zentraler Baustein und Erfolgsfaktor des Lean Management-Konzeptes.[77] Arbeitsinhalte werden zu einer ganzheitlichen Aufgabenstruktur zusammengefaßt, die selbständig und eigenverantwortlich von einer Gruppe als kleinster Organisationseinheit übernommen werden. Die Reintegration von Arbeitsinhalten beseitigt die Nachteile der tayloristischen Arbeitsteilung und Spezialisierung. Durch die Gruppenarbeit lassen sich interne Schnittstellen abbauen, so daß Koordinationsdefizite in Form von Zeit- und Qualitätsverlusten reduziert werden. Teamkonzepte können zudem die Mitarbeitermotivation und -zufriedenheit fördern.[78] Das Kreativitäts- und Leistungspotential der Mitarbeiter soll gezielt aktiviert werden, um ein hohes Qualitätsniveau zu erreichen und darüber hinaus zu verbessern. Zu den ständigen Aufgaben der Gruppenarbeit gehört der kontinuierliche Verbesserungsprozeß, um die Effektivität und Effizienz der Leistungen zu steigern.[79]

Die Gruppenarbeit als arbeitsorganisatorisches Prinzip ist auch für Krankenhäuser ein interessanter Ansatz, um die strukturellen Qualitätsprobleme zu lösen. In der Krankenhauspraxis gibt es bisher hauptsächlich Beispiele für temporäre Gruppenarbeit in Krankenhäusern. Dabei handelt es sich vorwiegend um zeitlich befristete, projektorientierte Zusammenarbeit in Qualitätszirkeln, Arbeitsgruppen und Projektteams.[80] Da die temporären Gruppen aber nur parallel zur Krankenhausorganisation existieren, können sie die Strukturprobleme nicht lösen, sondern allenfalls einen Anstoß zu einer weitergehenden Organisationsentwicklung geben. Im Gegensatz zu temporären werden permanente Arbeitsgruppen als fixer Be-

---

[77] Vgl.dazu Hentze, J., Kammel, A. (1992), S. 632 ff. und Corsten, H., Will, T. (1994), S. 934 f.

[78] Vgl. Adam, D. (1998a), S. 4.

[79] Vgl. Tolksdorf, G. (1994), S. 89.

[80] Vgl. z.B. für Qualitätszirkel Mühlbauer, B.H., Strack, D. (1997) und für Arbeitsgruppen Conrad, H.-J. et al. (1996), S. 290 f.

standteil in die Organisation eingebunden.[81] Deshalb können permanente Team-konzepte die verkrusteten Organisationsstrukturen der Krankenhäuser aufbre-chen, wenn die Teams berufsgruppenübergreifend besetzt sind.

Interdisziplinäre Gruppenarbeit kann in Form von **Patient-Care-Teams** in Kran-kenhäusern realisiert werden.[82] Dabei handelt es sich um teilautonome Arbeits-gruppen, die aus Ärzten, Pflegekräften und anderen am Behandlungsprozeß be-teiligten Berufsgruppen (z.B. medizinisch-technische Dienste, Psychologen, Diät-assistenten) bestehen, die für die gesamte Versorgung und Behandlung bestimm-ter Patienten zuständig sind. Das bedeutet eine Bündelung operativer und diposi-tiver Aufgaben sowie eine horizontale und vertikale Reintegration von Arbeitsin-halten. Die Patient-Care-Teams (PCT) stellen somit die am höchsten integrierte Form der Arbeitsstrukturierung im Krankenhaus dar. Die Vorteile bestehen darin, daß der berufsgruppenübergreifende Abstimmungsaufwand reduziert wird, eine interdisziplinäre Integration der Primärprozesse erfolgt und sich ein Vertrau-enspotential zwischen den Berufsgruppen aufbaut. Die PCTs konzentrieren sich auf „ihre" Patienten und schaffen damit ein einzigartiges Patienten-Beziehungs-system.

Die Bildung der Arbeitsgruppen auf einer Station (bettenführende Abteilung) er-folgt patientenorientiert. Patientengruppen, die jeweils von einem PCT betreut werden, können nach Krankheitsbildern oder nach spezifischen Bedürfnissen wie z.B. bei älteren Menschen oder Kindern zusammengefaßt werden. Nach diesen Patientencharakteristika werden die PCTs zusammengesetzt, wobei sich wieder-um eine Spezialisierung der Teams herausbilden kann. Ausgangspunkt der Orga-nisationsstruktur sind aber die medizinischen und nicht-medizinischen Patienten-bedürfnisse. Die Gruppenbildung entspricht somit einer kundenorientierten Se-gmentierung im Krankenhaus. Die Organisation wird an die Patientenbedürfnisse angepaßt und nicht umgekehrt. Dieser Ansatz bricht mit der traditionellen Orga-nisationsstruktur und vielen tradierten Mustern der Organisationskultur und stellt daher einen tiefgreifenden Veränderungsschritt für Krankenhäuser dar.

---

[81] Vgl. Frech, M. (1996), S. 282.
[82] Zu den Patient-Care-Teams vgl. Heimerl-Wagner, P. (1996b), S. 176 f.

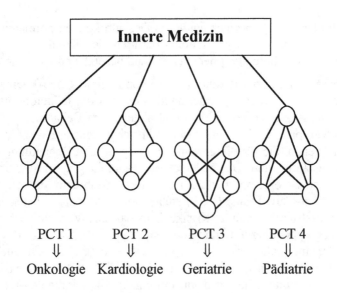

Abbildung 3-5: Strukturierung der Arbeitsgruppen

Kennzeichnend für Gruppenarbeit auch im Krankenhaus sind die folgenden klassischen Maßnahmen zur Arbeitsgestaltung:[83]

- **Job Enlargement** (Aufgabenerweiterung),
- **Job Enrichment** (Aufgabenbereicherung) und
- **Job Rotation** (Arbeitsplatzwechsel).

Innerhalb des Teams wird der Tätigkeitsbereich einzelner Mitarbeiter erweitert (**Job Enlargement**). Die Integration von Arbeitsinhalten zu einer patientenorientierten Gesamtaufgabe reduziert die horizontale Arbeitsteilung. Voraussetzung ist allerdings, daß der bisher sehr eng definierte Arbeitsbereich vor allem beim Pflegedienst erheblich ausgeweitet wird. In den USA wird das Pflegepersonal berufsübergreifender ausgebildet und ist imstande, 80-90% der vom Patienten benötigten Dienstleistungen zu erbringen – von der Versorgung am Krankenbett über routinemäßige Röntgenaufnahmen und Laborarbeiten bis hin zur Behandlung

---

83   Vgl. dazu Picot, A., Reichwald, R., Wigand, R.T. (1998), S. 443, 506 f., Rollberg, R. (1996), S. 30 f., 34 und Wagner, H., Städler, A. (1989), S. 196 ff.

der Atemwege und EKGs.[84] Aber auch verwaltungstechnische Aufgaben wie Patientenaufnahme und -entlassung sowie Dokumentationspflichten werden vom Pflegepersonal ebenso übernommen wie Aufgaben der Patientenversorgung (z.B. Betten beziehen und Essen servieren). Neben einer wesentlich breiteren Qualifikation einzelner Teammitglieder ist dazu auch eine andere Einstellung gegenüber der Arbeit und dem Patienten erforderlich. Die Mitarbeiter müssen bereit sein, einerseits geringerwertige Arbeiten der Patientenversorgung zu übernehmen und andererseits eine stärkere Beziehung zu den Patienten aufzubauen, was bei schwerstkranken Patienten auch psychisch belastend sein kann. Der Vorteil des Job Enlargement besteht darin, daß die Arbeit insgesamt abwechslungsreicher gestaltet ist. Die Mitarbeiter verbringen mehr Zeit mit dem Patienten und entwickeln so ein Gespür für die Ganzheitlichkeit der Behandlung und den Sinn ihrer Tätigkeit. Das führt zu intrinsischer Motivation und fördert die Arbeitszufriedenheit. Krankenhausspezifische Gruppenarbeit zeichnet sich insgesamt dadurch aus, daß flexibel einsetzbare Generalisten (Pflegepersonal) und medizinische Spezialisten in einem Team integriert werden. Die medizinische Spezialisierung muß erhalten bleiben, um einen hohen Qualitätsstand halten zu können.

Die Teams planen und steuern die Arbeitsprozesse selbst, so daß mit dem Tätigkeitsbereich auch der Entscheidungs- und Kontrollspielraum ausgeweitet wird (**Job Enrichment**). Die vertikale Arbeitsteilung wird reduziert und der Grad der Entscheidungsdezentralisation steigt. Dadurch wird automatisch die Hierarchie abgeflacht. Denn je mehr Kompetenzen die Gruppe erhält, desto mehr Hierarchiestufen werden hinfällig. Die Gruppe regelt autonom, wie die Arbeit untereinander aufgeteilt und der Arbeitsablauf gestaltet wird. Zum Beispiel besteht die Möglichkeit, ein System flexibler Arbeitszeiten innerhalb der Gruppe einzuführen, die den Interessen der Mitarbeiter entgegenkommt, aber auch den Arbeitsrhythmus der Teammitglieder besser aufeinander abstimmt. Darüber hinaus ist die Gruppe auch an der ökonomischen Planung und Steuerung der Leistungserstellung zu beteiligen. Dazu müssen die Mitarbeiter schrittweise an die Thematik herangeführt werden. Ausgangspunkt können moderierte Arbeitsgespräche sein, in denen das ökonomische Ergebnis der Gruppe (z.B. die Leistungen und Kosten eines Monats) diskutiert werden.[85] Wichtig ist dabei die Unterstützung durch das Controlling, das die geeigneten Informationen bereitstellt, ggf. Moderatorfunktion übernimmt und ökonomische Grundkenntnisse vermittelt. Das langfristige Ziel besteht darin, die Gruppe zu befähigen, möglichst viele ökonomische

---

[84] Vgl. Lathrop, J.P. (1992), S. 77 und Peters, T. (1993), S. 302 f.
[85] Vgl. zu einem Beispiel Flock, C. (1996), S. 91 ff.

Entscheidungs- und Kontrollkompetenzen selbst wahrzunehmen, um zu einer Selbststeuerung zu gelangen. Die Autonomie der Gruppe bedeutet, daß die Verantwortung für das medizinische und ökonomische Ergebnis übernommen wird. Die Grenze der Autonomie ist jedoch erreicht, wo andere Bereiche des Krankenhauses und die übergeordneten Gesamtziele tangiert werden, wie z.B. bei strategischen Investitionsentscheidungen.[86]

Wenn Teamstrukturen konsequent im Krankenhaus implementiert werden sollen, dann darf sich Job Enrichment nicht nur auf die organisatorische und ökonomische Ebene erstrecken, sondern muß sich auch auf den Kernbereich der Patientenversorgung beziehen. D.h., das Team legt gemeinsam mit dem Patienten die Ziele und Prioritäten der Behandlung fest. Entscheidungen werden nicht mehr autoritär durch den Chefarzt, sondern partizipativ im Team gefällt. Das ist nur dann möglich, wenn Mediziner ihren absoluten Entscheidungsanspruch aufgeben und sich in ein Team eingliedern, in dem die anderen Berufsgruppen nicht nur medizinische Hilfsberufe, sondern akzeptierte Leistungspartner sind. Realisiert ist ein solches Modell in der Klinik für Tumorbiologie Freiburg unter dem Aspekt der ganzheitlichen Medizin.[87] Die Patienten werden von einem Betreuerteam behandelt, wobei durchaus die psychologische Betreuung Primärziel sein kann und die eigentliche Tumorbehandlung zurücksteht, z.B. bei Patienten mit nicht heilbaren Krebserkrankungen. Der Arzt ist in diesem Team ein primus inter pares, da er (auch juristisch) die Verantwortung für den Patienten trägt und die Bemühungen des Betreuerteams – im Sinne eines Case Managers – koordiniert.

Die Teams bestehen aus multifunktional einsetzbaren Mitarbeitern. Damit diese Fähigkeiten erhalten bleiben und gefördert werden, ist der Arbeitsplatz systematisch zu wechseln *(Job Rotation)*. Wichtiger als der Wechsel innerhalb der Gruppe ist im Krankenhaus ein Wechsel der Gruppen und Abteilungen. Auf diese Weise mildert Job Rotation eine zu einseitige Spezialisierung auf bestimmte Patientengruppen und Krankheitsbilder. Vor dem Hintergrund steigender Multimorbidität ist daher auch für Mediziner Job Rotation eine geeignete Maßnahme, um sich fachlich möglichst breit zu qualifizieren. Zudem verdeutlicht ein häufiger Wechsel dem einzelnen Mitarbeiter die betrieblichen Abläufe im Krankenhaus.

---

[86] In der Literatur wird daher in Abhängigkeit vom Grad der Selbststeuerung nach autonomen, relativ autonomen und teilautonomen Gruppen differenziert. Vgl. Wagner, H., Städler, A. (1989), S. 199 f.

[87] Vgl. dazu auch im folgenden Nagel, G.A. (1997).

Insgesamt fördert Job Rotation das Flexibilitätspotential, so daß Mitarbeiter flexibler und bedarfsorientierter eingesetzt werden können.

Der Nutzen von Gruppenarbeit besteht in einer Qualitätsverbesserung auf den Ebenen der Mitarbeiter- und Kundenorientierung sowie der medizinischen Qualität und der Wirtschaftlichkeit.[88] Aus Mitarbeitersicht erhöhen die Reintegration der Arbeit und die strukturellen Freiräume sowohl Motivation als auch Qualifikation und steigern deutlich die Arbeitszufriedenheit. Durch die Teamarbeit kann der Anforderung nach mehr Selbstentfaltung im Zuge des gesellschaftlichen Wertewandels entsprochen werden.[89] Für das Krankenhaus resultiert dann ein Nutzen, wenn sich die Mitarbeiterzufriedenheit positiv auf die Leistung sowie auf Absentismus und Fluktuation auswirkt. Zudem besteht ein positiver Zusammenhang zwischen Mitarbeiter- und Patientenzufriedenheit, die sich gegenseitig beeinflussen. Die Kundenorientierung kommt dadurch zum Ausdruck, daß die Gruppenarbeit auf den Patienten fokussiert ist, wodurch die Qualität in der Tech- und Touch-Dimension verbessert werden kann. Durch den Abbau von Schnittstellen und die verbesserte Koordination innerhalb der Gruppe sind sinkende Verweildauern zu erwarten. Insgesamt kann die Effizienz und Effektivität der Leistungserstellung verbessert werden, wie ein Beispiel aus den USA demonstriert.

Das Lakeland Regional Medical Center in Florida führte in einer Piloteinheit Teamarbeit ein und kann auf folgende Ergebnisse verweisen:[90]

- Diagnostische Radiologieverfahren, die bisher in 40 Schritten abgewickelt wurden, erfordern nur noch 20, wodurch die durchschnittliche Bearbeitungszeit von 140 auf 28 Minuten gesunken ist.
- Die Pflegekräfte verbringen mehr Zeit mit den Patienten. Vor der Neuorganisation waren es lediglich 21% der Arbeitszeit, nun sind es 53%.
- Die Fehlerquote bei den verabreichten Medikamenten ist die niedrigste im gesamten Krankenhaus.
- Die Zahl der Mitarbeiter, mit denen der Patient während seines Krankenhausaufenthaltes in Kontakt kommt, reduziert sich von 48 auf 13 Personen.
- Die Fluktuationsquote des Pflegepersonals ist die niedrigste des ganzen Krankenhauses.

---

[88]   Vgl. Frech, M. (1996), S. 243.
[89]   Vgl. Picot, A., Reichwald, R., Wigand, R.T. (1998), S. 452.
[90]   Vgl. Weber, D.O. (1991), S. 24 ff. und Peters, T. (1993), S. 303 ff.

Darüber hinaus leisten Teams aktive Qualitätsarbeit im Sinne des Kaizen.[91] Die Gruppe übernimmt Qualitätszirkelaufgaben zur kontinuierlichen Verbesserung der Leistungsprozesse. Ein wesentlicher Teil der Verbesserungsaktivitäten ist darauf gerichtet, Verschwendungen jeglicher Art wie z.B. Wartezeiten von Patienten, technische Störungen, Bestände zu eliminieren bzw. zu reduzieren.[92] Aufgrund der abteilungsübergreifenden Leistungsprozesse ist eine Koordination der Kaizen-Aktivitäten der verschiedenen organisatorischen Einheiten erforderlich, die z.B. durch abteilungsübergreifende Qualitätszirkel erfolgen kann. Von besonderer Bedeutung ist dabei die interdisziplinäre Zusammenarbeit der einzelnen Fach- und Funktionsabteilungen.

Die Implementierung von Gruppenarbeit muß planvoll und sorgfältig vorbereitet erfolgen, da im Krankenhaus zahlreiche Widerstände zu erwarten sind. In erster Linie sind Widerstände von Seiten der Mediziner zu erwarten, da sie aus standespolitscher Sicht ihre herausragende Stellung zurücknehmen und sich in ein Team integrieren müßten, was de facto einen Machtverlust bedeutet. Aber auch der Pflegedienst könnte einer interdisziplinären Gruppenarbeit skeptisch gegenüberstehen, da er sich von seiner engen Arbeitsauffassung und ggf. vom Konfrontationskurs gegenüber den Ärzten verabschieden müßte. Zudem besteht die Gefahr, daß durch die Arbeitsintensivierung (Job Enlargement, Job Enrichment) die Mitarbeiter überfordert sind und mit Demotivation und Kontraproduktivität reagieren.[93] Da Gruppenarbeit die Hierarchien abflacht, sind automatisch weniger Aufstiegsmöglichkeiten vorhanden, was insbesondere für karriereorientierte Mediziner ein Problem darstellt. Zudem besteht die Gefahr, daß trotz der Einführung von Teams die „alten" Hierarchien existent bleiben, da den traditionell begründeten Denk- und Verhaltensweisen strukturell nur schwer zu begegnen ist.[94]

Die Widerstände gegen die Gruppenarbeit zu überwinden, stellt einen zeitaufwendigen Entwicklungsprozeß dar, der Geduld und Überzeugungsarbeit erfordert. Daher sollten Teamstrukturen zunächst nur punktuell auf Pilotstationen mit engagierten und motivierten Mitarbeitern eingeführt werden. Die ersten positiven Effekte werden ausstrahlen und Anlaß sein, die Gruppenarbeit weiter im Krankenhaus auszuweiten. Für den Erfolg von Teamkonzepten in Krankenhäusern sind realistische Erwartungen wichtig, da die notwendigen Veränderungen i.d.R. evolutionär und nicht plötzlich und radikal verlaufen. Daher sind auch Zeitspan-

---

91 Zum Konzept von Kaizen vgl. Imai, M. (1992), S. 21 ff.
92 Vgl. Nagorny, H.-O. (1995), S. 655.
93 Vgl. Rollberg, R. (1996), S. 102.
94 Vgl. dazu Heimerl-Wagner, P. (1996b), S. 179 f.

nen von bis zu 10 Jahren nicht ungewöhnlich.[95] Der Schaden, der durch eine mißlungene Einführung von Gruppenarbeit angerichtet wird, kann für das Krankenhaus irreparable Folgen haben. Mit dem Scheitern eines Teamkonzeptes können alle weiteren Versuche, die Organisationsstrukturen zu verändern, abgewehrt werden, so daß die traditionellen Strukturen fest zementiert bleiben.

Mit dem Teamkonzept wird primär die Arbeitsorganisation auf der untersten Ebene des Krankenhauses restrukturiert. Die Mitarbeiter sollen Erfahrungen mit dezentralen Entscheidungsstrukturen sammeln, teilautonom Verantwortung übernehmen und mit entsprechenden Kompetenzen ausgestattet auch Prozesse selbst gestalten können.[96] Im Ergebnis führt die Realisation von Teamstrukturen zu tiefgreifenden Veränderungen im gesamten Aufbau des Krankenhauses und in der Gestaltung ihrer Führung. Auch auf der Ebene der Gesamtorganisation sind daher dezentrale Verantwortungs- und Entscheidungselemente im Krankenhaus zu implementieren, wie sie z.B. im Rahmen einer Profit-Center-Konzeption vorgesehen sind.

3.4.1.2 Profit-Center-Konzeption

Die Idee der Profit-Center-Konzeption besteht darin, ein Unternehmen in überschaubare Teilbereiche zu gliedern, die eigenverantwortlich agieren und weitgehend über einen Marktmechanismus gesteuert werden. Das Profit-Center-Konzept ist somit ein marktorientiertes Anreizsystem, das auf die selbststeuernde Wirkung von Preisen setzt. Die Anwendung des Profit-Center-Konzepts ist möglich, wenn es gelingt, die organisatorischen Voraussetzungen zu schaffen, um die Erfolgskomponenten eindeutig den einzelnen Centern zurechnen zu können.[97] Die einzelnen Center sollten daher möglichst über eigene Ressourcen verfügen, damit keine Kopplungen zu anderen Centern bestehen. Erforderlich ist zudem ein Zugang zum Markt, falls der aber nicht besteht, können interne Verrechnungspreise den Effekt eines Marktzugangs simulieren. Die Center benötigen entsprechende Entscheidungskompetenzen, um die relevanten Erfolgsfaktoren auch beeinflussen zu können. Motiviert ist der Einsatz von Profit-Centern durch die zunehmende Komplexität in Unternehmen, die durch eine zentrale Steuerung nicht mehr beherrschbar ist. Zudem zielt das Konzept darauf ab, die Nähe zum Markt

---

[95] Vgl. Picot, A., Reichwald, R., Wigand, R.T. (1998), S. 453.
[96] Vgl. Flock, C. (1996), S. 88 f.
[97] Vgl. dazu Frese, E. (1990), S. 145 ff. und Frese, E. (1995), S. 80.

bzw. zu den Kunden zu erhöhen und durch den „Marktdruck" Strukturen und Verhalten auf Effektivität und Effizienz zu überprüfen.

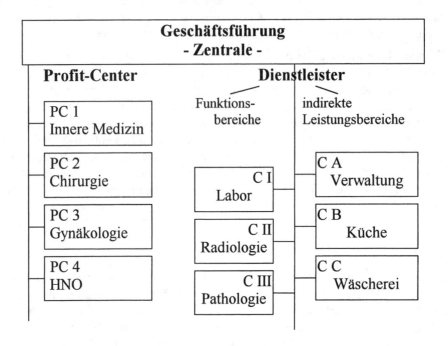

Abbildung 3-6: Profit-Center-Konzeption im Krankenhaus

Die Implementierung eines Profit-Center-Konzeptes erfordert, daß die Krankenhausorganisation divisional aufgegliedert wird. Nach den Kriterien Entscheidungsautonomie und Erfolgsverantwortung werden die Geschäftsbereiche segmentiert, die als **Profit-Center** (oder Ergebnis-, Erfolgs- oder Wertschöpfungscenter) bezeichnet werden.[98] Im Krankenhaus können die bettenführenden Fachabteilungen wie z.B. Innere Medizin, Chirurgie, Gynäkologie als eigenverantwortlich wirtschaftende Profit-Center definiert werden. Darüber hinaus existieren im Krankenhaus Abteilungen, die Dienstleistungen für die bettenführenden Abteilungen erbringen. Dazu gehören Funktionsbereiche wie Labor, Radiologie,

---

[98]   Vgl. Eichhorn, S. (1999), S. 3.

Pathologie etc. und indirekte Leistungsbereiche, z.B. Verwaltung, Technik, Küche. Für diese Abteilungen greift der Begriff des Profit-Centers nicht, sondern es handelt sich um **Cost-Center** oder Dienstleistungs-Center, deren Leistungen mit innerbetrieblichen Verrechnungspreisen bewertet werden müssen.[99] Werden diese Dienstleister ausgegliedert, so werden sie selbst zu Profit-Centern, da sie nun über einen direkten Marktzugang verfügen. Das Outsourcing von einzelnen Leistungsbereichen stellt somit einen ersten Schritt dar, Center-Strukturen im Krankenhaus einzuführen. Die **Zentrale** in Form der Krankenhausleitung gibt den strategischen Rahmen vor, der von den Centern operativ ausgefüllt werden kann. Zudem übernehmen Zentralbereiche die Aufgaben, die nicht an die Center delegiert werden sollten.[100] Dabei handelt es sich um übergreifende Aufgaben, bei denen z.B. Synergieeffekte wie beim zentralen Einkauf erzielt werden können, und um übergeordnete Koordinationsaufgaben wie z.B. die Einführung eines einheitlichen EDV-Systems.

Die bettenführenden Abteilungen gehören zu den Kernbereichen des Krankenhauses, für die als Profit-Center gewährleistet sein muß, daß ausreichend Entscheidungsautonomie besteht, um die Erlös- und Kostengrößen auch beeinflussen zu können. Mit der Einführung eines vollständig pauschalierten Entgeltsystems auf Basis der DRGs müssen die Erlöse den bettenführenden Abteilungen leistungsgerecht zugeordnet werden. Die richtige Eingruppierung des Behandlungsfalles in eine DRG und damit die Bemessung der Erlöse basiert auf der medizinischen Dokumentation, die u.a. die Haupt- und Nebendiagnosen, Komplikationen, Patientenmerkmale umfaßt.[101] Damit gewinnt die korrekte medizinische Dokumentation existentielle Bedeutung für das wirtschaftliche Ergebnis einer Fachabteilung. Die ärztlichen Primärentscheidungen, z.B. die Aufnahme des Patienten, der Einsatz von Behandlungsmethoden sowie die Behandlungsdauer determinieren die weiteren Arbeitsprozesse und legen die Behandlungskosten für den Fall fest.[102] Auch langfristig besteht die Möglichkeit, mit einer Spezialisierung auf bestimmte Leistungen die Erlöse und Kosten der Fachabteilung zu steuern. Damit existieren de facto Handlungsmöglichkeiten und eine ausreichende Entschei-

---

[99] Vgl. dazu Strehlau-Schwoll, H. (1996), S. 320 und Haunerdinger, M. (1997), S. 92.
[100] Vgl. dazu Eichhorn, S. (1999), S. 4.
[101] Vgl. dazu Rochell, B., Roeder, N. (2000).
[102] Vgl. Sachs, I. (1994), S. 128.

dungsautonomie, die es rechtfertigen, die medizinische und ökonomische Ergebnisverantwortung auch organisatorisch in einem Profit-Center zu verankern.[103]

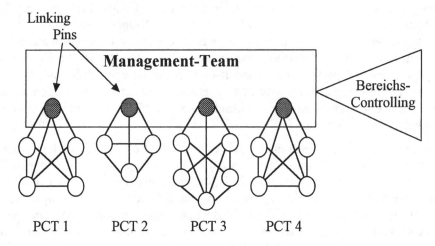

Profit Center 1
Innere Medizin

Abbildung 3-7: Das System der überlappenden Gruppen im Krankenhaus

Das Profit-Center-Konzept ist ein dezentrales Steuerungssystem, das strukturelle Veränderungen in der Krankenhausorganisation erfordert, um seine volle Wirkung entfalten zu können. Entscheidender Faktor für die Selbststeuerung und -verantwortung ist die Motivation der Mitarbeiter, die über Partizipation und Teamstrukturen erreicht werden kann. Daher sollte die Gruppenarbeit auch in das Profit-Center-Konzept integriert werden. Eine Möglichkeit, die Arbeitsgruppen (Patient-Care-Teams) mit den Profit-Centern zu verketten, bietet das **System der überlappenden Gruppen nach Likert**.[104] Dieser Ansatz sieht eine Koordination durch ein System von hierarchisch abgestuften, aber überlappenden Gruppen vor.

---

[103] Zu einer anderen Meinung vgl. Richter, H. (1997), der die Handlungsmöglichkeiten als zu gering einstuft.

[104] Zum System der überlappenden Gruppen vgl. Likert, R. (1972), S. 97 ff., insbesondere S. 111 f. und Picot, A., Reichwald, R., Wigand, R.T. (1998), S. 230 f.

Konkret fungiert dann jeweils ein Mitarbeiter der Patient-Care-Teams durch seine Mitgliedschaft im Management-Team des Profit-Centers als Verbindungsglied („linking pin") zwischen den Ebenen. Das Management-Team leitet – unterstützt durch ein Bereichscontrolling – das Profit-Center und stellt damit eine Alternative zum Chefarztprinzip dar.[105] Im Gesamtsystem Krankenhaus konzentrieren sich dann die PCTs auf die Patientenversorgung, während die Management-Teams das Organisationsnetzwerk zusammenhalten.

Die dezentrale Steuerung der Center erfordert zeitnahe Informationen aus dem Controlling über das Kosten- und Leistungsgeschehen. Um die erforderliche Transparenz zu schaffen, müssen die Erlöse und Kosten eindeutig abgegrenzt und den einzelnen Centern zugerechnet werden. Durch die DRG-orientierte Vergütung erhält nicht mehr eine Abteilung einen Abteilungspflegesatz oder eine Fallpauschale, sondern das Krankenhaus bekommt den Erlös einer DRG für die gesamte Behandlung.[106] Zur leistungsgerechten Aufteilung der Fallerlöse auf die einzelnen Leistungserbringer bzw. Center müssen neue Formen der innerbetrieblichen Leistungsverrechnung eingesetzt werden. Eine eindeutige Kostenzurechnung auf die einzelnen Center ist nur möglich, wenn keine Verbundeffekte über Ressourcenkopplungen bestehen. Daher sollte jede Abteilung möglichst über separate Ressourcen (z.B. OP, Ambulanz) verfügen. Die Entkopplung der Ressourcen baut zudem den Koordinationsbedarf ab, da dann kein Aufteilungsproblem des knappen Faktors (z.B. OP-Kapazität) mehr besteht. Aus diesen Gründen ist es wünschenswert, auch den modularen Einheiten der PCTs weitgehend eigene Ressourcen zu überlassen. Ökonomisch vertretbar ist eine derartige Segmentierung der Ressourcen aber nur dann, wenn hohe Fallzahlen erreicht werden, so daß die Kapazitäten auch ausgelastet sind.

Im Krankenhaus besteht ein Leistungs- und Ressourcenverbund, wenn Abteilungen Leistungen anderer Abteilungen in Anspruch nehmen. Diese Leistungen müssen bewertet und den leistungsnehmenden Centern als Kosten sowie den leistungserbringenden Centern als Erlöse zugerechnet werden. Die Leistungen können kosten- oder marktorientiert bewertet werden. Existiert kein Marktzugang, so entsteht das Problem der innerbetrieblichen Leistungsverrechnung.[107] Die Verrechnungspreise müssen „künstlich" erzeugt werden und so konzipiert sein, daß

---

[105] Analog kann das System der überlappenden Gruppen auch bei den Cost Centern angewendet werden.

[106] Vgl. Roeder, N., Rochell, B., Scheld, H.H. (2000), S. 699 f.

[107] Vgl. zur Verrechnung innerbetrieblicher Leistungen ausführlich Adam, D. (1997a), S. 137 ff.

sie eine Lenkungsfunktion ausüben. In der Krankenhauspraxis werden die Sekundärleistungen vorwiegend auf Basis einer Äquivalenzziffernrechnung mit Vollkosten verrechnet, was dem typischen Kostenerstattungsdenken entspricht.[108] Aufgrund des Vollkostencharakters dieser kostenorientierten Verrechnungspreise kann es zu erheblichen Fehlsteuerungen im Krankenhaus kommen. Marktorientierte Verrechnungspreise hingegen üben gleichzeitig eine Lenkungs- und Erfolgsermittlungsfunktion aus. Marktpreise lassen sich über einen Wettbewerbsvergleich ermitteln oder dadurch, daß Center outgesourct und tatsächlich am Markt agieren. Können die Profit-Center autonom über ihren Leistungsbezug entscheiden, ebenso wie die Dienstleistungs-Center ihre Leistungen auch extern anbieten können, so wird ein Marktmechanismus implementiert. Dieser gezielte Wettbewerbsdruck führt dazu, daß sich die Leistungen in Bezug auf Qualität, Kosten und Zeit verbessern, um konkurrenzfähig zu sein, und echte Kunden-Lieferanten-Beziehungen aufgebaut werden.

Für die dezentrale Steuerung der Center ist betriebswirtschaftliches Know-how notwendig. Angesichts der ökonomischen und medizinischen Ergebnisverantwortung ist eine adäquate Unterstützung in Form eines Bereichscontrolling sicherzustellen.[109] Das Bereichscontrolling übernimmt vorwiegend operative Aufgaben, während das strategische Controlling bei der Krankenhausleitung (Zentrale) angesiedelt ist. Strategische Entscheidungen legen die Strukturen (z.B. Anzahl der Fachabteilungen, Kapazitäten) fest, womit bereits ein Großteil der Kosten determiniert ist und Restriktionen für die erreichbare Qualität gesetzt werden. Die Konsequenzen sind nur dann von den Profit-Centern mitzuverantworten, wenn sie an den Entscheidungen (z.B. über die Anschaffung eines medizinisch-technischen Großgerätes) aktiv beteiligt sind. Für die wirtschaftliche Nutzung der geschaffenen Erfolgspotentiale ist das operative Bereichscontrolling zuständig. Die Selbststeuerung der Einheiten verlangt ein möglichst unmittelbares Feedback über Erfolg und Mißerfolg, damit zeitnah Maßnahmen getroffen werden können, z.B. wenn die Fallzahlen sich anders entwickeln als geplant. Außerdem gehört es zu den Aufgaben des Bereichscontrolling, innerhalb der gegebenen Strukturen ständig nach Verbesserungen in der Effektivität und Effizienz der Abläufe zu suchen.

Der Nutzen der Profit-Center-Konzeption besteht – ebenso wie bei Arbeitsgruppen – in einer Qualitätsverbesserung auf den Ebenen der Kunden- und Mitarbei-

---

108 Der innerbetriebliche Verrechnungssatz [DM/Punkt] ergibt sich durch eine einfache Divisionskalkulation aus Gesamtkosten durch Leistungseinheiten [Summe der Punkte nach DKG-NT]. Vgl. Conrad, H.-J. (1994), S. 255 f.
109 Vgl. Strehlau-Schwoll, H. (1996), S. 320 f.

terorientierung sowie der medizinischen Qualität und der Wirtschaftlichkeit. Der Marktmechanismus sorgt dafür, daß Serviceverständnis und -bereitschaft in den Abteilungen wächst und die Leistungen stärker auf die Kundenanforderungen abgestimmt werden müssen. Das gilt insbesondere für die interne Kundenorientierung, wodurch sich z.B. die zeitliche Koordination zwischen Klinik und dienstleistenden Abteilungen (z.B. Radiologie) erheblich verbessern kann. Die Mitarbeiter lassen sich durch mehr Freiraum in ihren Entscheidungen intrinsisch und zusätzlich durch Anreize (z.B. Entlohnung) extrinsisch motivieren.[110] Wesentlich ist, daß das Profit-Center-Konzept ein Umdenken bei den Mitarbeitern hin zu unternehmerischen Handeln bewirkt.[111] Durch erhöhtes Kostenbewußtsein und Transparenz in den Kosten- und Leistungsströmen gelingt es, die Leistungsprozesse effektiver und effizienter zu gestalten.

Das zentrale Problem der Profit-Center-Konzeption besteht darin, die einzelnen autonomen Einheiten in Bezug auf das Zielsystem des Krankenhauses zu koordinieren. Die Dezentralisierung kann dazu führen, daß die einzelnen Center sich nicht mehr in die Gesamtorganisation integrieren lassen. Das Konzept fördert Bereichsegoismen, zumal in Krankenhäusern traditionell ein Autonomiestreben der einzelnen Kliniken vorhanden ist.[112] Die Center versuchen isoliert ihre Prozesse zu optimieren, ohne aber die Rückwirkungen im Gesamtsystem zu berücksichtigen. Um diesem Partialstreben entgegenzuwirken, sind Mechanismen zu implementieren, die eine sachliche und zielgerechte Koordination sicherstellen. Hierarchische Koordinationsformen sind mit der angestrebten Selbststeuerung der Einheiten nicht kompatibel. Daher ist es sinnvoll, das System auf der Basis des Leitbildes über eine starke Krankenhauskultur sowie Corporate Identity zusammenzuhalten und über Ziele zu steuern.

3.4.2 Prozeßoptimierung im Rahmen der Ablauforganisation

Die Ablauforganisation regelt das dynamische Prozeßgeschehen und legt die räumliche und zeitliche Struktur der Abläufe fest.[113] Aufgrund der komplizierten Leistungserstellung im Krankenhaus, an der viele unterschiedliche Funktionsbereiche und Abteilungen beteiligt sind, gestaltet sich die Ablauforganisation ent-

---

110 Vgl. Bühner, R. (1993b), Sp. 1615.
111 Vgl. Haunerdinger, M. (1997), S. 94.
112 Siehe Kapitel 3.3.2.
113 Vgl. Schlüchtermann, J. (1990), S. 14.

sprechend komplex. Erster Ansatzpunkt für die Prozeßoptimierung ist eine ganzheitliche Betrachtung, die das Krankenhaus als Gesamtsystem versteht. Abteilungsegoismen behindern eine Gesamtoptimierung, d.h. isoliert betrachtet, weisen einzelne Abteilungen zwar eine effektive und effiziente Ablauforganisation auf, wodurch aber ein Kostenanstieg in anderen Abteilungen vorprogrammiert sein kann.[114] Zum Beispiel, wenn der Annahmeschluß für Laboruntersuchungen nicht auf den Stationsablauf der bettenführenden Abteilungen abgestimmt ist, so daß Laborergebnisse nicht rechtzeitig vorliegen und sogar Operationen verschoben werden müssen. Der Abbau der Prozeßkomplexität ist der zweite Ansatzpunkt, um die Prozesse zu optimieren. Im Krankenhaus existiert ein sehr breites Leistungsspektrum, das eine Vielfalt an Prozessen, die unterschiedlich miteinander kombiniert werden können, hervorgebracht hat. Diese Prozeßkomplexität ist durch eine Standardisierung zu reduzieren. Standards verbessern die Planungsgrundlage für die Ablauforganisation, indem sie festlegen, welche Leistungen in welcher Reihenfolge bei bestimmten Krankheitsbildern durchzuführen sind.[115] Zudem werden Leistungen nach ihrer Effektivität selektiert, so daß beispielsweise nicht mehr alle Laboruntersuchungen durchzuführen sind, sondern ein stufenweises Verfahren implementiert wird.

Der Anwendungsbereich der Prozeßoptimierung ist grundsätzlich auf repetitive Prozesse beschränkt.[116] Nur bei Prozessen, die sich wiederholen, besteht die Möglichkeit, diese zu optimieren und zu standardisieren. Im Krankenhaus ist somit der gesamte Aufgabenbereich der routinierten und etablierten Arbeitsabläufe einer Optimierung zugänglich. Lediglich bei innovativen und kreativen Prozessen z.B. in der Forschung, die sich gerade durch ihre Einmaligkeit auszeichnen und wenig strukturiert ablaufen, kann nicht angesetzt werden. Die Zielrichtung der Prozeßoptimierung besteht darin, den gesamten Leistungserstellungsprozeß bezogen auf Qualität, Zeit und Kosten zu verbessern. Nicht einzelne Funktionen (z.B. die Radiologie) stehen im Mittelpunkt der Betrachtung, sondern der koordinierte Gesamt-Behandlungsablauf.[117] Daher sind die Prozesse ausgehend von den Anforderungen der externen und internen Kunden zu planen. Der Prozeß der Leistungserstellung läßt sich beschleunigen, indem die Prozesse selbst sowie deren Verknüpfung (Schnittstellen) neu gestaltet werden. Dieser Zeitvorteil kommt in einer verkürzten Verweildauer zum Ausdruck. Mit effektiven und effizienten

---

[114] Vgl. v. Kempski, C. et al. (1994), S. 31.
[115] Siehe dazu Kapitel 4.4.2.
[116] Vgl. dazu Corsten, H. (1997), S. 20.
[117] Vgl. v. Kempski, C. et al. (1994), S. 32.

Prozessen werden weniger Ressourcen verbraucht, so daß sich die Kosten reduzieren. Die Qualität läßt sich dadurch steigern, daß die Prozesse möglichst einfach und mit wenig Beteiligten konzipiert sind, wodurch sich das Fehlerpotential
reduziert.

Zur Vorgehensweise bei der Prozeßoptimierung existieren unterschiedliche Konzepte und Vorstellungen. So kann das Umbruchmodell vom Evolutionsmodell
unterschieden werden.[118] Während das Umbruchmodell die Organisation und
Prozesse revolutionär verändern will, strebt das Evolutionsmodell eine kontinuierliche Verbesserung (Kaizen) der Prozesse an. Das Umbruchmodell basiert auf
dem Business-Reengineering-Ansatz von Hammer und Champy, der fundamenta-
les Überdenken und eine radikale Umstrukturierung der Leistungsprozesse fordert
– nicht um inkrementale Leistungsverbesserungen, sondern einen Quantensprung
zu erreichen.[119] Die Radikalität dieses Ansatzes bedingt eine Top-down Vorgehensweise, wohingegen das Evolutionsmodell die betroffenen Mitarbeiter einbin-
det (Bottom-up-Ansatz). Beide Modellansätze schließen sich nicht aus, sondern
können sinnvoll miteinander kombiniert werden. Insbesondere im Krankenhaus
sollte zunächst eine radikale Prozeßoptimierung erfolgen, um sich auf dieser Basis evolutorisch weiterzuentwickeln.[120] Wird ausschließlich das Evolutionsmodell
angewandt, so ist das Rationalisierungspotential nur sehr gering, da die Verbesserungen innerhalb der gegebenen Strukturen und Prozesse erfolgen, hinter denen
sich gerade im Krankenhaus die Ineffektivitäten und Ineffizienzen „verstecken".

Die Initiative für eine ganzheitliche Prozeßoptimierung muß von der Krankenhausleitung ausgehen, da es sich aufgrund der abteilungsübergreifenden Betrachtung um eine zentrale Aufgabe handelt. In der Top-down Vorgehensweise ist das
Prozeß-Reengineering als Projekt zu planen und zu organisieren. Da der Krankenhausleitung i.d.R. die spezielle Methodenkompetenz fehlt, kann eine Zusammenarbeit mit externen Beratungsunternehmen sinnvoll sein. Für die konkrete
Durchführung werden unterschiedliche Konzepte vorgeschlagen, die im Kern auf
ein zweistufiges Vorgehen – Prozeßanalyse und Prozeßneugestaltung – zurückgeführt werden können.[121] Im folgenden soll ein Ansatz zur Prozeßoptimierung im
Rahmen des integrierten Qualitätsmanagements vorgestellt werden, der die Pro-

---

118 Vgl. dazu Corsten, H. (1996), S. 1093.
119 Vgl. Hammer, M., Champy, J. (1996), S. 48 ff.
120 Vgl. dazu v. Eiff, W. (1996), S. 7.
121 Von Unternehmensberatungen sind unterschiedliche Reengineering-Konzepte entwickelt
worden. Vgl. z.B. Bock, F. (1995), Herp, T., Brand, S. (1995) und Gerpott, T.J., Wittkemper, G. (1995).

zeßanalyse und -gestaltung um die Qualitätssicherung und kontinuierliche Verbesserung der Prozesse ergänzt.[122]

3.4.2.1 Krankenhausspezifische Prozeßanalyse und -modellierung

Ausgehend von der Umfeld- und Unternehmensanalyse sind die kritischen Erfolgsfaktoren des Krankenhauses abzuleiten und die Geschäftsprozesse zu definieren, die im unmittelbaren Wirkungszusammenhang zu diesen Erfolgsfaktoren stehen. Geschäftsprozesse sind am Kerngeschäft des Krankenhauses orientierte Arbeits-, Informations- und Entscheidungsprozesse mit einem für den Krankenhauserfolg relevanten Resultat, das entweder einen konkreten Patientennutzen liefert oder einen Erfolgsbeitrag für das Krankenhaus leistet.[123] Im Krankenhaus ist der absolut dominierende Kern- oder Schlüsselprozeß der Gesamtversorgungsprozeß des Patienten von der Aufnahme bis zur Entlassung, der sich aus einer Vielzahl von Teilprozessen in Diagnose, Therapie, Pflege, Versorgung und Verwaltung zusammensetzt.[124] Alle Prozesse der indirekten Leistungsbereiche (z.B. medizin-technischer Logistikprozeß, Verwaltungsprozeß, aber auch der Forschungsprozeß in Universitätskliniken) können ursächlich auf diesen Kernprozeß zurückgeführt werden.

Der Patientenversorgungsprozeß ist als eine Prozeßkette zu verstehen, die aus unterschiedlichen Prozeßstufen besteht. Grundsätzlich durchlaufen alle Patienten die Prozeßstufen: Patientenaufnahme – Diagnose – Therapie – Entlassung sowie begleitend den Pflege- und Versorgungsprozeß. Konkret ist für verschiedene Patientengruppen differenziert nach Krankheitsarten der Weg des Patienten durch das Krankenhaus und alle damit in Zusammenhang stehenden Leistungen zu erfassen. Um diese Informationen zu gewinnen, können Befragungen und Beobachtungen durchgeführt sowie vorhandene Leistungsdokumente (z.B. OP-Bücher) ausgewertet werden. Eine konsequente Prozeßanalyse aus Patientensicht vermeidet bewußt die klassischen abteilungs- und funktionsorientierten Denk- und Gestaltungsansätze.

---

[122] Ansatz in Anlehnung an Zink, K.J. (1994b), S. 48 ff. und Zink, K.J., Brandstätt, T. (1996), S. 745 ff.
[123] Vgl. v. Eiff, W. (1995a), S. 70.
[124] Vgl. Eichhorn, S. (1997), S. 140.

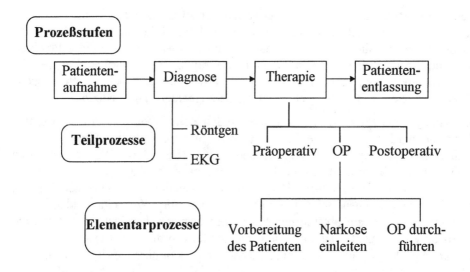

Abbildung 3-8: Prozeßhierarchie im Krankenhaus

Der Gesamtversorgungsprozeß wird in Prozeßstufen, Teilprozesse und deren Schrittfolgen (Elementarprozesse) zerlegt, so daß eine Prozeßhierarchie entsteht.[125] Im Rahmen der **Prozeßanalyse** wird zunächst die Effektivität und anschließend die Effizienz der einzelnen Teilprozesse überprüft. Bei jedem Teilprozeß ist zu hinterfragen, ob ein Kundennutzen geschaffen wird. Dabei ist nicht nur einseitig von der Tech-Dimension auszugehen, sondern ebenso auch die Touch-Dimension zu berücksichtigen. D.h., bezogen auf den Patienten muß ein Prozeß den medizinischen Outcome verbessern und/oder die Patientenzufriedenheit steigern. Für diese Fragestellung sind Instrumente der Qualitätsmessung (wie z.B. Patientenbefragungen) heranzuziehen.[126] Indirekte Leistungsprozesse stiften gegenüber den organisationsinternen oder anderen externen Kunden (einweisende Ärzte, Lieferanten) einen Nutzen. Alle Prozesse, die in diesem Sinne keinen Kundennutzen leisten, sind konsequent abzubauen, was den Zielen des Effektivitätsmanagements entspricht. Eine Elimination ist aber nur möglich, wenn es sich nicht um technisch notwendige Prozesse handelt, die indirekt einen Beitrag leisten. Bei Prozessen, die zwar den Kundennutzen erhöhen, aber einen unangemes-

---

[125] Vgl. zu den verwendeten Begriffen Eichhorn, S. (1997), S. 140.
[126] Siehe dazu Kapitel 4.3.

sen hohen Ressourcenverbrauch aufweisen, ist zu überlegen, ob sie effizienter gestaltet oder vielleicht fremdvergeben werden können. Wenn beide Alternativen nicht greifen, so sind nach einer Kosten-Nutzen-Abwägung auch diese Prozesse zu eliminieren, wenn sie keinen indirekten Beitrag leisten. Derartige ökonomische Betrachtungen können im medizinischen Leistungsbereich schnell an ethische Grenzen stoßen, z.B. in Bereichen der Intensiv-Hochleistungsmedizin.

Die Analyse der Prozesse setzt zunächst an den **Zeitgrößen** an. Für die einzelnen Prozesse wird die benötigte Zeit und deren Streuung erhoben. Dabei werden Zeiten, in denen ein Patient nicht behandelt wird (Leer- bzw. Wartezeiten), den Zeiten gegenübergestellt, in denen der Patient diagnostiziert und therapiert wird.[127] Durch einen Soll-/Ist-Vergleich zwischen dem idealtypischen Verlauf und dem tatsächlichen Behandlungsablauf können die „Zeittreiber" identifiziert werden, die i.d.R. auf ablauforganisatorischen Mängeln beruhen.[128] Auftretende Leer- bzw. Wartezeiten sind auf die mangelhafte Koordination zwischen den einzelnen Abteilungen und Funktionsbereichen zurückzuführen. Damit ist ein verbessertes Schnittstellenmanagement zwischen den Prozeßstufen entscheidend, um die Leerzeiten abzubauen und die Prozesse zu beschleunigen.

Auf Basis der zeitlichen Prozeßstruktur kann die Analyse um **Verbrauchsgrößen** erweitert werden, die die Ressourcenbeanspruchung durch die einzelnen Prozesse ausdrücken. Beispielsweise ist für den Teilprozeß „Operation" der Personaleinsatz und der Einsatz an medizinischem Sachbedarf zu ermitteln. Im einzelnen ist das Mengen- und Zeitgerüst festzulegen, also die Dauer der Operation (Schnitt-/ Nahtzeit und Anästhesiezeit), die Zusammensetzung des OP-Teams (Anzahl Operateure, Anästhesisten, OP-Schwestern, MTA etc.) und das eingesetzte Material wie Implantate, Medikamente, Narkosemittel, OP-Bedarf, Blut etc. Beim Mengen- und Zeitgerüst handelt es sich um die originären Verbrauchsgrößen, die bereits zu einem internen oder auch externen Wirtschaftlichkeitsvergleich herangezogen werden können. Wird das Verbrauchsgerüst bewertet, so resultiert daraus der Kostensatz für den Prozeß „Operation". Dieses Vorgehen entspricht der Methodik und dem Denkprinzip der Prozeßkostenrechnung.[129]

---

[127] Vgl. v. Kempski, C. et al. (1994), S. 32.
[128] Vgl. Kapsner, T. et al. (1996), S. 522.
[129] Vgl dazu Schlüchtermann, J., Gorschlüter, P. (1996), S. 106 ff. und zur Prozeßkostenrechung Miller, J.G., Vollmann, T.E. (1985), Horváth, P., Mayer R. (1989) und Coenenberg, A.G., Fischer, T.M. (1991).

128

Die Analyse der Prozesse muß sich schließlich auch auf deren **Leistungsqualität** beziehen. In der Tech-Dimension können dazu objektive Qualitätsindikatoren herangezogen werden, die intern erarbeitet oder extern (wie z.B. bei der Qualitätssicherung von Fallpauschalen und Sonderentgelten) vorgegeben sein können.[130] Zusätzlich zeigen Fehleranalysen die kritischen Faktoren auf, die ein Risikopotential darstellen und die Prozeßqualität beeinträchtigen können. Zu diesem Zweck sind Qualitätsinstrumente wie die Fehlermöglichkeits- und -einflußanalyse und die Fehlerbaumanalyse einzusetzen.[131] Die Qualitätsbeurteilung der Prozesse aus Patientensicht ist durch Patientenbefragungen zu evaluieren, deren Ergebnisse in einer Stärken-Schwächen-Analyse aggregiert werden können.[132]

Die Informationen aus der Prozeßanalyse können in einem Modell abgebildet werden. Eine computergestützte **Prozeßmodellierung** ist ein geeignetes Instrument, um die Arbeitsabläufe im Krankenhaus zu strukturieren und zu visualisieren.[133] Die komplexen Leistungsverflechtungen werden erfaßt und dargestellt, so daß die erforderliche Prozeßstrukturtransparenz geschaffen werden kann. Auf dieser Basis können konkrete Lösungsvorschläge und Alternativen erarbeitet und umgesetzt werden. Veränderte Prozeßabläufe lassen sich im Modell durch Simulationen testen und auf ihre Auswirkungen hin analysieren.[134] Die Prozeßmodellierung ist eine geeignete Analyse- und Planungsmethode, die Diskussionsgrundlagen liefert und auch zu Präsentationszwecken eingesetzt werden kann.

3.4.2.2 Neugestaltung von Prozessen (Prozeß-Reengineering)

Ausgangspunkt des Prozeß-Reengineering ist die Frage: „Wie würde das Krankenhaus heute, ausgehend von den Anforderungen und Erwartungen seiner Kunden mit dem jetzigen Wissen und beim gegenwärtigen Stand in Medizin und Technik, gestaltet sein?"[135] In einem ersten Schritt ist die Auswahl der Prozesse zu treffen, die für das Krankenhaus erforderlich sind und optimiert werden sollen. Aufbauend auf den Ergebnissen der Prozeßanalyse sind ineffektive Prozesse zu

---

130 Vgl. Scheer, A.-W., Chen, R., Zimmermann, V. (1996), S. 88.
131 Siehe dazu Kapitel 4.4.3.2.
132 Siehe dazu Kapitel 4.3.2.
133 Zur Prozeßmodellierung im Krankenhaus vgl. z.B. die medVista-Methode bei v. Eiff, W., Muchowski, E. (1995) oder ARIS bei Scheer, A.-W., Chen, R., Zimmermann, V. (1996).
134 Vgl. Scheer, A.-W., Chen, R., Zimmermann, V. (1996), S. 87.
135 In Anlehnung an Hammer, M., Champy, J. (1996), S. 47.

eliminieren, aber auch fehlende Prozesse, die beispielsweise die zukünftige Wettbewerbsfähigkeit des Krankenhauses steigern können, zu ergänzen. Für die verbleibenden Prozesse sind Optionen für eine Neugestaltung zu erarbeiten. Zum Beispiel ist die Reihenfolge der Prozesse zu überdenken. Möglicherweise können Teilprozesse parallelisiert werden, soweit sie nicht direkt den Patienten beanspruchen. Auch ist denkbar, daß Teilprozesse – ebenso wie in Unternehmen – automatisiert werden können. Moderne Verfahren und Techniken eröffnen neue Möglichkeiten, Prozesse ganz anders zu strukturieren. Solche Prozeßinnovationen verändern grundlegend die Strukturen und Abläufe der Leistungserstellung und bieten ein hohes Potential für Reengineering-Maßnahmen im Krankenhaus.[136] Aber nicht nur die Prozesse selbst, sondern auch deren Verknüpfungen sind in Frage zu stellen und in das Reengineering mit einzubeziehen.

Wie die Prozeßanalyse zeigt, stellen die durch die Arbeitsteilung bedingten Schnittstellen potentielle „Qualitätsbruchstellen" dar.[137] Daher ist ein Reengineering der Verknüpfung von Prozessen von herausragendem Interesse für das integrierte Qualitätsmanagement. Zwei Stoßrichtungen sind relevant, um die Prozeßschnittstellen neu zu gestalten:

- Die Reintegration von Prozessen, die einer organisatorischen Einheit zugeordnet werden, reduziert die Anzahl der Schnittstellen. Damit wird der Prozeß zum Gestaltungselement der Aufbauorganisation und die klassische Trennung von Aufbau- und Ablauforganisation kann durch die integrative Prozeßsicht überwunden werden.[138] Die organisatorischen Maßnahmen münden in einer Modularisierung der Aufbauorganisation auf der Basis von Prozessen.[139]
- Können die Schnittstellen nicht weiter reduziert werden, so ist eine Klärung von Schnittstellen auf der Basis definierter Kunden-Lieferanten-Beziehungen notwendig. Eine enge Kommunikation der beteiligten Mitarbeiter ist erforderlich, um Diagnose, Therapie und Pflege patientengerecht aufeinander abzustimmen.

Für das Reengineering der Prozesse im Krankenhaus liegen die innovativen Elemente in der konsequenten Kundenorientierung, in einer krankenhausübergreifenden Prozeßbetrachtung und im Einsatz der IuK-Technik.

---

[136] Zu Prozeßinnovationen vgl. Puke, S. (1996), S. 3 ff.
[137] Vgl. dazu Klinkenberg, U. (1995), S. 605.
[138] Vgl. Kläger, W., Hofmann, J. (1993), S. 37.
[139] Siehe dazu Kapitel 3.4.1.

(1) Kundenorientierung

Die Prozesse sind konsequent auf den Kundennutzen zu beziehen. Der Kunden-begriff ist dabei nicht auf den externen Kunden beschränkt, sondern jeder, der von einem Prozeß betroffen ist, ist ein Kunde.[140] An der Spitze der Kundenhier-archie im Krankenhaus steht der Patient, auf dessen Wünsche und Bedürfnisse der gesamte Leistungserstellungsprozeß auszurichten ist. Das bedeutet, daß sich die Planung der Krankenhausprozesse völlig umkehrt (sogenanntes „Reverse Engineering"), da bisher medizinisch-pflegerische Imperative und die Wünsche der Leistungserbringer im Vordergrund stehen.[141] Damit die Bedürfnisse, Wün-sche und Erwartungen der Kunden erfaßt und in operationale Ziele bei der Pro-zeßgestaltung überführt werden können, kann das Instrument des Quality Functi-on Deployment herangezogen werden.[142] Die externe Kundenorientierung kann aber nur realisiert werden, wenn das Prinzip ganzheitlich auch nach innen gerich-tet und auf die internen Prozesse übertragen wird.[143]

Der Gesamtversorgungsprozeß des Patienten und die unterstützenden Prozesse sind als Ketten von dependenten Teilprozessen zu interpretieren, wobei jeder Mitarbeiter als Inhaber eines Teilprozesses dafür verantwortlich ist, die erwarte-ten Voraussetzungen für den sich anschließenden Teilprozeß zu schaffen.[144] Alle Krankenhausmitarbeiter haben somit den Status eines Lieferanten (Leistungs-anbieter) und eines Kunden (Leistungsnachfrager). Als Kunde einer vorgelagerten Prozeßstufe erwarten sie, daß ihre Anforderungen erfüllt werden, als Lieferant müssen sie die Anforderungen der nachfolgenden Stufe erfüllen („The next step is your customer!"[145]). Durch die Kunden-Lieferanten-Beziehungen wird ein „Qualitätsnetzwerk" mit dem Ziel einer optimalen Patientenversorgung über das gesamte Krankenhaus inklusive der vor- und nachstationären Bereiche gelegt. Funktionierende Kunden-Lieferanten-Beziehungen setzen voraus, daß die Erwar-tungen und Anforderungen der einzelnen Leistungsanbieter und -nachfrager klar artikuliert und kommuniziert werden. Bei jedem Mitarbeiter muß das Bewußtsein entwickelt werden, ein wichtiger Teil des Qualitätsnetzwerks zu sein. Dazu sind die Konsequenzen aufzuzeigen, wenn die Kundenanforderungen innerhalb des

---

140 Vgl. Kamiske, G.F., Brauer, J.-P. (1995), S. 95.
141 Vgl. Eichhorn, S. (1996), S. 129.
142 Siehe dazu Kapitel 4.4.3.1.
143 Vgl. Stauss, B. (1996), S. 36.
144 Vgl. Dagher, M., Lloyd, R.J. (1991), S. 15 f.
145 Ishikawa, K. (1985), S. 107.

Qualitätsnetzwerks nicht erfüllt werden, und die Qualitätsverantwortung für die Prozesse ist eindeutig festzulegen.[146]

Die Möglichkeiten von Ärzten und Pflegepersonal kunden- und prozeßorientiert zu arbeiten, hängen im wesentlichen davon ab, inwieweit es den unterstützenden Abteilungen gelingt, die erforderlichen Ressourcen bereitzustellen und die Sekundärleistungen (z.B. Laborbefunde, Röntgenbilder) mit hoher Qualität und zum richtigen Zeitpunkt zu liefern.[147] Aus diesem Grund sind auch die externen Lieferanten und Kooperationspartner des Krankenhauses (z.B. für medizin-technische Geräte, Gebrauchs- und Verbrauchsmaterialien) in das Qualitätsnetzwerk einzubeziehen.

(2)   Krankenhausübergreifende Betrachtung

Die Optimierung des gesamten Patientenversorgungsprozesses ist ein krankenhausübergreifendes Organisationsproblem, das im engen Zusammenhang zu der Frage der Leistungstiefe steht.[148] Auch im Rahmen der Prozeßgestaltung ist zu überlegen, welche Prozesse vom Krankenhaus selbst zu erstellen sind und welche Prozesse besser von Leistungspartnern übernommen werden können. In Partnerschaften mit den Zulieferern oder in Kooperation mit ambulanten und stationären Einrichtungen in Form eines Gesundheitsnetzwerkes besteht das Ziel immer darin, den übergreifenden Leistungsprozeß zu optimieren. Diese unterschiedlichen Formen der Zusammenarbeit zwischen Organisationen einerseits und die Dezentralisierung innerhalb der Krankenhausorganisation bis hin zu Ausgründungen andererseits lassen die Grenzen des Krankenhauses zunehmend fließend werden.[149] Unter diesen Bedingungen führt eine Prozeßoptimierung, die allein auf das Krankenhaus beschränkt bleibt, nur zu suboptimalen Lösungen; erforderlich ist eine krankenhausübergreifende Prozeßbetrachtung.

(3)   Einsatz der Informations- und Kommunikations-Technik

Die IuK-Technik spielt beim Prozeß-Reengineering im Krankenhaus eine tragende Rolle, wenn die technischen Optionen voll genutzt werden. Zum einen ist die IuK-Technik in der Lage, das Schnittstellenmanagement wirkungsvoll zu unterstützen. Ein umfassendes IuK-System, das alle relevanten Patientendaten aktuell umfaßt und auf das alle Leistungsstellen zugreifen können, liefert die Informati-

---

[146]   Vgl. Kaltenbach, T. (1991), S. 205 f.
[147]   Vgl. Leebov, W. (1988), S. 29 f.
[148]   Siehe dazu Kapitel 3.2.
[149]   Vgl. Heimerl-Wagner, P. (1996b), S. 163.

onsbasis für eine zeitliche und sachliche Koordination der Prozesse. In der Krankenhauspraxis liegt das Problem derzeit darin, die bestehenden Insellösungen (z.B. Medizinische Dokumentation, Patientenabrechnung etc.) zu einem umfassenden Informationssystemkonzept zu integrieren.[150] Eine technische Datenintegration allein wird im Krankenhaus ohne eine adäquate organisatorische und führungstechnische Einbindung aber wirkungslos bleiben.

Zum anderen eröffnet die IuK-Technik den Krankenhäusern durch den Einsatz der **Telemedizin** ganz neue Gestaltungsmöglichkeiten für Prozesse. Die Telemedizin umfaßt alle Aktivitäten im Rahmen des Behandlungsprozesses am Patienten, die durch multimediale Anwendungen ermöglicht bzw. unterstützt werden.[151] Diese neuen Formen der Kommunikation und Informationsverarbeitung können die Grenzen zwischen dem Krankenhaus und anderen Gesundheitseinrichtungen durch einen wechselseitigen Informations- und Ergebnisaustausch und durch koordinierte Arbeitsteilung überwinden.[152] Am Beispiel der Teleradiologie und Telepathologie kann demonstriert werden, wie derartige Prozeßinnovationen die Abläufe im Krankenhaus verändern können.

Teleradiologie bedeutet, radiologische Bilder und die zugehörigen Patientendaten elektronisch über öffentliche Netze zu versenden.[153] Diese Technik ermöglicht eine räumliche Dezentralisation von Patient und radiologischem Leistungsbereich, so daß nicht mehr der Patient, sondern nur seine Bilder transportiert werden. Auf dieser Basis kann ein zentraler radiologischer Dienst eingerichtet werden, der die Beurteilung von radiologischem Bildmaterial übernimmt, das an anderer Stelle akquiriert wurde. Zum Beispiel können CT-Bilder von zeitkritischen Notfällen eines Peripherie-Krankenhauses über das ISDN-Netz zu einer Universitätsklinik geschickt werden. Dort erfolgt eine schnelle Befundung, so daß sofort die notwendigen medizinischen Maßnahmen eingeleitet werden, ohne daß der Patient verlegt werden muß.[154] Für kleinere Krankenhäuser wird es in Zukunft eine sehr interessante Option sein, sich einem teleradiologischen Verbundsystem anzuschließen. An dieser Stelle wird der Zusammenhang von Technik und Organisationsstruktur deutlich, da erst die rasante Entwicklung der IuK-Technik derartige Netzwerkstrukturen ermöglicht.

---

[150] Vgl. Scheer, A.-W., Chen, R., Zimmermann, V. (1996), S. 87.
[151] Vgl. Schröder, M. (1997), S. 15.
[152] In Anlehnung an Picot, A., Reichwald, R. (1994), S. 549.
[153] Vgl. auch zum folgenden Heckermann, D. et al. (1997).
[154] Vgl. Schröder, M. (1997), S. 17.

Telepathologie ist eine mikroskopische Gewebeuntersuchung über räumliche Distanzen, wobei ein Pathologe die zu untersuchenden Gewebepräparate indirekt über einen Videomonitor anstatt direkt durch ein Mikroskop betrachtet.[155] Als Prozeßinnovation kann die Telepathologie beispielsweise bei Tumoroperationen zum Einsatz kommen. Während der Operation wird dem Patienten Gewebe für eine histologische Diagnose entnommen, von deren Ergebnis der weitere Verlauf des Eingriffs abhängt. Da viele Krankenhäuser nicht über eine Pathologie verfügen, werden die Gewebeproben bisher per Kurierdients zu einem pathologischen Institut transportiert. Die Alternative ist eine telepathologische Untersuchung, wobei die Diagnose so schnell eintrifft, daß die Operation in Abhängigkeit vom histologischen Ergebnis fortgeführt werden kann. Das erspart dem Patienten einen zweiten Eingriff, da ansonsten die Ärzte auf das Untersuchungsergebnis einige Tage warten müssen.

Die Beispiele zeigen, daß durch den Einsatz der Telemedizin die Prozeßqualität erheblich verbessert werden kann. Auf medizinischer Ebene kann hochrangiges Expertenwissen zur Verfügung gestellt werden, für die Patienten entfallen Wartezeiten sowie Transporte und die Krankenhäuser können signifikante Kostenentlastungen dadurch realisieren, daß die Prozesse erheblich beschleunigt und interne Ressourcen eingespart werden.

Die Ergebnisse der Prozeßoptimierung werden in Standards festgehalten.[156] Für deren Akzeptanz und Durchsetzbarkeit ist es wichtig, die Mitarbeiter an dem Reengineeringprozeß zu beteiligen. Allein auf der Basis optimierter Standards können die Prozesse nicht beherrscht werden. Dazu müssen die Prozesse in der Organisation, den IuK-Systemen, dem Controlling und vor allem in den Köpfen der betroffenen Mitarbeiter verankert sein.[157]

Im Rahmen des Prozeß-Reengineering wird typischerweise ein **Prozeßverantwortlicher** benannt, der als „Process Owner" die seinem Aufgabenbereich zugeordneten Prozesse verantwortlich betreut.[158] Kriterien für die Auswahl eines Prozeßverantwortlichen sind das Fachwissen, Überblick über den gesamten Prozeß und ein Interesse am Endergebnis.[159] Nach diesen Anforderungen bietet es sich an, die Prozeßverantwortung im Krankenhaus an einen ärztlichen Case Manager

---

[155] Vgl. auch zum folgenden Poremba, C., Pickhardt, N. (1998).
[156] Zu Standards als zentrale Planungs- und Steuerungsinstrumente siehe Kapitel 4.4.2.
[157] Vgl. Reiß, M. (1993), S. 52.
[158] Vgl. Striening, H.-D. (1988), S. 16 u. 21 f. und Striening, H.-D. (1989), S. 327.
[159] Vgl. Zink, K.J., Brandstätt, T. (1996), S. 748.

zu binden. Zu berücksichtigen ist aber, daß der Case Manager den Leistungsprozeß nicht selbst vollständig durchführt, sondern lediglich eine Koordinationsfunktion wahrnimmt. In Abhängigkeit von seinen Entscheidungsbefugnissen kann er nur für die von ihm tatsächlich zu beeinflussenden Qualitäts- und Kostengrößen des Prozesses verantwortlich gemacht werden. Insbesondere kann die individuelle Verantwortung der Mitarbeiter am Prozeß bzw. am Patienten nicht von einem Prozeßverantwortlichen abgenommen werden. Die Aufgaben des Prozeßverantwortlichen sind daher darauf gerichtet, den Prozeß laufend zu überwachen, anhand von Kennzahlen und Reviews zu evaluieren und bei Abweichungen steuernd einzugreifen. Zudem ist der Prozeßverantwortliche der „Motor" und Organisator der kontinuierlichen Prozeßverbesserung.

3.4.2.3   Qualitätssicherung und kontinuierliche Verbesserung der Prozesse

Ausgangspunkt der Qualitätssicherung sind die Standards als Ergebnis der Prozeßoptimierung. In regelmäßigen Qualitäts-Audits ist festzustellen, ob die Prozeß-Standards so weiterlaufen können, ob sie korrigiert werden müssen und wie sie verbessert werden können. Ein medizinisches Qualitäts-Audit kann als **Peer Review** organisiert werden.[160] Im Rahmen eines Peer Reviews untersucht ein Gremium aus Fachärzten (Peer Group) stichprobenartig Krankenakten darauf, ob die durchgeführten diagnostischen, therapeutischen und pflegerischen Maßnahmen nach dem damaligen Kenntnisstand vollständig, angemessen und richtig waren. So werden z.B. Befunde, Medikamentenverbrauch, Therapieverlauf, Verweildauer überprüft. Die Aufgabe der Peer Group besteht nicht allein darin, Fehler zu analysieren, sondern es sind auch Vorschläge zu entwickeln, wie diese Fehler künftig vermieden werden können. Das Ziel des Qualitäts-Audits ist somit nicht die Sanktion von Fehlern, stattdessen sollen über eine Analyse des Ist-Zustandes Ansatzpunkte gefunden werden, um die Standards zu verbessern. Der Vorteil der Peer Reviews liegt darin, daß sie auch bei komplexen Therapieverläufen, Multimorbidität oder erhöhtem individuellen Risikoprofil funktionieren.[161] Dadurch werden auch Fachbereiche wie die Innere Medizin oder die Psychatrie, die sich für eine starre Qualitätskontrolle auf der Basis von Tech-Indikatoren kaum eignen, einer Qualitätssicherung zugänglich.

---

[160]   Vgl. Viethen, G. (1995), S. 63 f.
[161]   Vgl. Viethen, G. (1995), S. 64.

Die Qualitätsverbesserung basiert nicht auf umfangreichen Kontrollen, um die sogenannten „bad apples" zu finden; vielmehr kommt es darauf an, mit allen Mitarbeitern Prozesse kontinuierlich zu verbessern und Fehler durch präventives Verhalten zu vermeiden.[162] Die Idee der ständigen Verbesserung geht auf das Kaizen-Konzept zurück. **Kaizen** bedeutet die permanente Verbesserung des status quo in kleinen Schritten als Ergebnis laufender Bemühungen.[163] Dahinter steht die Annahme, daß es keinen Zustand oder Prozeß gibt, der nicht noch verbessert werden könnte. Kaizen fördert das prozeßorientierte Denken, weil zunächst die Prozesse verbessert werden müssen, um verbesserte Ergebnisse erwarten zu können, und Kaizen ist mitarbeiterorientiert, da die Mitarbeiter den Verbesserungsprozeß tragen.[164]

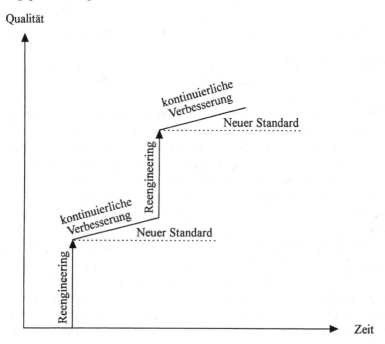

Abbildung 3-9: Wirkungsweise von Reengineering und kontinuierlicher Verbesserung

---

162 Vgl. dazu Langnickel, D. (1993), S. 789.
163 Vgl. Imai, M. (1992), S. 27.
164 Vgl. Imai, M. (1992), S. 39.

Im Unterschied zum Reengineering führt Kaizen nicht zu dramatischen Veränderungen infolge von Quantensprüngen, sondern zu einer permanenten Steigerung der Effektivität und Effizienz durch viele, kleine und einfache Maßnahmen.[165] Beide Konzepte ergänzen sich und so zeichnen sich erfolgreiche Prozeßverbesserungen durch einen regelmäßigen Wechsel zwischen beständiger Verbesserung und kompletter Neugestaltung aus.[166] Zum Beispiel wird durch eine medizinisch-technische Prozeßinnovation die Qualität sprunghaft erhöht. Der neue Leistungsstandard wird mittels Kaizen konstant etwas verbessert, was zu weiteren Qualitätssteigerungen (z.B. Abbau von Patientenwartezeiten) führt. Wenn die durch kontinuierliche Verbesserungen erschließbaren Potentiale nicht mehr ausreichen, wird ein erneutes Reengineering durchgeführt. Für Krankenhäuser ist Kaizen damit die ideale Grundlage, um medizinische Innovationsstrategien zu ergänzen.[167]

Vom Prinzip ist Kaizen kein grundlegend neuer Ansatz für Krankenhäuser, da Elemente bereits im betrieblichen Vorschlagswesen und in Qualitätszirkeln implementiert sind. Kaizen ist aber sehr viel umfassender angelegt, mit dem Ziel eine „Verbesserungskultur" zu entwickeln. Methodisch beruht der kontinuierliche Verbesserungsprozeß auf dem **PDCA-Zyklus**, der sowohl ein Erklärungs-, als auch ein Anwendungsmodell darstellt.[168] Ausgangspunkt des Verbesserungsprozesses ist der im Rahmen des Prozeß-Reengineering (Plan-Phase) neu entwickelte Standard. Der Prozeßstandard wird in der Krankenhauspraxis umgesetzt (Do-Phase) und laufend in seinen relevanten Parametern überwacht (Check-Phase). Bei Abweichungen der Parameter von den gesteckten Zielwerten werden die Ursachen analysiert und Verbesserungsmöglichkeiten gesucht (Act-Phase). Der daraufhin verbesserte Standard stellt die Eingangsgröße für den nächsten Durchlauf des Zyklus dar, so daß der Verbesserungsprozeß – einmal angestoßen – sich kontinuierlich fortsetzt.

---

[165] Zum Unterschied zwischen Kaizen und Innovation vgl. Imai, M. (1992), S. 47 ff.
[166] Vgl. Horváth & Partner (1997), S. 199.
[167] Vgl. Nagorny, H.-O. (1995), S. 653.
[168] Der PDCA-Zyklus ist eine Weiterentwicklung des Deming-Zyklus. Vgl. Deming, W.E. (1986), S. 88 f. und Imai, M. (1992), S. 86 f.

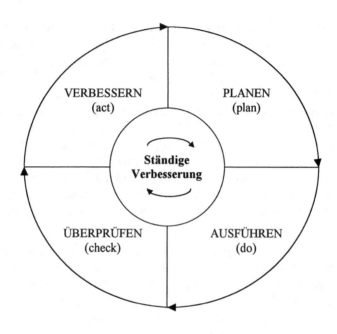

Abbildung 3-10: Der PDCA-Zyklus

3.5 Führung der Mitarbeiter im integrierten Qualitätsmanagement

Die zentrale Basis für ein integriertes Qualitätsmanagement im Krankenhaus sind qualifizierte und motivierte Mitarbeiter, deren Leistungspotential durch eine geeignete Organisationsgestaltung und Führung aktiviert wird. Mit den neuen Organisationsstrukturen muß auch ein verändertes Führungsverständnis einhergehen. Die Reorganisation verändert durch dezentrale Strukturen, flache Hierarchien und Gruppenarbeit grundlegend die Führungssituation und stellt neue Anforderungen an die Mitarbeiter und Führungskräfte. Die neu definierte Führungsaufgabe im Krankenhaus besteht darin, Rahmenbedingungen zu schaffen, die es den Mitarbeitern ermöglichen, ihre Aufgaben selbständig und eigenverantwortlich zu erfüllen.

138

3.5.1   Neue Anforderungen an Mitarbeiter und Führungskräfte

Im integrierten Qualitätsmanagement wird von den Mitarbeitern verlangt, daß sie aktiv handeln, Verbesserungsvorschläge unterbreiten und Verantwortung für die Qualität ihrer Arbeit übernehmen.[169] Das Krankenhaus entwickelt sich von einer Expertenorganisation zu einem Dienstleistungsunternehmen, das sich in den Dienst der Kunden stellt. Dieser Wandel des Rollenverständnisses muß vor allem von den Mitarbeitern vollzogen werden. Kundenorientierung bedeutet, daß die Dienstleistung nicht nur die von Experten definierte Tech-Qualität aufweist, sondern auch der subjektiven Touch-Dimension gerecht wird. Somit reicht professionelle Fachkompetenz allein nicht mehr aus, um im Krankenhaus qualitativ hochwertige Leistungen zu erbringen.[170] Dazu ist es erforderlich, sensibel und flexibel auf die Bedürfnisse und Erwartungen der Kunden bzw. Patienten einzugehen. Zudem sollen die Mitarbeiter ihre eigene Leistung nicht mehr abgegrenzt und losgelöst sehen, sondern sie als Teil eines umfassenden Gesamtversorgungsprozesses begreifen.[171] Dafür ist Systemverständnis und prozeßorientiertes Denken notwendig.

Aus der Gruppenarbeit und der daraus resultierenden ganzheitlichen Aufgabenabwicklung ergeben sich für die Mitarbeiter im Krankenhaus neue Anforderungen. Für das Job Enlargement (Aufgabenerweiterung) eignen sich keine Spezialisten, stattdessen sind Generalisten mit einer möglichst breiten Qualifikation – insbesondere im Pflegedienst – erforderlich. Das Job Enrichment (Aufgabenbereicherung) verlangt von den Mitarbeitern, Entscheidungen selbst zu treffen und zu verantworten. Während Job Rotation die Veränderungsbereitschaft und Flexibilität im Denken und Handeln der Mitarbeiter fordert und fördert. Insgesamt setzt Gruppenarbeit die Bereitschaft und Fähigkeit aller Mitarbeiter voraus, sich in ein Team zu integrieren. Zusätzlich hält die Profit-Center-Konzeption jeden Mitarbeiter dazu an, sich mit der ökonomischen Dimension seines Handelns auseinanderzusetzen. Das Ziel der Dezentralisation besteht darin, daß sich die Teams und Center weitgehend selbst steuern. Diese Fähigkeit zur Selbststeuerung setzt bei den Mitarbeitern Selbstkontrolle und Initiative zur Konflikt- und Problemlösung voraus.[172]

---

169   Vgl. Bühner, R. (1993a), S. 132.
170   Vgl. dazu Ebner, H., Köck, C. (1996b), S. 120 f.
171   Vgl. Ebner, H., Köck, C. (1996b), S. 122.
172   Vgl. dazu Picot, A., Reichwald, R., Wigand, R.T. (1998), S. 455 ff.

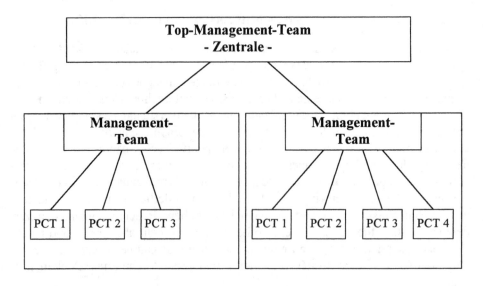

Abbildung 3-11:   Neue Führungsstrukturen im Krankenhaus

Die neuen Organisationsstrukturen bedingen zwingend neue Führungsstrukturen (siehe Abbildung 3-11). Die Entwicklungsrichtung weist auch für die Führung weg vom „Einzelkämpfertum" und hin zur Teamarbeit. So kann die oberste Führungsfunktion durch die zentrale Krankenhausleitung in Form eines Top-Management-Teams wahrgenommen werden. Das Top-Management-Team kann als eine Art „Vorstand" gesehen werden, der von dem Krankenhausträger eingesetzt wird. Bei Bedarf ist aus dem Team ein Sprecher zu bestimmen, der im Sinne eines Geschäftsführers die letzte Entscheidungsinstanz darstellt. Auf der Ebene der Profit-Center übernehmen die Management-Teams Führungsaufgaben und auf der arbeitsorganisatorischen Ebene führen Gruppenleiter die Patient-Care-Teams. Die Führungsrolle ist aber ganz anders auszufüllen, als das derzeit im Krankenhaus z.B. bei den leitenden Ärzten der Fall ist. Gruppenleiter und Management-Teams müssen die Autonomie der PCTs und der Center respektieren, vertrauensbasiert beraten, moderieren, Ziele gemeinsam vereinbaren und kontrollieren.[173] Darüber hinaus gehört es zur Führungsaufgabe, zu vermitteln, daß es neben der

---

[173]   In Anlehnung an Tolksdorf, G. (1994), S. 92.

Einzelverantwortung für die individuelle Leistung auch eine gemeinsame, von allen geteilte Verantwortung für das Gesamtergebnis gibt.

In Unternehmen sollen Führungskräfte nicht vorrangig Sach- und Routineaufgaben übernehmen, sondern strategisch, konzeptionell Denken und Handeln und vor allem ihre Mitarbeiter motivieren.[174] Dazu ist in Krankenhäusern ein Umdenken erforderlich, da sich bisher die Führungskräfte selbst als „beste Fachexperten" sehen und Sachaufgaben den Vorrang vor Führungsaufgaben einräumen. Aus diesem Grund ist zu überlegen, die Mitglieder der Management-Teams von ihren Sachaufgaben zu entbinden, damit sie sich vollständig auf Führungsaufgaben und strategische Fragestellungen konzentrieren können. Damit die Kerngeschäftsnähe gewahrt bleibt, ist für die Management-Teams ein Rotationsprinzip denkbar, so daß die Führung im zeitlichen Wechsel von unterschiedlichen Mitarbeitern wahrgenommen wird.

Die Einführung eines integrierten Qualitätsmanagements löst grundlegende Veränderungsprozesse im Krankenhaus aus. Die Führung muß diesen Wandel tragen und sich als „Change Agents" verstehen.[175] Das bedeutet, zum einen auf die Ängste und Verunsicherungen der Mitarbeiter einzugehen, aber zum anderen die Veränderungen gegen Widerstände auch durchzusetzen. Für die Anfangsphase ist daher ein Führungsstil verlangt, der gleichzeitig eine hohe Aufgaben- und eine hohe Mitarbeiterorientierung aufweist.[176] Die Aufgabenorientierung bezieht sich dabei nicht auf die Sachebene, sondern auf die neuen Aufgaben wie die Koordinations- und Verbesserungsarbeit. Der Sinnvermittlung kommt eine zentrale Bedeutung als Führungsaufgabe gegenüber den Mitarbeitern zu. Die Dienstleistung am kranken Menschen erfordert eine besondere Einstellung zur Arbeit, wobei Mitarbeiter, die in ihrer Arbeit eine Sinnerfüllung sehen, besser zu überdurchschnittlichen Leistungen zu motivieren sind.[177] Aufgabe der Führung ist es, den Mitarbeitern den Sinn ihrer Arbeit vor Augen zu führen und Perspektiven für die Zukunft aufzuzeigen.

Das integrierte Qualitätsmanagement führt zu neuen Anforderungen und Aufgaben der Führungskräfte im Krankenhaus. Die neue Führungsrolle läßt sich durch drei Funktionen charakterisieren:[178]

---

174 Vgl. Bühner, R. (1993a), S. 131.
175 Vgl. dazu Picot, A., Reichwald, R., Wigand, R.T. (1998), S. 461.
176 Vgl. auch zum folgenden Ebner, H., Köck, C. (1996b), S. 129.
177 Vgl. v. Eiff, W. (1995a), S. 78.
178 Vgl. dazu Bühner, R. (1995), S. 39 f. und Bühner, R., Horn, P. (1995), S. 663 ff.

- **Initiativ- und Vorbildfunktion**
Das Top-Management hat die Aufgabe, das integrierte Qualitätsmanagement initiativ in Gang zu setzen. Mit der Entwicklung des Leitbildes wird die Krankenhausphilosophie und -politik bestimmt, für deren Akzeptanz und Durchsetzung alle Führungskräfte zu sorgen haben. In diesem Zusammenhang sind auch die emotionalen Aspekte von Führung zu stärken.[179] Dazu gehört es, eine inspirierende Vision zu vermitteln, die Mitarbeiter emotional am Verbesserungsprozeß zu beteiligen und für Innovationen zu begeistern. Derartige „weiche" Führungsfaktoren sind bisher in der Krankenhauspraxis stark vernachlässigt worden. Zudem gewinnt das Führen durch Vorbild eine herausragende Bedeutung. Alle Führungskräfte müssen engagiert und dauerhaft die Werte und Grundprinzipien vorleben, da ihr Verhalten richtungsweisend für die Mitarbeiter ist. Die Aussagen und das Handeln der Führungskräfte müssen gerade auch im Arbeitsalltag sichtbar übereinstimmen.[180]

- **Dienstleistungsfunktion**
Die Führungskräfte nehmen ihren Mitarbeitern gegenüber die Rolle eines Dienstleisters ein. Dessen Aufgabe ist es, die Mitarbeiter in die Lage zu versetzen, umfassende Qualität selbständig zu erstellen und zu verbessern. Dazu müssen die Führungskräfte dafür sorgen, daß die Mitarbeiter adäquat qualifiziert und mit den notwendigen Ressourcen und Informationen ausgestattet sind. Zudem besteht die Führungsaufgabe darin, die Mitarbeiter zu motivieren und ein konstruktives, kreatives Betriebsklima zu schaffen. Die Rolle der Führungskräfte wandelt sich somit vom traditionellen Aufgabenzuweiser und -kontrolleur zum Berater und Coach, der die Eigenverantwortung und Selbststeuerung seiner Mitarbeiter fördert.[181]

- **Koordinationsfunktion**
Aus Sicht des Krankenhauses ist Führung als Koordinationsaufgabe zu verstehen, die infolge der Dezentralisation und neuer Formen externer Zusammenarbeit stark an Bedeutung gewinnt. Die Führungskräfte müssen die Aktivitäten ihrer Mitarbeiter auf die Ziele des Krankenhauses ausrichten sowie die Teams und Center untereinander und in Bezug zur Außenwelt koordinieren. Kommunikation ist dabei das zentrale Koordinationsinstrument, um den reibungslosen Ablauf der Leistungsprozesse zu gewährleisten.

---

[179] Vgl. dazu Ebner, H., Köck, C. (1996b), S. 130.
[180] Vgl. Eversheim, W. (1997), S. 61 f.
[181] Vgl. dazu Doppler, K., Lauterburg, C. (1995), S. 61 u. 116 f.

142

Mit den neuen Anforderungsprofilen sind grundsätzliche Einstellungs- und Verhaltensänderungen verbunden sowie neue Formen der Qualifikation für Mitarbeiter und Führungskräfte erforderlich. Die Qualifikation umfaßt die Fähigkeiten, den beruflichen Anforderungen zu entsprechen, wobei drei Qualifikationsbestandteile unterschieden werden können: Neben der Fachkompetenz steigt die Bedeutung der sozialen Kompetenz und der Kreativität.[182]

Für die medizinische **Fachkompetenz** ist ein permanentes Lernen notwendig, da der rasante Fortschritt in Wissenschaft und Technik die fachliche Wissensbasis sehr schnell veralten läßt. Die Fachkompetenz im Kernbereich des Krankenhauses (Medizin, Pflege, Technik) steht traditionell im Mittelpunkt der Qualifikationsbemühungen. Demgegenüber bestehen Qualifikationsdefizite in anderen Bereichen. So ist die strategische Kompetenz als Fähigkeit, komplexe Zusammenhänge und dynamische Vorgänge im Gesamtsystem Krankenhaus zu verstehen und daraus handlungsrelevante Konsequenzen abzuleiten, erst in Ansätzen vorhanden.[183] Zum anderen fehlt die Methodenkompetenz, die erforderlich ist, um das betriebswirtschaftliche Instrumentarium in Planung, Controlling, Führung, Marketing etc. wirksam einzusetzen. Das schließt den professionellen Umgang mit der IuK-Technik ein und auch zum Qualitätsmanagement gehört die Kenntnis von Methoden und Instrumenten. Umfassende und systematische Aus- und Weiterbildungsmaßnahmen in Seminaren und Workshops können die fachlichen Voraussetzungen bei den Mitarbeitern und Führungskräften schaffen.

Die **soziale Kompetenz** bezieht sich auf die Eigenschaften, mit anderen Menschen zusammenarbeiten zu können und die Verantwortung für eine Gemeinschaft (Team, Center, Krankenhaus) zu übernehmen.[184] Somit umfaßt soziale Kompetenz die Kontakt-, Kommunikations- und Integrationsfähigkeit sowie die Fähigkeit zur Verantwortungsübernahme und Vertrauensbildung. Diese sozialen Fähigkeiten sind durch die veränderten Organisationsstrukturen unabdingbar für die Zusammenarbeit in Gruppen und für die Kooperation in Netzwerken. Aber auch gegenüber dem Kunden/Patienten schlägt sich soziale Kompetenz in der interpersonellen Qualität nieder.

Die **Kreativität** ist die Fähigkeit, neue Ideen und Problemlösungen hervorzubringen und die wichtigste Ressource für den kontinuierlichen Verbesserungspro-

---

182 Vgl. Picot, A., Reichwald, R., Wigand, R.T. (1998), S. 496.
183 Vgl. dazu Doppler, K., Lauterburg, C. (1995), S. 66.
184 Vgl. Eversheim, W. (1997), S. 72 f.

zeß.[185] Kreativität in Verbindung mit sozialer Kompetenz sind die entscheidenden Voraussetzungen, um in einem Team gemeinsam Probleme lösen zu können. Auf diese neuen Anforderungen müssen Mitarbeiter und Führungskräfte mittels Organizational Learning sorgfältig vorbereitet und trainiert werden.[186] Im Organizational Learning kommt es darauf an, gemeinsam zu lernen, was unter Gruppenarbeit, Kunden- und Prozeßorientierung zu verstehen ist und ein Qualitätsbewußtsein auszubilden. Das schafft die Voraussetzungen für ein zielorientiertes Handeln auf der Grundlage einer gemeinsamen Krankenhauskultur.

3.5.2 Besondere Führungsaufgaben im integrierten Qualitätsmanagement

Das integrierte Qualitätsmanagement erfordert ein modernes Führungsverhalten und den Einsatz leistungsfähiger Führungsinstrumente. Die Mitarbeiterorientierung kommt in einem kooperativen und partizipativen Führungsstil zum Ausdruck, damit die Mitarbeiter an Selbststeuerung und Selbstverantwortung herangeführt werden. Für das integrierte Qualitätsmanagement ist eine starke Führung notwendig und zwar nicht im Sinne eines autoritären Führungsstils, sondern bezogen auf die Ausprägung der Kompetenzen. Die Eckpfeiler eines veränderten, Führungsverhaltens sind die Führung durch Zielvereinbarung, durch Kommunikation und Information sowie durch Fehlerkultur und Feedback.[187] Die Führung durch Zielvereinbarung kann als das führungstechnische Rahmenkonzept des integrierten Qualitätsmanagements implementiert werden. Innerhalb dieses Rahmens gehören Kommunikation und Information sowie ein angemessenes Feedback ebenso wie die Gestaltung einer Fehlerkultur zu den zentralen Führungsaufgaben. Damit sind die Führungsaufgaben nicht unabhängig voneinander, sondern bedingen sich gegenseitig und bilden das Fundament für eine vertrauensvolle Zusammenarbeit im Krankenhaus.

---

[185] Vgl. dazu Picot, A., Reichwald, R., Wigand, R.T. (1998), S. 502.
[186] Zum Organizational Learning vgl. Strauß, R.E. (1996) und speziell im TQM Schnauber, H. et al. (1997).
[187] Vgl. Bühner, R. (1995), S. 45.

3.5.2.1 Führung durch Zielvereinbarung

Bei einer zielorientierten Führung im Sinne des **Management by Objectives (MBO)** erarbeiten die Mitarbeiter ihre Ziele gemeinsam mit der Führung.[188] Ein Ziel zu vereinbaren, bedeutet ein erwartetes Ergebnis zu definieren – nur das Ergebnis, nicht den Weg, auf dem es zu erreichen ist. Das Ziel gibt somit die Orientierung vor, engt die Mitarbeiter aber nicht in ihren Handlungsmöglichkeiten ein.[189] Traditionell werden im Krankenhaus die Mitarbeiter nicht über Ziele, sondern über detaillierte Vorgaben zu ihren Aufgaben (z.B. Stellenbeschreibungen) geführt. Das hat zur Folge, daß Krankenhausmitarbeiter bisher nicht gewohnt sind, selbständig zu denken und zu handeln sowie echte Verantwortung zu übernehmen. In dezentralen Organisationsstrukturen lassen sich selbststeuernde Einheiten (Patient-Care-Teams, Profit-Center) und selbständig agierende Mitarbeiter aber nur über Zielvereinbarungen qualifiziert führen. Die Entscheidungen über Handlungsalternativen verbleiben bei den Mitarbeitern, von denen kreative Problemlösungsfähigkeit und Flexibilität gefordert werden. Nur wenn die Möglichkeit zum selbständigen Handeln besteht, kann die Zielerreichung auch als eigener Erfolg erlebt werden, der die Mitarbeiterzufriedenheit und Motivation steigert.

Im Rahmen des MBO werden verschiedene Phasen durchlaufen. Der Prozeß beginnt mit der **Phase der Zielvereinbarung**. Die Ziele sind mit den Centern und den Patient-Care-Teams zu vereinbaren, wobei es den modularen Einheiten selbst überlassen bleibt, auf welche Art und Weise die Ziele zu erreichen sind. Der partizipative Zielvereinbarungsprozeß kann als regelmäßiger, moderierter Workshop durchgeführt werden.[190] Vor dem Hintergrund der neu entwickelten Führungsstruktur kommt den Management-Teams der Profit-Center die zentrale Rolle bei der Zielvereinbarung zu. Zum einen vereinbart die Zentrale mit den Management-Teams die Ziele der Center; zum anderen müssen die Management-Teams die Ziele mit den Patient-Care-Teams vereinbaren. Dieser Zielvereinbarungsprozeß sollte nicht als hierarchische „Einbahnstraße" erfolgen, sondern rückgekoppelt werden.

Die zu vereinbarenden Ziele können nach Standard- und Leistungszielen, die auf den Erhalt oder die Verbesserung der Qualität gerichtet sind, und Innovationszielen, die echte Neuerungen beinhalten, differenziert werden.[191] Für die Profit-

---

188 Zur zielorientierten Führung (MBO) vgl. Odiorne, G.S. (1965) und siehe Kapitel 2.3.
189 Vgl. Doppler, K., Lauterburg, C. (1995), S. 214.
190 Vgl. Bühner, R. (1995), S. 45.
191 Vgl. Knicker, T., Gremmers, U. (1990), S. 63 u. 66.

Center bietet es sich an, Ziele in Form von Budgets zu vereinbaren. Das gesamte Krankenhausbudget ist leistungsbezogen auf der Grundlage der geplanten Fallzahlen zu erstellen. Die Center müssen ihr Leistungsvolumen und darauf aufbauend ihr internes Budget selbst planen und mit der Zentrale abstimmen. An dieser Stelle wird deutlich, daß die Dezentralisation dazu führt, daß die tayloristische Trennung zwischen dispositiver und ausführender Arbeit – also zwischen Verwaltung (Zentrale) und Klinik – abgebaut werden kann. Für die PCTs können beispielsweise Qualitätsverbesserungen (Senkung der Dekubitusrate, Reduzierung von Thrombosen usw.), eine Verkürzung der Verweildauer oder Kostensenkungen in bestimmten Bereichen (z.B. beim medizinischen Sachbedarf) als Ziele vereinbart werden. Die konkreten Zielvereinbarungen sind schriftlich zu dokumentieren, wobei die vereinbarten Ziele die Anforderungen in operationaler und organisatorischer Hinsicht erfüllen müssen.[192]

Nur wenn der Zielvereinbarung auch die **Phase der Zielkontrolle** folgt, kommen die positiven Wirkungen des Führungskonzepts zum Tragen. In einer offenen Atmosphäre hat die Führung sachlich, präzise und begründet den Organisationseinheiten gegenüber darzulegen, ob und inwieweit die Ziele erreicht wurden sowie Anerkennung und Kritik auszudrücken. Gemeinsam ist zu klären, ob die Ursachen für Zielabweichungen in zufälligen Störgrößen (z.B. ungünstige Patientenstruktur), in systematischen Fehlern oder in unrealistisch definierten Zielen zu suchen sind. Zielanpassungen sind vorzunehmen, wenn unvorhergesehene Ereignisse und Entwicklungen auftreten, um das System flexibel zu halten. Daher ist ein Frühwarnsystem sinnvoll, daß die Gefahr von Zielabweichungen (z.B. für die Fallzahlentwicklung in den Profit-Centern) rechtzeitig erkennt, so daß Korrekturmaßnahmen eingeleitet werden können.[193] Systembedingte Fehler können durch technische oder organisatorische Probleme begründet sein, während Beziehungs- und Kommunikationsschwierigkeiten die Motivation und Identifikation der Mitarbeiter einschränken. Dann ist es die Aufgabe der Führung, im Sinne ihrer Dienstleistungsfunktion die erkannten Hemmnisse zu beseitigen und auf dieser Grundlage die Ziele für einen neuen Leistungszyklus zu vereinbaren. Das MBO kann somit als kontinuierlicher Verbesserungsprozeß interpretiert werden, wobei sich der PDCA-Zyklus auf die Zielvereinbarung, -umsetzung und -kontrolle und die anschließende Verbesserung der Ziele bzw. Ergebnisse übertragen läßt.[194]

---

[192] Siehe dazu Kapitel 2.3.2.2.
[193] Vgl. Doppler, K., Lauterburg, C. (1995), S. 223.
[194] Vgl. Bühner, R., Horn, P. (1995), S. 671.

Die zentrale Führungsaufgabe im MBO besteht in der Koordination der Ziele, die horizontal und vertikal abzugleichen sind. Als Folge der Dezentralisation werden die Beziehungen zwischen den gebildeten Organisationseinheiten durchtrennt.[195] Um eine Koordination der modularen Einheiten über Ziele zu gewährleisten, sind die Bereichsziele konsistent aus den übergeordneten Krankenhauszielen abzuleiten. Praktisch gelingt das aber nur selten oder unvollkommen, so daß die Bereichsziele plausibel, aber nicht sachlogisch zwingend sind. Zudem müssen die Ziele mit den vor- und nachgelagerten Arbeitsbereichen sowie bei Existenz von Kopplungen mit anderen Centern und Teams aufeinander abgestimmt werden. Auch wenn die Koordinationsproblematik im Krankenhaus durch die Modularisierung entschärft werden kann, so bestehen weiterhin Kopplungen zu anderen Teams auf der Station und vor allem zu anderen Abteilungen bzw. Centern (z.B. Funktionsdiagnostik), da die Leistungserstellung am Patienten nur im Verbund möglich ist.

Ein typisches Krankenhaus-Beispiel für Erfolgskopplungen ist die Vergabe von zentraler OP-Kapazität, die von mehreren Profit-Centern genutzt wird. Der ökonomische und medizinische Erfolg eines Profit-Centers ist dann von der zugeteilten OP-Kapazität abhängig. Für eine zielsetzungsgerechte Koordination ist es erforderlich, daß die Zentrale Lenkpreise für den knappen Faktor bestimmt.[196] Dieses theoretisch richtige Konzept ist aber nicht ohne weiteres im Krankenhaus anwendbar. Zu berücksichtigen sind Restriktionen wie zeitkritische Notfälle, die unmittelbar Kapazität beanspruchen, sowie der Versorgungsauftrag, der dazu zwingt, auch nicht-rentable Abteilungen aufrecht zu erhalten und mit Kapazität zu versorgen. Zudem müssen die Ziele zu einem Ausgleich der partiellen Bereichsinteressen beitragen, insbesondere wenn eine Entscheidung negativ auf die anderen Bereiche ausstrahlt. Aus diesem Grund kann der partizipative Zielbildungsprozeß zeitaufwendig und konfliktträchtig verlaufen.

3.5.2.2 Führung durch Kommunikation und Information

Kommunikation und Information sind zentrale Aufgaben der Führung, um ihre Funktionen erfüllen zu können. In ihrer Dienstleistungsfunktion müssen die Führungskräfte die Mitarbeiter mit den relevanten Informationen versorgen. Informationen als zweckorientiertes Wissen wird benötigt, um eigenverantwortlich Ent-

---

195 Vgl. zum folgenden Adam, D. (1996b), S. 114 ff.
196 Vgl. zur Koordination über Lenkpreise Adam, D. (1996b), S. 361 ff.

scheidungen treffen zu können.[197] Grundlage für die Selbststeuerung sind somit die relevanten Informationen, die nicht nur den eigenen Arbeitsbereich, sondern auch die externe Entwicklung (z.B. Kundenanforderungen, technische Verfahren, Gesetze) umfassen. Dabei gehört es auch zur Führungsaufgabe, die Informationen auf den Bedarf und die Verarbeitungskapazität der Mitarbeiter abzustimmen, damit keine Informationsüberflutung eintritt.[198] Die Kommunikation muß gewährleisten, daß die Mitarbeiter die Informationen richtig verstehen und in den Gesamtzusammenhang einordnen können.

Die Koordinationsfunktion der Führung ist nur über den Austausch von Informationen zu erfüllen. Die direkte, informelle Kommunikation in und zwischen den Gruppen (Patient-Care-Teams, Profit-Center) wird zum vorrangigen internen Koordinationsinstrument im Krankenhaus. Ebenso muß die externe Kommunikation z.B. zu den einweisenden Ärzten funktionieren, damit die Gesamtbehandlung der Patienten reibungsarm koordiniert werden kann. Für die Initiativfunktion z.B. im Rahmen der Leitbildentwicklung muß die Führung Überzeugungsarbeit über intensive Kommunikation leisten. Nur informierte und beteiligte Mitarbeiter tragen die Veränderungen engagiert mit.

Der Bedarf an Kommunikation und Information ist im Krankenhaus aufgrund der komplexen Leistungserstellung mit verzahnten Prozessen besonders hoch. Das betrifft nicht allein die Ebene zwischen Führung und Mitarbeitern, sondern auch die Kommunikation der Mitarbeiter untereinander, mit externen Leistungspartnern und mit dem Patienten. Die personenorientierte Art der Leistungserstellung im Krankenhaus erfordert eine hohe Intensität der direkten, persönlichen Kommunikation. Der Kommunikationsprozeß umfaßt eine Sachebene (Tech-Dimension), welche die objektive Information als Gesprächsbasis bereitstellt, und eine Beziehungsebene (Touch-Dimension), die auf die psychologische und emotionale Komponente gerichtet ist.[199] Demnach steuert die Kommunikation nicht nur die Qualität der sachlichen Beziehungen, sondern wirkt auch im starken Maße auf die soziale Qualität ein. Das bedeutet, die Art und Weise wie Führungskräfte mit den Mitarbeitern reden und umgehen, besitzt Vorbildfunktion und prägt den Kommunikationsstil im gesamten Krankenhaus.

In der Tech-Dimension ist entscheidend, daß die benötigten Informationen schnell, sicher, vollständig und für die Mitarbeiter leicht zugänglich zur Verfü-

---

[197] Vgl. Bühner, R. (1995), S. 48.
[198] Vgl. Bühner, R., Horn, P. (1995), S. 668.
[199] In Anlehnung an Watzlawick, P., Beavin, J.H., Jackson, D.D. (1996), S. 53 ff.

gung stehen. Aufgrund der steigenden Anforderungen an die Dokumentation und den Datenaustausch zwischen den Leistungspartnern (niedergelassene Ärzte, Krankenkassen) werden zunehmend Informations- und Telekommunikationsdienste im Krankenhaus benötigt.[200] Auf der Sachebene können somit die vielfältigen Formen und Medien der IuK-Technik eingesetzt werden. Demgegenüber ist die Touch-Dimension auf die menschliche Kommunikation fokussiert. Sowohl im Mitarbeiter- als auch im Patientengespräch kommt es darauf an, den Kommunikationspartner ernst zu nehmen, ihn adäquat zu informieren, aber auch zuzuhören, um seine Erwartungen und Bedürfnisse zu erfahren. Nur auf dieser Basis kann gegenseitiges Vertrauen aufgebaut werden. Die Touch-Dimension der Kommunikation generiert das Betriebsklima, prägt die Organisationskultur und determiniert die soziale Qualität im Krankenhaus.

Das integrierte Qualitätsmanagement verlangt eine Atmosphäre der offenen und ehrlichen Kommunikation im Krankenhaus. Qualitätsorientiertes Arbeiten und Lernen basieren auf dem „free-flow" von Informationen mit möglichst wenigen formalen Grenzen und Übergabepunkten.[201] Die Kunden-Lieferanten-Beziehungen funktionieren nur, wenn die jeweiligen Anforderungen klar artikuliert und kommuniziert werden. Umfassende Information ermöglicht den Mitarbeitern, ihre Leistungen gegenüber den Anforderungen interner und externer Kunden zu bewerten und ggf. zu korrigieren. Die Führungskräfte müssen im gesamten Krankenhaus die Kommunikation fördern und initiieren. Denn sie ist erforderlich, um Qualitätsprobleme z.B. in Qualitätszirkeln zu lösen und zu Qualitätsverbesserungen zu gelangen. Je mehr Ideen ausgesprochen werden, desto größer ist die Anzahl der Vorschläge, die tatsächlich umgesetzt werden und den Arbeitsablauf verbessern.[202]

Für eine konstruktive Kommunikation zwischen Führung und Mitarbeitern ist die Häufigkeit und Regelmäßigkeit ein wichtiges Kriterium. Daher sollte eine Regelkommunikation im Krankenhaus institutionalisiert werden. Das Kernstück der internen Kommunikation können sinnvoll vernetzte, regelmäßig stattfindende Teambesprechungen auf der Ebene der Teams und Center bilden. Im Rahmen dieses Netzwerkes findet die Grundversorgung mit Informationen statt. Im Team sind Fragen der Zusammenarbeit offen und ehrlich zu diskutieren, denn nur so kann die Gruppe lernen, sich besser zu steuern.[203] Darüber hinaus sind bilaterale

---

[200] Vgl. v. Eiff, W. (1995d), S. 371.
[201] Vgl. Bühner, R. (1995), S. 49.
[202] Vgl. Bühner, R. (1993a) S. 140.
[203] In Anlehnung an Doppler, K., Lauterburg, C. (1995), S. 315.

Gespräche zwischen Mitarbeitern und der vorgesetzten Führungskraft (z.B. mit dem Gruppenleiter) regelmäßig durchzuführen. Nur im persönlichen Dialog kann die Führungskraft, die individuellen Erwartungen und Einstellungen des Mitarbeiters herausfinden. Inhaltlich sind im Mitarbeitergespräch die individuellen Ziele, die sich z.B. auf die Qualifikation beziehen, zu planen.[204] Das Mitarbeitergespräch ist ein wichtiges Führungsinstrument, um die Motivation und Zufriedenheit des Mitarbeiters zu fördern, seine Potentiale zu entdecken und weiterzuentwikkeln.

3.5.2.3   Führung durch Fehlerkultur und Feedback

Zur Führungsaufgabe im integrierten Qualitätsmanagement gehört es, ein geeignetes Umfeld für den kontinuierlichen Verbesserungsprozeß zu gestalten. Dazu ist zum einen eine Fehlerkultur zu schaffen, die Fehler als Ausgangspunkt für Verbesserungen ansieht, und zum anderen ein offenes Feedback notwendig. Wer im Krankenhaus Verantwortung für die Qualität seiner Arbeit übernimmt, muß im Gegenzug auch ständig darüber unterrichtet werden, welche Auswirkungen seine Arbeit auf die Effektivität und Effizienz der Leistungen hat.[205]

Grundlage für eine qualitätsfördernde Fehlerkultur im Krankenhaus ist der konstruktive Umgang mit Fehlern. Die Führung muß deutlich machen und danach handeln, daß es verzeihlich ist, Fehler zu begehen; aber unverzeihlich ist es, erkannte Fehler zu ignorieren oder eine systematische Fehleranalyse zu behindern.[206] Das Null-Fehler-Prinzip wird im Krankenhaus häufig verkürzt oder falsch angewendet. Da auf die Leistungsprozesse sehr viele interne und externe Einflußfaktoren einwirken, ist es utopisch das Null-Fehler-Ziel generell in einem Krankenhaus zu erreichen. Das Null-Fehler-Prinzip ist vielmehr so zu interpretieren, daß alle Mitarbeiter in Richtung „Null-Fehler" sensibilisiert sind, präventiv Fehler vermeiden und ständig die Prozesse verbessern. Fehler werden in Krankenhäusern häufig personifiziert, indem rasch nach dem „Schuldigen" gesucht wird.[207] In der Folge führen Schuldzuweisungen und Rechtfertigungen nur zu Reibungsverlusten, wobei die Suche nach den wahren Fehlerursachen unterbleibt. Diesem Verhalten muß die Führung konsequent entgegensteuern, indem sie Feh-

---

204   Vgl. auch zum folgenden Doppler, K., Lauterburg, C. (1995), S. 319.
205   Vgl. Eichhorn, S. (1996), S. 132.
206   Vgl. v. Eiff, W. (1995a), S. 78.
207   Vgl. Heimerl-Wagner, P. (1996b), S. 134.

ler zugesteht, vor allem aber deren Ursachen umfassend analysiert und mit den Beteiligten diskutiert.

Der kontinuierliche Verbesserungsprozeß wird maßgeblich durch ein Feedback gegenüber den Teams (Patient-Care-Teams, Profit-Center) aber auch gegenüber den einzelnen Mitarbeitern unterstützt. Unter Feedback ist die Rückkopplung zu verstehen, bei der die Teams und Mitarbeiter durch die Führungskraft über die Beurteilung ihrer Leistung und ihres Verhaltens informiert werden.[208] Ein gegenseitiges offenes Feedback schließt aber auch die Beurteilung der Führungskraft aus Sicht der Mitarbeiter mit ein. Das Feedback beschleunigt den Lernprozeß im Hinblick auf Effektivitäts- und Effizienzverbesserungen, denn je häufiger Mitarbeiter Rückmeldungen über ihre Arbeit erhalten, desto schneller können sie ihr Verhalten revidieren. Die Führungsaufgabe besteht darin, den Mitarbeitern in einer geeigneten Art und Weise zu vermitteln, wo sie stehen und wo sie angesichts ihrer Ziele stehen sollten. Daher sollte das Feedback anhand eines konkreten Sachverhaltes erfolgen, zeitnah abgegeben werden und auch bei positiven Leistungen erfolgen. Unter diesen Bedingungen ist das Feedback eine wichtige Orientierungshilfe und wirksamer Leistungsanreiz für die Mitarbeiter.[209] Im Qualitätsmanagement bildet das Feedback den Ausgangspunkt für die Suche nach Verbesserungen und ist Ausdruck einer konstruktiven Fehlerkultur im Krankenhaus.

Im integrierten Qualitätsmanagement kommt es darauf an, die Erfahrungen, das Wissen und die Ideen der Mitarbeiter zu mobilisieren und zu nutzen. Entscheidend für den Erfolg von Kaizen sind weniger die Methoden und Instrumente, sondern das veränderte Bewußtsein der Mitarbeiter und der Führung, kontinuierliche Verbesserung als selbstverständlichen und wesentlichen Bestandteil der Arbeit anzusehen.[210] Erst wenn alle Mitarbeiter von sich aus Gedanken zur Qualitätsverbesserung machen, Schwachstellen aufzeigen und Lösungsvorschläge erarbeiten, lebt das integrierte Qualitätsmanagement im Sinne einer Qualitätskultur.[211]

---

[208]   Vgl. Bühner, R. (1995), S. 51.
[209]   Vgl. Bühner, R., Horn, P. (1995), S. 673.
[210]   Vgl. Kreuter, A., Stegmüller, R. (1997), S. 112.
[211]   Vgl. Hagedorn, B., Nagorny, H.-O., Plocek, M. (1997), S. 103.

3.5.3   Neugestaltung von Anreizsystemen im Krankenhaus

Im Rahmen des integrierten Qualitätsmanagements ist auch ein Anreizsystem zu konzipieren, das die Mitarbeiter gezielt zum qualitätsorientierten Verhalten motiviert. Während Maßnahmen zur Organisationsgestaltung (z.B. Reintegration von Aufgaben, Verantwortungsübernahme) darauf abzielen, die Mitarbeiter durch die Arbeit selbst und damit intrinsisch zu motivieren, erzeugen Anreize als Belohnung für qualitätsorientiertes Verhalten extrinsische Motivation.[212] Mit dem Aufbrechen der alten Organisationsstrukturen müssen die bestehenden Anreizsysteme verändert bzw. angepaßt werden. Derzeit sind aber fast alle Krankenhäuser an den Bundesangestelltentarif (BAT) mit allen Einschränkungen bei Eingruppierungen, Beförderungen sowie Prämien- und Zulagensystemen gebunden oder angelehnt.[213] Von diesen tarifrechtlichen Restriktionen soll im folgenden abstrahiert werden, wenn für Krankenhäuser neue Formen der Entlohnung sowie der Karriere- und Laufbahnplanung entwickelt werden.

3.5.3.1   Neue Formen der Entlohnung

Nach der Anreiz-Beitrags-Theorie bringt der Mitarbeiter seine Leistung als Beitrag ein, während Anreize die Gegenleistung des Krankenhauses für die eingebrachten Beiträge darstellen.[214] Die Mitarbeiter sind dann bereit, höhere Beiträge zu leisten, wenn durch die Anreize eigene Bedürfnisse (z.B. Grundbedürfnisse, soziale Bedürfnisse, Bedürfnis nach Selbstverwirklichung) befriedigt werden können. Die Motivationswirkung monetärer Anreize wird kontrovers beurteilt. Geld besitzt aber für Mitarbeiter eine hohe Bedeutung, weil es die Existenz absichert und darüber hinaus eine Art „Joker-Funktion" übernimmt, da es für verschiedenste Bedürfnisse individuell verwendet werden kann.[215]

Das derzeitige Entlohnungssystem in Krankenhäusern ist an den BAT angelehnt, damit sehr starr und wenig leistungsorientiert. Zudem sind die Einkommen berufsgruppenabhängig und stark an Hierarchieunterschiede gekoppelt. Demgegenüber ist das integrierte Qualitätsmanagement darauf gerichtet, die Schranken zwischen den Berufsgruppen abzubauen und die Hierarchien abzuflachen. Diese

---

212   Vgl. zur intrinsischen und extrinsischen Motivation Bühner, R. (1994), S. 84.
213   Vgl. Eichhorn, S., Schmidt-Rettig, B. (1995), S. 147.
214   Vgl. zur Anreiz-Beitrags-Theorie im Krankenhaus Eichhorn, S., Schmidt-Rettig, B. (1995), S. 17 ff.
215   Vgl. Reiß, M. (1994), S. 321.

Zielsetzung muß sich auch in der Entlohnung widerspiegeln. Mit der Einführung von Gruppenarbeit sind Teams für einen ganzheitlichen Aufgabenkomplex gemeinsam verantwortlich. Dadurch kann die individuelle Leistung als Grundlage für die Entlohnung nicht mehr ermittelt werden, da die Aufgaben nicht eindeutig einzelnen Mitarbeitern zugeordnet werden können.[216] Eine neue Form der Entlohnung, die den gruppenspezifischen Bedingungen gerecht wird und das integrierte Qualitätsmanagement unterstützt, ist ein Entgeltsystem, das aus zwei Hauptkomponenten besteht: Ein qualifikationsorientierter Grundlohn, der an der individuellen Qualifikation des Mitarbeiters ansetzt und um eine leistungsabhängige Gruppenprämie ergänzt wird.[217]

Der **Grundlohn** orientiert sich am Qualifikationspotential des einzelnen Mitarbeiters und vergütet die Fähigkeiten und Kenntnisse, die für das Krankenhaus relevant sind. Die qualifikationsorientierte Entlohnung kann als Multiskill-based Pay-System auf Generalistenwissen oder als Knowledge-based Pay-System auf Spezialistenwissen ausgerichtet werden.[218] Die Anzahl der Fähigkeiten bzw. beherrschten Tätigkeiten ist die entscheidende Bezugsgröße beim Multiskill-based Pay-System. Das Ziel ist es, die Mitarbeiter möglichst breit zu qualifizieren, um sie als Generalisten in Teams einsetzen zu können. Das Knowledge-based Pay-System honoriert hingegen den Erwerb zusätzlicher Fachkenntnisse sowie Spezialfähigkeiten und ist somit auf ein in die Tiefe gehendes Expertenwissen gerichtet. Für Krankenhäuser bietet es sich an, beide Formen in Kombination anzuwenden. So unterstützt das Multiskill-based Pay-System das Job Enlargement und Job Enrichment im Rahmen der Gruppenarbeit, während gleichzeitig das Knowledge-based Pay-System das medizinische Spezialistenpotential im Krankenhaus sichert.

Die qualifikationsorientierte Entlohnung bietet den Mitarbeitern Anreize, ihre Qualifikation permanent auszubauen, so daß die Qualität und Flexibilität des Mitarbeiterpotentials stetig steigt.[219] Hochqualifiziertes Personal ist für Dienstleistungsunternehmen wie Krankenhäuser der zentrale Erfolgsfaktor, dessen Potential mit monetären Anreize gezielt entwickelt werden kann. Problematisch an dieser Entgeltkomponente ist, daß die Entlohnung unabhängig davon erfolgt, ob die bezahlte Qualifikation tatsächlich im Krankenhaus eingebracht wird. Der qualifi-

---

216 Vgl. Picot, A., Reichwald, R., Wigand, R.T. (1998), S. 510.
217 Vgl. dazu Wagner, H., Städler, A. (1989), S. 211 und Picot, A., Reichwald, R., Wigand, R.T. (1998), S. 490 ff.
218 Vgl. auch zum folgenden Bühner, R. (1993a), S. 121 und Bühner, R. (1997), S. 166 ff.
219 Vgl. Bühner, R. (1993a) S. 113.

kationsbasierte Grundlohn baut lediglich auf einer erwarteten Leistung auf und bietet allein noch keinen Anreiz zu einer möglichst hohen Arbeitsleistung.[220] Aus diesem Grund ist neben dem Grundlohn eine leistungsorientierte Entgeltkomponente in Form einer Gruppenprämie einzuführen.

Die **Prämie** vergütet eine tatsächlich erbrachte Leistung und wird zusätzlich zum qualifikationsorientierten Grundlohn gezahlt.[221] Um das Teamverhalten zu fördern, ist keine individuelle Einzelprämie, sondern eine Gruppenprämie anzusetzen, wenn das Team seine vereinbarten Leistungsziele erreicht. Damit setzt die leistungabhängige Gruppenprämie einen monetären Anreiz, der die Mitarbeiter dazu motiviert, die vereinbarten Ziele gemeinsam anzustreben. Auf diese Weise kann mit der leistungsabhängigen Gruppenprämie die Selbststeuerung der Gruppe gefördert werden. Für eine auf umfassende Qualität ausgerichtete Prämienleistung können z.B. Qualitätsprämien für reduzierte Komplikationsraten, Ersparnisprämien für einen reduzierten Ressourceneinsatz aufgrund verbesserter Arbeitsabläufe oder Nutzungsgradprämien für eine hohe OP-Auslastung gezahlt werden. Der Prämienlohn eignet sich besonders für die Förderung des qualitätsorientierten Verhaltens, weil auf der Grundlage des umfassenden Qualitätsbegriffs verschiedene Bezugsgrößen gleichzeitig berücksichtigt werden können.[222] Für die Management-Teams, die Führungsfunktionen wahrnehmen und eine besondere Verantwortung für den Krankenhauserfolg tragen, können zusätzlich erfolgsabhängige Prämien gezahlt werden. Die erfolgsabhängige Entlohnung kann als Bonus- oder Bonus-Malus-System ausgestaltet sein und an Zielgrößen wie z.B. die Einhaltung des Budgets oder das Ergebnis eines Centers gekoppelt werden. Derartige variable Entlohnungssysteme schaffen Anreize zu mehr unternehmerischen Handeln im Krankenhaus.

Die konkrete Ausgestaltung des Entlohnungssystems ist eine zentrale Führungsaufgabe, die in Zusammenarbeit mit den Mitarbeitern erfolgen sollte. Für das Funktionieren des Anreizsystems ist zu beachten, daß die Anreize eine Ausgleichsfunktion zwischen den individuellen Mitarbeiterzielen und den übergeordneten Krankenhauszielen übernehmen.[223] Zudem müssen die Anreize stark genug ausfallen, um Verhaltensänderungen zu bewirken, und bei den Leistungsprämien muß gewährleistet sein, daß die Mitarbeiter die Zielerreichung auch beeinflussen können. Für den qualifikationsbasierten Grundlohn sind die krankenhausrelevan-

---

220 Vgl. Bühner, R. (1993a) S. 114.
221 Vgl. zum Prämienlohn Hentze, J. (1991), S. 100 ff.
222 Vgl. Bühner, R. (1993a), S. 120.
223 Vgl. zu den Bedingungen von Anreizsystemen Schlüchtermann, J. (1990), S. 51.

ten Qualifikationen sowie deren Stellenwert festzulegen und in Entlohnungsstufen zu gruppieren. Dadurch läßt sich die berufsgruppen- und hierarchieorientierte Entlohnung im Krankenhaus aufbrechen, indem z.B. medizinisches und wirtschaftswissenschaftliches Studium gleichgestellt werden. Der qualifikationsorientierte Grundlohn individualisiert die Entlohnung und fördert damit die Akzeptanz bei den Leistungsträgern im Krankenhaus. Der Grundlohn ist vorrangig auf die fachliche Kompetenz der Mitarbeiter ausgerichtet, da diese anhand formaler Kriterien leichter zu operationalisieren ist. Soziale Kompetenz und Kreativität steuern das Leistungsverhalten im Team, das sich in den Leistungsergebnissen niederschlägt und über die Gruppenprämie vergütet wird. Da für das Qualitätsmanagement der kontinuierliche Verbesserungsprozeß von zentraler Bedeutung ist, sind Verbesserungsvorschläge speziell zu prämieren. Nicht allein materielle Anreize (z.B. Prämien oder Sachgeschenke) spornen die Mitarbeiter an, sondern auch immaterielle Anreize, wie z.B. ein Wettbewerb um einen Quality-Award für das beste Qualitätsteam im Krankenhaus, können zusätzlich Motivation erzeugen.[224]

3.5.3.2   Neue Formen der Karriere- und Laufbahnplanung

Nicht-monetäre Anreize in Form der Karriere- und Laufbahnplanung sind in ihrer Motivationswirkung vielschichtig. Intrinsisch motivieren Karriereanreize, weil sie die Bedürfnisse nach anspruchsvoller Arbeit, Selbstentfaltung und -verwirklichung befriedigen. Gleichzeitig wirkt der Zuwachs an Einfluß, Einkommen und Ansehen als extrinsischer Motivationsfaktor, so daß der Karriereaufstieg ein sehr komplexes „Anreizbündel" umfaßt.[225]

In Krankenhäusern sind derzeit die Aufstiegsmöglichkeiten für Pflegekräfte, medizinisch-technisches Personal, Funktionspersonal etc. begrenzt. Die mangelnden Karrierechancen wirken sich auf die betroffenen Berufsgruppen demotivierend aus. Medizinern werden hingegen hohe Karrierechancen auf Basis ihres Fachwissens eingeräumt. Die traditionelle Fachkarriere ist an straffen Hierarchien (Assistenz-, Stations-, Ober-, Chefarzt) orientiert und spiegelt das Denken in starren, tiefgegliederten Strukturen wider. Problematisch ist, daß an die medizinische Fachkarriere auch die Führungslaufbahn gekoppelt wird (Chefarztprinzip). Den Führungsanforderungen stehen die leitenden Ärzte aber oft hilflos gegenüber,

---

[224]   Vgl. dazu Reiß, M. (1994), S. 318.
[225]   Vgl. dazu Eichhorn, S., Schmidt-Rettig, B. (1995), S. 160.

weil sie dafür weder ausgebildet noch besonders motiviert sind.[226] In dem von der Klinik getrennten Verwaltungsbereich verläuft die Karriere nach dem typischen Muster bürokratischer Organisationen. Die Laufbahn richtet sich starr danach, ob der Mitarbeiter die formalen Voraussetzungen wie z.B. Betriebszugehörigkeit, Qualifikation, Lebensalter erfüllt.

Mit der Einführung neuer Organisationsstrukturen verflachen die Hierarchien und damit bieten sich automatisch weniger traditionelle Führungspositionen.[227] Zudem verändern sich die Anforderungen an die Führungskräfte grundlegend. Unter diesen Bedingungen sind neue Formen der Karriere- und Laufbahnplanung für Krankenhäuser zu entwickeln. Die Grundlage dafür schafft die Entkopplung der medizinischen Fachkarriere von der Führungslaufbahn. Prinzipiell muß jede Berufsgruppe bei entsprechender Qualifikation und Motivation die Chance auf eine Führungsposition erhalten. Wenn von jedem Mitarbeiter besondere Leistungen erwartet werden, so ist auch jedem Mitarbeiter eine Perspektive zu eröffnen über das, was er im Krankenhaus erreichen kann.[228] Der Blick richtet sich nicht mehr auf eine Karriereförderung für wenige, sondern auf die kontinuierliche Qualifizierung aller Mitarbeiter.[229]

Auf der arbeitsorganisatorischen Ebene des Krankenhauses verbleibt als Führungsposition der Gruppenleiter der Patient-Care-Teams. Aufgrund der weitreichenden Delegation von Entscheidungen und Problemlösungen an das Team hat der Gruppenleiter keine Entscheidungsbefugnisse, sondern vorrangig Koordinations- und Kommunikationsaufgaben. Bei dieser speziellen Führungsrolle bietet es sich an, daß der Gruppenleiter vom Team selbst bestimmt wird, wobei die leistungsabhängige Gruppenprämie die Wahl kompetenter Führungskräfte gewährleisten soll. Die nächsten Karrierestufen stellen die Mitgliedschaft im Management-Team eines Profit-Centers und dann im Top-Management-Team des Krankenhauses dar. Management-Teams nehmen keine operativen Sachaufgaben wahr, sondern sind auf Führungs-, Koordinations- und Steuerungsaufgaben sowie ökonomische Fragestellungen konzentriert. Daher sind für diese Führungspositionen Generalisten mit einem breiten Wissen und bereichsübergreifendem Denken besser einzusetzen als Spezialisten eines Fachgebietes. Vor diesem Hintergrund bietet sich für Führungskräfte – nach dem Vorbild der Industrie – ein ständiger, systematischer Wechsel (Job Rotation) zwischen Fach-, Führungs- und Pro-

---

[226] Vgl. Schwarz, R. (1997), S. 496.
[227] Vgl. Schlichting, C. (1994), S. 386 f.
[228] In Anlehnung an Bühner, R. (1993a), S. 142.
[229] Vgl. dazu Schlichting, C. (1994), S. 388.

jektaufgaben an. Die Vorteile resultieren aus einer verbesserten, bereichs-übergreifenden Zusammenarbeit, die sich in höherer Qualität und verbesserter Wirtschaftlichkeit niederschlägt.[230]

Die neuen Formen der Karriere- und Laufbahnplanung für Krankenhäuser sind dadurch gekennzeichnet, daß die Fachkarrieren unabhängig von den Führungs-karrieren verlaufen. Diese Trennung entspricht den unterschiedlichen Anforde-rungsprofilen. Für die Akzeptanz und den Erfolg der neuen Karrierepolitik im Krankenhaus ist eine offene Kommunikation und Transparenz erforderlich. Unsi-cherheit von Mitarbeitern, die einen Macht- und Statusverlust befürchten, muß ernstgenommen und entgegengewirkt werden. Das Krankenhaus braucht weiter-hin Spezialisten, die in ihrem Fachgebiet besondere Qualität leisten, aber ebenso flexibel einsetzbare Generalisten für die Führungsaufgaben. Als attraktiver Ar-beitgeber muß das Krankenhaus alternativ Fach- und Führungslaufbahnen anbie-ten, wobei auch die Möglichkeiten für individuelle Entwicklungswege gegeben sein sollten. Insgesamt müssen im Krankenhaus die Führungsfunktionen entspre-chend ihrer zentralen Bedeutung aufgewertet werden. Letztlich ist die Führungs-leistung der ausschlaggebende Faktor für den Erfolg des integrierten Qualitätsma-nagements im Krankenhaus.

---

[230] Vgl. Schlichting, C. (1994), S. 390.

4. Die instrumentelle Ausgestaltung des Qualitätsmanagements im Krankenhaus

4.1 Grundaufbau der instrumentellen Ausgestaltung

Der Einsatz von Qualitätsinstrumenten ist der technokratischen Ebene zuzuordnen und stellt den letzten Schritt im Aufbau eines integrierten Qualitätsmanagements dar. Die kulturelle Grundlage sowie die Strukturen in der Führung und Organisation des Krankenhauses geben den Rahmen des integrierten Qualitätsmanagements vor, der durch die Qualitätsinstrumente ausgefüllt werden muß. Ohne die kulturellen und strukturellen Rahmenbedingungen bleiben die Qualitätsinstrumente allerdings wirkungslos, da ihre Einsatzvoraussetzungen nicht gegeben sind. Die Instrumente des klassischen Qualitätsmanagements sind auf die enge Sicht von Qualität fokussiert, so daß im folgenden die Effektivität im Vordergrund steht.

Die systematische **Qualitätsmessung** stellt die Informationsgrundlage bereit. Die Qualität der Krankenhausleistungen muß durch aussagekräftige Qualitätsindikatoren gemessen werden, um die Qualität planen, steuern und kontrollieren zu können. Ausgangspunkt ist die Ergebnisqualität im Krankenhaus, die in allen relevanten Dimensionen zu messen ist. Gerade in diesem Bereich liegen die größten Schwierigkeiten, die Ergebnisqualität exakt und operational zu definieren und zu messen. Aus diesem Grund weichen viele Krankenhäuser darauf aus, allein die Prozeß- und Strukturqualität zu betrachten. Dieses Vorgehen kann zu Fehlsteuerungen führen, wenn einseitig Prozeß- und Strukturqualität maximiert werden, ohne die Rückwirkungen auf die Ergebnisqualität zu evaluieren. Um die Ergebnisqualität auch patientenorientiert zu messen sind Instrumente wie die Gesundheitsstatusbefragung und die Zufriedenheitsbefragung erforderlich.

Die **Instrumente des klassischen Qualitätsmanagements** dienen dazu, die Qualität im Krankenhaus zu planen und zu steuern. Das zentrale Planungs- und Steuerungsinstrument im Krankenhaus sind Standards, an denen alle anderen Qualitätsinstrumente ansetzen. Eine Klasse von Qualitätsinstrumenten ist darauf gerichtet, die Krankenhausleistungen qualitätsorientiert zu gestalten und zu planen. Zu diesen eher strategisch ausgerichteten Qualitätsinstrumenten gehören das Quality Function Deployment (QFD), Fehleranalysen (FMEA und FTA), der Ansatz von Taguchi und das Benchmarking. Eine andere Klasse von Instrumenten hat die Aufgabe, die Qualität zu überwachen und zu steuern sowie kontinuierlich zu verbessern. Zu diesen Qualitätsinstrumenten, die eher operativ ausgerichtet sind, gehören die Qualitätskostenrechnung, die Statistische Prozeßregelung (SPC) und Qualitätszirkel. Die Qualitätsinstrumente sind nicht isoliert, sondern im Verbund einzusetzen.

4.2 Ansätze zur Messung der Qualität im Krankenhaus

4.2.1 Konzepte zur Qualitätsmessung und Ableitung plausibler Qualitätsindikatoren

Qualität im Krankenhaus ist ein mehrdimensionales Phänomen, das in seiner gesamten Komplexität einer direkten Messung nicht zugänglich ist. Daher wird die Gesamtqualität in Teildimensionen zerlegt, die den theoretischen Rahmen bilden, um konkrete Qualitätsindikatoren abzuleiten.[1]

Für Krankenhäuser ist das Drei-Ebenen-Konzept (Struktur–Prozeß–Ergebnis) von Donabedian entwickelt worden, um die Qualitätsmessung operational zu strukturieren.[2] Die Messung der Strukturqualität erfolgt inputorientiert und ohne Quantifizierungsprobleme. So ist in den USA von der Joint Comission of the Accreditation of Hospitals ein umfassender Ansatz entwickelt worden, der insbesondere auf die technische und personelle Strukturqualität gerichtet ist.[3] Voraussetzung zur Messung der Prozeßqualität sind detaillierte Vorgaben für den Diagnose-, Therapie- und Pflegeprozeß in Form von Leistungsstandards. Meßprobleme ergeben sich nicht, weil Prozesse grundsätzlich über Zeit- und Mengeneinheiten erfaßbar sind. Die Leistungsstandards bilden die Vergleichsbasis und nur für diese konkret vorgegebenen Diagnose-, Therapie- und Pflegemethoden lassen sich sinnvolle prozeßbezogene Qualitätsindikatoren ableiten. An der Ergebnisqualität zeigt sich, inwieweit eine Behandlung erfolgreich war. Allerdings bestehen bei der outputorientierten Messung der Ergebnisqualität aufgrund der Quantifizierungsproblematik die größten Schwierigkeiten, plausible Qualitätsindikatoren zu finden.

---

[1] Siehe dazu Kapitel 1.3.2, insbesondere Tabelle 1-1.

[2] Donabedian hat diesen Ansatz selbst als „approach to quality assessment" bezeichnet. Vgl. Donabedian, A. (1982), S. 70.

[3] Vgl. Kaltenbach, T. (1991), S. 67 und Erkert, T. (1991), S. 46 f.

159

Zudem kann die Krankenhausqualität differenziert nach der Tech- und Touch-Dimension gemessen werden. Die Tech-Qualität bezieht sich auf die „harte" Sicht der Sachdimension. Dementsprechend ist die Qualitätsmessung darauf gerichtet, die objektiven, technischen Anforderungen zu überprüfen. Die Messung der Touch-Qualität zielt dagegen auf die „weiche" Sicht der subjektiv wahrgenommenen Qualität. Für die Messung der Tech-Qualität kommen im Krankenhaus expertenorientierte Meßverfahren zum Einsatz, während die Touch-Qualität über Befragungen z.B. der Patienten oder der Mitarbeiter ermittelt wird.

Die Aufgabe der Qualitätsmessung besteht darin, aussagekräftige Kriterien und meßbare Indikatoren für die Teildimensionen zu bestimmen sowie geeignete Methoden und Meßinstrumente zu entwickeln. Die ausgewählten Qualitätsindikatoren müssen methodischen Anforderungen entsprechen, damit die Meßergebnisse aussagekräftig sind. Demnach soll ein Qualitätsindikator valide, zuverlässig, konsistent, verständlich, relevant und praktikabel sein.[4] Die Validität (Gültigkeit) eines Indikators ist gegeben, wenn dieser tatsächlich einen Ausschnitt der Qualität abbildet, so daß Rückschlüsse auf die Gesamtqualität gezogen werden können. Kriterien für die Validität sind die Spezifität und Sensitivität des Indikators. Unter Spezifität wird der Grad der Abhängigkeit von einem spezifischen Kriterium, die Erklärungskraft des Indikators, verstanden. Eng mit der Spezifität zusammen hängt die Sensitivität, d.h., der Indikator verändert sich genau so wie das anvisierte Qualitätsmerkmal. Sind die Indikatoren stabil, also weitgehend unabhängig von externen Einflußfaktoren, so erfüllen sie die Zuverlässigkeitsanforderung (Reliabilität). Beziehen sich mehrere Qualitätsindikatoren auf eine Teildimension, so müssen diese konsistent und dürfen nicht widersprüchlich sein. Konsistenzprobleme werden besonders evident, wenn mehrere Indikatoren zu einer Kennzahl zusammengefaßt werden. Für die praktische Einsatzfähigkeit müssen die Indikatoren für die Anwender verständlich sein und die relevanten Dimensionen erfassen. Eine geeignete Meßtechnik sowie entsprechende Meßinstrumente haben für eine präzise und einfache Messung zu sorgen, wobei auch die Kosten zu berücksichtigen sind.

Für die Qualitätssteuerung ergeben sich Probleme, wenn Indikatoren die methodischen Anforderungen nicht erfüllen oder für die Fragestellung ungeeignet sind. Zum Beispiel ist die Sterblichkeitsrate (Mortalität) für Krankheiten, bei denen der Tod höchst selten auftritt bzw. bei denen der Fehler extrem groß sein muß, um

---

4   Vgl. Kaltenbach, T. (1991), S. 229 f. sowie Pedroni, G., Zweifel, P. (1990), S. 21 und die dort angegebene Literatur.

den Tod zu verursachen, aufgrund einer geringen Spezifität und Sensitivität nicht valide.[5] Da jeder Qualitätsindikator nur einen kleinen Ausschnitt der komplexen Realität transparent macht, müssen die Einzelergebnisse zu einem angemessenen Gesamtbild zusammengefügt werden. In der Praxis wird häufig versucht, die Qualität im Sinne einer Nutzwertanalyse zu einer einzigen, globalen Kennzahl zu komprimieren.[6] Bei einem solchen Vorgehen treten neben der Informationsreduktion aber erhebliche methodische Probleme auf.[7] Für die Qualitätssteuerung kommt es vielmehr darauf an, anhand von Qualitätsprofilen konkrete Ansatzpunkte für Verbesserungen zu finden. Qualitätsprofile können den umfassenden Qualitätsbegriff in all seinen Teildimensionen abbilden.

Als Grundkonzepte zur Qualitätsmessung lassen sich objektive und subjektive Meßverfahren unterscheiden:[8]

- **Objektive Meßbarkeit** liegt vor, wenn das Niveau eines Qualitätsindikators in einer spezifizierten Dimension feststellbar und interpersonell nachprüfbar ist. Gemessen werden beobachtbare („harte") Größen auf metrischen Skalen, die unabhängig von der Einschätzung der Betroffenen sind. Diese Art der Qualitätsmessung bezieht sich auf den produktorientierten Qualitätsbegriff in der Tech-Dimension.

- **Subjektive Meßbarkeit** liegt vor, wenn das Niveau eines Qualitätsindikators individuell durch eine beurteilende Person auf Ratingskalen festgelegt wird. Gemessen wird die wahrgenommene Qualität, die an den subjektiven Bedürfnissen und Anforderungen des Qualitätsbeurteilenden orientiert ist. Damit werden die „weichen" Faktoren der Touch-Qualität erfaßt.

Bei der objektiven Qualitätsmessung können zwei Denkstrategien unterschieden werden.[9] Der toleranzorientierte Denkstil geht davon aus, daß Qualität erreicht ist, wenn die Qualitätsmerkmale innerhalb eines bestimmten Toleranzbereichs für die Meßgrößen liegen. Ein moderner auf Taguchi zurückgehender Denkstil interpretiert hingegen jede Abweichung vom Zielwert als Fehler. Die Zielqualität ist möglichst genau zu treffen.[10] Die moderne umfassende Sichtweise von Qualität

---

5   Vgl. Donabedian, A. (1982), S. 80.
6   Vgl. Eichhorn, S. (1987), S. 37.
7   Zu den Anwendungsproblemen der Nutzwertanalyse vgl. Adam, D. (1996b), S. 420 f.
8   Vgl. Stauss, B., Hentschel, B. (1991) S. 240 und Witte, A. (1993), S. 75 f.
9   Vgl. dazu Adam, D. (1998a), S. 133 ff.
10 Siehe dazu Kapitel 4.4.3.3.

führt dazu, daß als Qualitätsmaßstab auch die subjektive Sichtweise des Kunden akzeptiert wird.

Für ein umfassendes Qualitätsmanagement sind objektive und subjektive Qualitätsmessung somit gleichermaßen erforderlich. Bei der objektiven Qualitätsmessung ist ein expliziter Vergleichsmaßstab (Qualitätsstandard) erforderlich, um die Qualität beurteilen zu können. Als Qualitätsvorgaben können festgelegte Standards oder empirische Daten vergangener Perioden und vergleichbarer Krankenhäuser herangezogen werden. Beide Vorgehensweisen sind mit Problemen behaftet, da Qualität – auch in der Tech-Dimension – nicht absolut festgelegt werden kann. Das bedeutet, die werturteilsfreie Messung ist immer objektiv, während die Beurteilung der Qualität nur subjektiv erfolgen kann. Bei der subjektiven Qualitätsmessung läuft der Beurteilungsprozeß implizit nach den individuellen Erwartungen und persönlichen Kriterien des Qualitätsbeurteilenden ab, so daß die „Meßergebnisse" bereits subjektive Werturteile darstellen.

Aus den Besonderheiten von Dienstleistungen, die im Krankenhaus sehr stark ausgeprägt sind, resultieren gravierende Probleme für die Qualitätsmessung.[11] Das Individuum „Patient" wird in einen komplexen Leistungsprozeß integriert, der auf ein immaterielles Ergebnis (Gesundheit) abzielt. Damit wird eine von äußeren Faktoren unabhängige und unter gleichen Bedingungen wiederholbare Qualitätsmessung unmöglich. Der externe Einfluß des Patienten auf den Prozeß und das Ergebnis kann nicht separiert und kontrolliert werden, worunter die Genauigkeit und Vergleichbarkeit der Qualitätsmessung leidet. Die Wirkung zwischen der Qualität der Leistungsprozesse und der Ergebnisqualität kann im Einzelfall aufgrund externer Einflußfaktoren nicht mit Sicherheit überprüft werden. Somit handelt es sich um einen „nicht-beherrschten Produktionsprozeß", wobei ein gewünschtes Ergebnis mit „einer bestimmten Wahrscheinlichkeit, nicht aber mit absoluter Sicherheit resultiert.[12] Zudem sind Krankenhausleistungen Erfahrungsgüter, deren Ergebnisqualität erst nachher, teilweise mit sehr langen zeitlichen Verzögerungen gemessen werden kann. Diese Langzeitwirkungen können von den Krankenhäusern nur schwer erfaßt werden, wenn der Patient in den ambulanten Sektor wechselt.

---

[11] Siehe dazu Kapitel 1.3.

[12] Vgl. Donabedian, A. (1982), S. 75.

4.2.2 Messung der Ergebnisqualität

Das Ergebnis der Behandlung eines Patienten (Outcome) ist der direkte Weg, um die Qualität im Krankenhaus zu messen.[13] Da die Messung der Ergebnisqualität mit erheblichen Problemen behaftet ist, konzentrieren sich die Krankenhäuser darauf, die Struktur- und Prozeßqualität zu messen. Dieses Vorgehen kann zu Fehlsteuerungen führen, wenn einseitig die Struktur- und Prozeßqualität maximiert wird, ohne die Rückwirkungen auf das Ergebnis zu berücksichtigen. Um diese Fehlsteuerungen zu vermeiden, soll die ergebnisorientierte Qualitätsmessung überprüfen, welche Krankenhausleistungen tatsächlich das Ergebnis positiv beeinflussen. Auf der Basis dieser entscheidungsrelevanten Informationen ist ausgehend vom Ergebnis die Prozeß- und Strukturqualität zu planen und zu steuern, um gleichzeitig Effektivität und Effizienz zu sichern. Im folgenden wird daher ausschließlich die Messung der Ergebnisqualität im Krankenhaus betrachtet.

Kategorie:	Kriterium:	Meßinstrument:
1. DEATH	Mortalitätsrate	objektive
2. DISEASE	krankheitsbezogene Indikatoren	Tech-Indikatoren
3. DISABILITY	Behinderung /gesundheitlicher Gesamtzustand	Beurteilung durch Mediziner,
4. DISCOMFORT	Unbehagen/Lebensqualität	Gesundheitsstatusbefragungen
5. DISSATISFACTION	Patienten(un)zufriedenheit	subjektive Touch-Indikatoren

Tabelle 4-1: 5-D-Modell der Ergebnisqualität

---

[13]   Vgl. Adam, D. et al. (1993), S. 17.

163

Ein krankenhausspezifischer Ansatz, nach dem sich operationale Indikatoren zur Messung der Ergebnisqualität ableiten lassen, ist das **5-D-Modell**.[14] Dieses Modell differenziert die Ergebnisqualität nach den Kategorien death (Tod), disease (Krankheit), disability (Behinderung), discomfort (Unbehagen) und dissatisfaction (Unzufriedenheit). Die negative Formulierung der Kategorien soll aber nicht das Urteil über die Ergebnisqualität beeinflussen oder vorwegnehmen.

Die **Mortalitäts- oder Sterblichkeitsrate (death)** ist ein operationaler Indikator der Tech-Qualität, der für die meisten Krankheitsarten aber nur eine geringe Spezifität und Sensitivität aufweist. Zum Beispiel ist die Sterblichkeitsrate nur gering sensitiv in Bezug auf die Behandlungsqualität von Beinbrüchen.[15] Wird ein Beinbruch falsch behandelt, so muß der Patient zwar starke qualitative Einbußen seines Bewegungsapparates hinnehmen, aber dies wird grundsätzlich nicht zum Tode führen. Einzelfallbezogen ist die Sterblichkeitsrate als Qualitätsindikator nur dann aussagefähig, wenn ein eindeutiger kausaler Zusammenhang zwischen der Behandlung und dem Tod des Patienten besteht, z.B. bei ärztlichen Kunstfehlern. Die Aussagefähigkeit des Qualitätsmaßstabes „Sterblichkeit" erhöht sich tendenziell, je größer die Zahl der betrachteten Fälle wird und gesicherte statistische Aussagen abgeleitet werden können. Für eine sinnvolle statistische Analyse ist es erforderlich, daß die Patienten in möglichst homogene Gruppen eingeteilt werden (z.B. nach Krankheitsschweregrad, Alter, Geschlecht usw.), um die Sterblichkeitsraten verschiedener Krankenhäuser und Fachabteilungen vergleichbar zu machen. Traditionell werden Sterblichkeitsraten in der Medizin schon lange als Qualitätskriterium erhoben, nicht zuletzt aufgrund der relativ einfachen Messung. Im Rahmen statistischer Qualitätssicherungsprogramme werden in Deutschland die postoperative Mortalität in der Herzchirurgie und die mütterliche sowie perinatale Mortalität in der Perinatologie als Ergebnisindikatoren erfaßt.[16] In diesen Sparten ist der Einsatz der Sterblichkeitsrate auch sinnvoll, da eine hohe Spezifität und Sensitivität besteht. Insgesamt sind Sterblichkeitsraten als valider Qualitätsindikator nur für wenige Krankheitsarten einsetzbar. Als alleiniger Indikator sind sie unzureichend, da nur ein einziger Teilaspekt der mehrdimensionalen Ergebnisqualität abgebildet wird.

---

[14] Vgl. Lohr, K.N. (1988), S. 39 ff. und ergänzend Kaltenbach, T. (1991), S. 74 ff.
[15] Zum Beispiel vgl. Adam, D. et al. (1993), S. 17.
[16] Vgl. Bundesministerium für Gesundheit (1994), S. I 68 u. S. I 72.

Bei vielen Krankheitsarten können **krankheitsbezogene Indikatoren (disease)** in Form physiologischer Maßgrößen (z.B. Labor- oder Testwerte) als operationale Tech-Indikatoren mit einer relativ hohen Spezifität und Sensitivität herangezogen werden. Verändern sich die physiologischen Werte im Behandlungsverlauf, beispielsweise der Blutdruck bei Hypertonie-Kranken oder die Sehfähigkeit nach einer Kataraktoperation, so kann auf die Behandlungsqualität geschlossen werden.[17] Durch eine ständige Überwachung der krankheitsbezogenen Indikatoren (Monitoring) können die Diagnose- und Therapieprozesse effektiv gesteuert werden. Diese Art der laufenden Prozeßkontrolle ist besonders bei chronischen Krankheiten evident, z.B. wird bei Diabetes-Patienten eine ständige Kontrolle der mittleren Blutglucosekonzentration durchgeführt. In komplexen Situationen ist die Aussagefähigkeit der krankheitsbezogenen Indikatoren jedoch eingeschränkt.[18] So können bei multimorbiden Patienten mit mehreren Krankheitsbildern, die unterschiedlich therapiert werden, die verschiedenen Einflüsse auf den Indikator nicht separiert werden. Auch kann die endgültige Ergebnisqualität sich mit erheblichen zeitlichen Verzögerungen erst nach Abschluß der Behandlung in den krankheitsbezogenen Indikatoren niederschlagen. In allen Fällen, in denen bewußt „schlechte" physiologische Werte in Kauf genommen werden, um den eigentlichen Behandlungserfolg zu sichern (z.B. bei der Chemotherapie) oder die Leiden des Patienten zu reduzieren (z.B. bei Morphiumgaben in der Schmerztherapie), sind krankheitsbezogene Maßgrößen als Qualitätsindikator wenig sinnvoll.

Disability und discomfort (Behinderung und Unbehagen) sollen den **Gesundheitsstatus** des Patienten in einem ganzheitlichen Maße beschreiben. Dazu werden drei Dimensionen unterschieden, die physische, die psychische und die soziale Gesundheit, welche sich wechselseitig beeinflussen.[19] Der Gesundheitsstatus des Patienten kann zum einen durch Mediziner beurteilt werden. Diese Art der Expertenbeurteilung ist an medizinisch-technischen Kriterien orientiert. Eine andere Möglichkeit besteht darin, mit Gesundheitsstatusbefragungen das subjektive Gesundheitsempfinden der Patienten zu ermitteln.[20] In beiden Fällen ist die grundsätzliche Vorgehensweise, den Gesundheitsstatus zu messen, gleich. Für die Dimensionen der Gesundheit sind geeignete Kriterien zu definieren, die auf einer

---

17 Vgl. Kaltenbach, T. (1991), S. 75 f.
18 Vgl. zu den Problemen der krankheitsbezogenen Indikatoren Pedroni, G., Zweifel, P. (1990), S. 12 f. und Kaltenbach, T. (1991), S. 76.
19 Vgl. Pedroni, G., Zweifel, P. (1990), S. 15.
20 Siehe dazu Kapitel 4.3.1.

Skala eingestuft werden, z.B. volle, eingeschränkte oder keine Mobilität. Diese Art der Beurteilung kann allerdings nur subjektiv erfolgen, selbst wenn sie dem medizinischen Sachverstand unterliegt.

Unter dem Begriff **dissatisfaction** sind alle Methoden zusammen zu fassen, die die **Zufriedenheit** der Patienten als Abweichung zwischen erwarteter und erlebter Leistung messen.[21] Die Patientenzufriedenheit als Erfüllungsgrad von Erwartungen kann der Ergebnisdimension zugeordnet werden, auch wenn sich die Erwartungen und Erfahrungen auf den Struktur- und Prozeßbereich beziehen.[22] Bedingt durch den Prozeßcharakter von Dienstleistungen kann die ergebnisorientierte Betrachtung von Zufriedenheit um eine am Leistungsprozeß orientierte Sichtweise ergänzt werden.[23] Hinter den Patientenbefragungen, die die subjektive Zufriedenheit als wichtigen Qualitätsindikator messen, steht die Philosophie der Kundenorientierung. Problematisch ist, daß im Rahmen von Patientenbefragungen die Erwartungshaltung der Patienten i.d.R. nicht untersucht wird, so daß die Sollgröße unspezifiziert bleibt.[24] Dennoch ergeben sich durch Patientenbefragungen wichtige Hinweise für eine Stärken- und Schwächenanalyse vorrangig im nichtmedizinischen Bereich des Krankenhauses.

Das 5-D-Modell zeigt die mehrdimensionale Bandbreite der Ergebnisqualität auf, ohne die Interdependenzen der Kategorien zu berücksichtigen. Die Ergebnisse in den einzelnen Kategorien sind aber nicht unabhängig voneinander zu interpretieren, sondern ergeben ein ineinandergreifendes Gesamtbild. Zudem ist das 5-D-Modell ausschließlich auf die Effektivität im Krankenhaus gerichtet und klammert die Effizienz völlig aus. Die Ergebnisqualität steht am Ende der Leistungserstellung und ist die Summe dessen, was durch die Leistungsprozesse aus den gegebenen Ressourcen gemacht worden ist.[25] Damit gehört zur ergebnisorientierten Qualitätsmessung auch, daß der notwendige Ressourceneinsatz ermittelt wird. Geeignete Indikatoren für die Effizienz im Krankenhaus sind patientenbezogene Fallkosten und Verweildauern. Eine sinnvolle Interpretation dieser Kennzahlen kann auf statistischer Basis unter der Voraussetzung homogener Patientengruppen erfolgen. Wird das wirtschaftliche Ergebnis (Effizienz) mit dem medizinischen

---

[21] Siehe dazu Kapitel 4.3.2.
[22] Vgl. Ebner, H., Köck, C. (1996a), S.79.
[23] Vgl. Siefke, A. (1998), S. 27.
[24] Vgl. Schlüchtermann, J. (1996b), S. 94.
[25] Vgl. Ebner, H., Köck, C. (1996a), S.80.

Ergebnis (Effektivität) gekoppelt, so können Aussagen zum Kosten-Nutzen-Verhältnis getroffen werden. Damit läßt sich empirisch aufzeigen, ob steigende Leistungsqualität mit steigenden Kosten (konfliktäre Beziehung) verbunden ist oder ob steigende Leistungsqualität auch mit sinkenden Kosten (komplementäre Beziehung) realisiert werden kann.

Für die Messung der Ergebnisqualität bilden sich damit insgesamt vier Beurteilungsdimensionen heraus, die es in der Summe ermöglichen, ein Gesamtbild über umfassende Qualität im Krankenhaus abzubilden:[26]

- das objektive medizinische Ergebnis der Behandlung und Betreuung,
- der subjektiv empfundene Nutzen der Behandlung, der sich im Gesundheitsstatus bzw. in der gesundheitsbezogenen Lebensqualität ausdrückt,
- die Patientenzufriedenheit und
- das wirtschaftliche Ergebnis.

Traditionell neigen Krankenhäuser dazu, die Qualitätsanstrengungen auf die medizinische Kernleistung zu konzentrieren und nur unzureichend die Sichtweise ihrer Kunden/Patienten zu beachten. Krankenhausleistungen, die von der Anbieterseite als qualitativ gut angesehen werden, müssen aber nicht zwangsläufig aus Kundensicht auch eine hohe Qualität aufweisen. Neue Impulse für die Qualitätsmessung im Krankenhaus resultieren daraus, daß nicht mehr ausschließlich die medizinische Sichtweise professioneller Experten im Vordergrund steht, sondern zunehmend die subjektive Einschätzung der Kunden/Patienten berücksichtigt wird. Das setzt geeignete Instrumente voraus, welche die Qualität aus Kunden- bzw. Patientensicht messen. Daher sollen im folgenden mit der Gesundheitsstatusbefragung und der Zufriedenheitsbefragung zwei patientenbezogene Meßkonzepte näher vorgestellt werden.

---

[26]   Vgl. dazu Ebner, H., Köck, C. (1996a), S.80 ff.

4.3 Instrumente zur patientenorientierten Messung der Ergebnisqualität

4.3.1 Gesundheitsstatusbefragung am Beispiel des SF-36

Gesundheit ist ein mehrdimensionaler Zustand des physischen, psychischen und sozialen Wohlbefindens. Der Ansatz zur **Outcome-Messung** versucht die Gesundheit in den verschiedenen Dimensionen durch eine Gesundheitsstatusbefragung zu erfassen. Bei der Gesundheitsstatusbefragung erhält der Patient die Möglichkeit, seinen Gesundheitszustand selbst zu evaluieren. Das weitverbreiteste Instrument ist der Fragebogen SF-36 (Short-Form-36) der Medical Outcome Study, der aus einer der umfangreichsten Studien zu Qualitätsfragen in der medizinischen Behandlung stammt.[27] Der SF-36 wurde gezielt konstruiert, um das Ergebnis bzw. den Outcome therapeutischer Maßnahmen patientenorientiert zu messen. Somit ist dieses Meßinstrument auf die Effektivität in Bezug auf den von den Patienten subjektiv empfundenen Gesundheitszustand bezogen. In Deutschland ist der SF-36 übersetzt, empirisch getestet und steht als normiertes Instrument zur freien Verfügung.[28]

Die Outcome-Messung mit SF-36 geht davon aus, daß der Gesundheitszustand durch die körperliche Verfassung, das psychische Befinden, die sozialen Beziehungen und die funktionale Kompetenz definiert ist. Aus diesen Dimensionen werden den Patienten 36 Fragen zu ihrem Gesundheitszustand gestellt; von diesen werden 35 Fragen zu acht Gruppen von Indikatoren verdichtet.[29] Folgende acht Indikatorengruppen (die Mediziner sprechen auch von „Skalen") umfaßt der SF-36:[30]

---

[27] Zum SF-36 vgl. Ware, J.E., Sherbourne, C.D. (1992) und zur Medical Outcome Study vgl. Tarlov, A.R. et al. (1989). Beim SF-36 handelt es sich um eine Kurzform des in der Medical Outcome Study verwendeten Fragebogens, der in seiner ursprünglichen Fassung 245 Fragen enthielt und an 22.462 Patienten mit unterschiedlichen Krankheiten validiert wurde.

[28] Vgl. Bullinger, M., Kirchberger, I., Ware, J. (1995).

[29] Eine zusätzlich gestellte Frage zur empfundenen Veränderung des Gesundheitszustandes (siehe Frage 2) fließt nicht in die Indikatoren ein.

[30] Vgl. Ware, J.E., Sherbourne, C.D. (1992), S. 475.

- Physische Funktionsfähigkeit („Physical functioning"),
- Physisches Verhalten bzw. Rolleneinschränkungen aus physischen Gründen („Role limitations due to physical problems"),
- Soziale Funktionsfähigkeit („Social functioning"),
- Körperliche Schmerzen („Bodily pain"),
- Psychische Gesundheit („General mental health"),
- Psychisches Verhalten bzw. Rolleneinschränkungen aus emotionalen Gründen („Role limitations due to emotional problems"),
- Vitalität („Vitality"),
- Allgemeines Gesundheitsempfinden („General health perceptions)".

Die Antworten auf die Fragen des SF-36 sind standardisiert, wobei differenzierte Beurteilungen in mehreren Stufen (z.B. ausgezeichnet, sehr gut, gut, weniger gut, schlecht) oder Ja-/Nein-Antworten vorgegeben sind. Den Antworten sind Punktwerte zugeordnet, die für die Fragen einer Indikatorgruppe addiert werden. In praktischen Anwendungen erscheinen die Indikatoren dimensioniert auf einer einheitlichen Skala von 0-100 Punkten, wobei hohe Werte einen positiven Gesundheitsbeitrag symbolisieren. Diese Vorgehensweise erhöht die Vergleichbarkeit der einzelnen Indikatoren und ermöglicht die graphische Darstellung in einem Gesundheitsprofil. Die optimalen Erhebungszeitpunkte der Gesundheitsstatusbefragung liegen zu Beginn der Behandlung und zu einem oder mehreren Zeitpunkten nach dem Krankenhausaufenthalt. Durch die wiederholte Befragung – auch in einigem zeitlichen Abstand nach der Behandlung – können die langfristigen Veränderungen im Gesundheitszustandes erfaßt werden.

Die Gesundheitsstatusbefragung mit dem SF-36 kann auf verschiedenen Ebenen erfolgen. Ein Vergleich der Indikatorwerte vor und nach einer medizinischen Behandlung für homogene Patientengruppen zeigt, ob und in welchen Dimensionen sich der Gesundheitszustand der Patienten verändert hat. Daran kann gemessen werden, ob eine medizinische Maßnahme effektiv ist, d.h., ob sie mit relativ hoher Wahrscheinlichkeit zu einer Verbesserung des Gesundheitszustandes beiträgt.[31] Bei einer Einzelbetrachtung ist aber zu berücksichtigen, daß eine medizinische Behandlung nicht bei jedem Patienten gleich wirkt und entsprechend bei einer Gruppenbetrachtung die Ergebnisse stark streuen können.

---

[31] Vgl. Adam, D. et al. (1993), S. 18.

1. Wie würden Sie im allgemeinen Ihren Gesundheitszustand beschreiben?
   Ausgezeichnet - Sehr gut - Gut - Weniger gut - Schlecht
2. Im Vergleich zum vergangenen Jahr, wie würden Sie Ihren derzeitigen Gesundheitszustand beschreiben?
   Viel besser - Etwas besser - Etwa gleich - Etwas schlechter - Viel schlechter
3. Im folgenden sind einige Aktivitäten beschrieben, die Sie vielleicht an einem ganz normalen Tag ausüben. Sind Sie durch Ihren derzeitigen Gesundheitszustand bei diesen Aktivitäten eingeschränkt? Wenn ja, wie stark?
   Ja, stark eingeschränkt - Ja, etwas eingeschränkt - Nein, nicht eingeschränkt
   a. Anstrengende Tätigkeiten, wie z.B. laufen, schwere Gegenstände heben, anstrengenden Sport treiben
   b. Moderate Tätigkeiten, wie z.B. einen Tisch verschieben, staubsaugen, kegeln oder Golf spielen
   c. Tragen oder heben von Einkaufstaschen
   d. Steigen mehrerer Treppenabsätze
   e. Steigen eines Treppenabsatzes
   f. Sich beugen, knien oder bücken
   g. Mehr als eine Meile zu Fuß gehen
   h. Mehrere Häuserblocks weit zu Fuß gehen
   i. Einen Häuserblock zu Fuß gehen
   j. Sich selbst baden oder anziehen.
4. Hatten Sie in den vergangenen 4 Wochen Probleme bei der Arbeit oder bei anderen alltäglichen Aktivitäten aufgrund Ihrer körperlichen Gesundheit?
   Ja - Nein
   a. Ich konnte nicht so lange wie üblich tätig sein.
   b. Ich habe weniger geschafft als ich wollte.
   c. Ich konnte nur bestimmte Dinge tun.
   d. Ich hatte Schwierigkeiten bei der Ausführung (z.B. mußte ich mich besonders anstrengen).
5. Hatten Sie in den vergangenen 4 Wochen Probleme bei der Arbeit oder bei anderen alltäglichen Aktivitäten aufgrund seelischer Probleme (z.B. weil Sie depressiv oder ängstlich waren)?
   Ja - Nein
   a. Ich konnte nicht so lange wie üblich tätig sein.
   b. Ich habe weniger geschafft als ich wollte.
   c. Ich konnte nicht so sorgfältig arbeiten wie früher.

Abbildung 4-1: Die Fragen des SF-36[32]

---

[32] Vgl. zum englischen Original Ware, J.E., Sherbourne, C.D. (1992), S. 482 f.

6. Wie sehr haben in den vergangenen 4 Wochen Ihre körperliche Gesundheit oder Ihre seelischen Probleme die normalen sozialen Kontakte zu Familienmitgliedern, Freunden, Nachbarn oder Bekannten beeinträchtigt?
   Überhaupt nicht - Etwas - Mäßig - Ziemlich - Sehr
7. Wie stark waren Ihre körperlichen Schmerzen in den vergangenen 4 Wochen?
   Keine - Sehr leicht - Leicht - Mäßig - Stark - Sehr stark
8. Inwieweit haben Sie die Schmerzen bei Ihrer alltäglichen Arbeit - im Beruf und zu Hause - behindert?
   Überhaupt nicht - Ein bißchen - Mäßig - Ziemlich - Sehr
9. In diesen Fragen geht es darum, wie es Ihnen in den vergangenen 4 Wochen gegangen ist?
   Immer - Meistens - Ziemlich oft - Manchmal - Selten - Nie
   a. Waren Sie voller Schwung?
   b. Waren Sie sehr nervös?
   c. Waren Sie so niedergeschlagen, daß Sie nichts aufheitern konnte?
   d. Fühlten Sie sich ruhig und gelassen?
   e. Waren Sie voller Energie?
   f. Fühlten Sie sich entmutigt und traurig?
   g. Fühlten Sie sich erschöpft?
   h. Waren Sie glücklich?
   i. Fühlten Sie sich müde?
10. Wie häufig haben in den vergangenen 4 Wochen Ihre körperliche Gesundheit oder Ihre seelischen Probleme die sozialen Aktivitäten (z.B. Besuch bei Freunden) beeinträchtigt?
    Immer - Meistens - Manchmal - Selten - Nie
11. Inwieweit trifft jede der folgenden Aussagen auf Sie zu?
    Absolut wahr - Ziemlich wahr - Weiß nicht - Ziemlich falsch - Absolut falsch
    a. Es scheint, daß ich leichter krank werde als andere.
    b. Ich bin genauso gesund wie alle anderen, die ich kenne.
    c. Ich erwarte, daß meine Gesundheit schlechter wird.
    d. Meine Gesundheit ist ausgezeichnet.

Abbildung 4-1:Die Fragen des SF-36[33]

---

[33]   Vgl. zum englischen Original Ware, J.E., Sherbourne, C.D. (1992), S. 482 f.

Die Beurteilung der medizinischen Leistungen erfolgt anhand der Ziele, die mit der Behandlung verbunden sind. So kann eine medizinische Behandlung grundsätzlich darauf gerichtet sein:[34]

- den Gesundheitszustand des Patienten wieder vollständig herzustellen (z.B. beim Überwinden einer Infektionskrankheit),
- einen neuen stabilen Zustand herzustellen, der vom Patienten als Wohlbefinden eingestuft wird, ohne die eigentliche Krankheitsursache beseitigen zu können (z.B. das Einsetzen eines Herzschrittmachers), oder
- den Patienten von besonderen Krankheitsfolgen zu entlasten, ohne die Krankheit im Kern beeinflussen zu können (palliative Medizin, z.B. Entlastungsoperationen bei Krebswachstum).

Der Maßstab für Qualität wird somit nicht als absolute Größe, sondern relativ in Abhängigkeit vom Patienten und den medizinischen Möglichkeiten festgelegt.

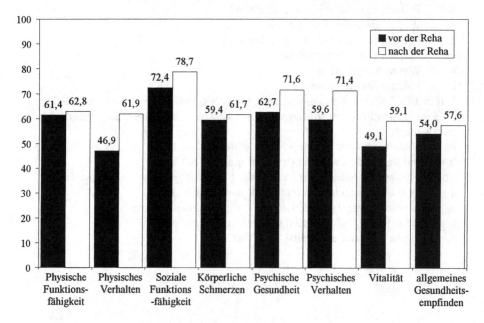

Abbildung 4-2: Veränderung des Gesundheitsstatus vor und nach der Reha-Maßnahme[35]

---

34 Vgl. Kreysch, W. (1994), S. 850 und Oberender, P., Daumann, F. (1996), S. 568.
35 Vgl. Petermann, F. et al. (1996), S. 61.

In Deutschland wurde der SF-36 bisher vorwiegend zur Evaluation von Rehabilitationsmaßnahmen eingesetzt. Zum Beispiel zeigt eine Studie, daß die psychosomatisch orientierte stationäre Rehabilitation den Gesundheitszustand und die Lebensqualität von Krebspatienten signifikant erhöht (siehe dazu Abbildung 4-2).[36] Besonders psychisch stark belastete Patienten profitieren von der Rehabilitation, da sich die Indikatorwerte in der psychischen Dimension am stärksten verbessern. Die Ergebnisse dieser Outcome-Studie liefern Informationen für die Entscheidung, ob und wie (ambulant oder stationär) eine onkologische Rehabilitation für einen Patienten sinnvoll sein kann.

Auf einer anderen Ebene kann die Gesundheitsstatusbefragung eingesetzt werden, um die Wirkungen unterschiedlicher Behandlungsmethoden zu analysieren sowie die Behandlungserfolge verschiedener Krankenhäuser miteinander zu vergleichen.[37] Ein Vergleich alternativer medizinischer Verfahren zeigt, welche Methode den (statistisch) größten Beitrag zur Gesundung der Patienten liefert. Eine Behandlungsmethode, die eindeutig dominiert wird, ist aus dem Leistungsprogramm zu eliminieren und durch eine effektive Methode zu ersetzen. Führt jedoch ein Verfahren beispielsweise zu besseren Ergebnissen in den physischen Indikatoren und ein anderes ist überlegen in den psychischen Indikatoren, weil die Behandlung weniger belastend ist, so kann auf Basis dieser Information die optimale Therapie patientenindividuell festgelegt werden. Der umfassende Outcome-Ansatz ermöglicht es, die Auswirkungen von Behandlungsmethoden auf die Gesundheit ganzheitlich – und nicht nur auf physische Aspekte konzentriert – zu erfassen, um so ein besseres Verständnis für die Belastung der Patienten durch ihre Krankheit und durch die Behandlung zu entwickeln.

Beim Vergleich verschiedener Krankenhäuser kann bei signifikanten Unterschieden in den Behandlungserfolgen mit Hilfe der erfaßten Informationen auf eine unterschiedliche Qualität in den Leistungsprozessen und -potentialen geschlossen werden. Darüber hinaus kann bei annähernd gleicher Effektivität in der Behandlung als zusätzliches Kriterium die Effizienz, z.B. die durchschnittlichen Fallkosten, herangezogen werden. Differieren die Fallkosten bei gleichem Qualitätsniveau, so ergeben sich Hinweise auf Unwirtschaftlichkeiten in der Prozeß- und Strukturdimension. Auf diese Weise unterstützt die Outcome-Messung die effektive und effiziente Gestaltung der Behandlungsprozesse und ist damit ein zentrales Instrument des integrierten Qualitätsmanagements.

---

[36] Vgl. dazu Petermann, F. et al. (1996).
[37] Vgl. dazu ausführlich und mit Beispielen Adam, D. et al. (1993), S. 19 ff.

Der SF-36 ist ein allgemeiner Fragebogen, der krankheitsunspezifisch eingesetzt werden kann. Der Vorteil liegt darin, daß der Fragebogen nicht auf ein konkretes medizinisches Verfahren abgestimmt ist, wodurch übergreifende Vergleiche verschiedener Verfahren und Krankenhäuser erst möglich werden. Für spezielle Untersuchungen bestimmter Krankheiten und Therapien ist aber die Validität und Spezifität des SF-36 nicht immer ausreichend. Daher sind zusätzlich krankheitsspezifische Fragebögen heranzuziehen, die differenziert z.B. nach der Wirkung von Medikamenten oder der Veränderung spezifischer Krankheitssymptome fragen. So wurde z.B. in der onkologischen Rehabilitations-Studie zusätzlich auch auf den krebsspezifschen Fragebogen QLQ-C30 zurückgegriffen.[38]

Für das integrierte Qualitätsmanagement liefert die Outcome-Messung umfangreiche Informationen zur Ergebnisqualität aus Sicht der Patienten. Die Rückkopplung der Ergebniswerte mit der Prozeß- und Strukturebene zeigt Ansatzpunkte auf, um die medizinische Qualität zu verbessern. Die Befragungsergebnisse können gezielt für die Planung und Steuerung der Prozeß- und Strukturqualität eingesetzt werden. Auf der Grundlage der erfaßten Ist-Werte lassen sich realistische Zielvorgaben für die Ergebnisqualitäten ableiten. Insgesamt kann das Leistungsangebot des Krankenhauses auf die medizinischen Behandlungen mit den höchsten Erfolgswahrscheinlichkeiten konzentriert werden. Die Elimination ineffektiver Behandlungsmethoden erspart den Patienten wirkungslose oder sogar schädliche Prozeduren, steigert die Effizienz und reduziert die Komplexität im Krankenhaus. Entfalten mehrere Behandlungsmethoden eine vergleichbare Wirkung auf die Ergebnisqualität, so ist das kostengünstigere Verfahren vorzuziehen. Auf diese Weise trägt das Instrument der Outcome-Messung zur Integration von Effektivität und Effizienz bei.

Der zentrale Kritikpunkt an Gesundheitsstatusbefragungen liegt in der Beurteilungskompetenz der Patienten, die in Frage gestellt wird.[39] Dem Patienten fehlt als medizinischer Laie das fachliche Wissen und die Erfahrung, um die Behandlung valide beurteilen zu können. Zudem befinden sich Patienten im Krankenhaus in einer emotionalen Situation großer persönlicher Betroffenheit, so daß die notwendige Distanz fehlt und Patientenurteile situativ verzerrt sind. Dem ist entgegen zu halten, daß der Patient die medizinische Behandlung – ihren Verlauf, ihre Komplikationen und ihr Ergebnis – unmittelbar am eigenen Körper erlebt. Deshalb ist der Patient grundsätzlich schon in der Lage, valide zu beurteilen, ob und

---

38   Vgl. Petermann, F. et al. (1996), S. 60.
39   Vgl. zu dieser Diskussion ausführlich Blum, K. (1995), S. 53 f.

inwieweit sich sein Gesundheitszustand verändert hat. Dennoch ist die Beurteilung subjektiv und von den individuellen Anforderungen bzw. Erwartungen abhängig, die Patienten an ihre Gesundheit stellen und die sich im Zeitablauf auch verändern können.[40]

Darüber hinaus können die Befragungsergebnisse nur dann sinnvoll interpretiert werden, wenn es gelingt, weitgehend homogene Patientengruppen zu bilden.[41] Dazu sind detaillierte Klassifizierungen zum einen nach medizinischen Kriterien wie der Krankheitsart, Krankheitsschweregrad, Multimorbidität und zum anderen nach soziodemographischen Kriterien wie z.B. Alter, Geschlecht, Beruf vorzunehmen. Ebenso ist der Vergleich von unterschiedlichen Behandlungsverfahren und verschiedenen Krankenhäusern nur dann zulässig, wenn annähernd die gleiche Patientenstruktur („Case-Mix") vorliegt. Das zentrale methodische Problem liegt damit in der Clusterbildung von Patientengruppen. Erfolgt die Clusterbildung streng nach Homogenitätsmerkmalen, so führt dies zu relativ vielen Patientengruppen, wobei die Patientenzahl dann u.U. zu gering sein kann, um zuverlässige statistischen Aussagen ableiten zu können.

Einschränkend gilt für Gesundheitsstatusbefragungen, daß statistisch ermittelte Ergebnisqualitäten aufgrund möglicher „Scheinexaktheiten" nicht vorbehaltlos als Entscheidungsgrundlage herangezogen werden sollten. Die Subjektivität der Patientenurteile schränkt die Aussagefähigkeit der Befragungsergebnisse ein, so daß diese immer kritisch zu hinterfragen und bei gravierenden Qualitätsmängeln auch im Einzelfall zu überprüfen sind. Um die Befragungsergebnisse zu relativieren, besteht die Möglichkeit, eine gesunde Referenzgruppe mit einzubeziehen. Aufgrund der methodischen Probleme empfiehlt sich immer ein multimethodales Vorgehen, bei dem zusätzlich auf andere Informationsquellen (z.B. medizinische Indikatoren, Expertenbeurteilungen) zurückgegriffen wird, um ein umfassendes Bild der Ergebnisqualität zu gewinnen.

Mit dem Fragebogen SF-36 existiert ein standardisiertes Instrument, um krankheitsunabhängig den Gesundheitsstatus in der subjektiven Wahrnehmung der Patienten zu messen. Die Methode ermöglicht eine umfassende Evaluation medizinischer Verfahren hinsichtlich ihrer Effektivität und Effizienz. Der ganzheitliche Ansatz erfaßt neben der physischen Komponente auch die psychischen und sozia-

---

[40] Zum Beispiel stellt ein Forstarbeiter besondere Anforderungen an seine physische Gesundheit. Vgl. zu diesem Problemkreis Palmer, R.H. (1987), S. 66.

[41] Vgl. Adam, D. et al. (1993), S. 22.

len Gesundheitseinschränkungen, die mit anderen Instrumenten nicht gemessen werden können. Die Aktivitäten zur Outcome-Messung werden weltweit durch den Medical Outcome Trust in Boston koordiniert und dokumentiert.[42] Auf diese Weise entsteht zentral ein internationaler Datenpool. Nach diesem Vorbild könnte auch in Deutschland eine zentrale Stelle eingerichtet werden, die einen nationalen Datenpool aufbaut, der für alle Interessenten zugänglich ist.

4.3.2 Messung der Zufriedenheit

Während die Gesundheitsstatusbefragung auf das Ergebnis der medizinischen Behandlung gerichtet ist, steht im folgenden die Effektivität in Bezug auf die Zufriedenheit der Patienten mit der Dienstleistungsqualität im Mittelpunkt. Der Fokus ist somit auf die Kommunikations- und Kontaktqualität (interpersonelle Qualität) sowie die Servicequalität (Amenities) gerichtet. Für Dienstleistungen sind zahlreiche Verfahren zur Messung der Kundenzufriedenheit entwickelt worden, die grundsätzlich auch für den Einsatz im Krankenhaus geeignet sind.

Mittlerweile sind für Krankenhäuser standardisierte Fragebögen zur Messung der Patientenzufriedenheit entwickelt worden, um einen krankenhausübergreifenden Vergleich der Ergebnisse zu ermöglichen.[43] Dennoch werden Patientenfragebögen häufig krankenhausindividuell entwickelt, da sie auf ganz spezifische Sachverhalte (z.B. Aufnahmemodus des Krankenhauses) abgestimmt sind. Daher sollen Methodik und Probleme von Zufriedenheitsbefragungen anhand eines konkreten Beispiels erläutert werden.

4.3.2.1 Überblick über die Verfahren zur Messung von Zufriedenheit

Im Rahmen der Marktforschung sind verschiedene Konzepte und Methoden entwickelt worden, um die Kundenzufriedenheit zu messen.[44] Dabei handelt es sich um subjektive Verfahren, welche die wahrgenommene Qualität durch methodische Befragungen erfassen. Aufgrund des umfassenden Kundenbegriffs im

---

[42] Die Internetadresse lautet: www.outcomes-trust.org.

[43] Zum Beispiel der Patienten-Monitor® vgl. dazu Müller, M. (1999) und Müller, M. (2000).

[44] Vgl. zu einem Überblick über die Verfahren zur Messung der Kundenzufriedenheit Haller, S. (1993), Bruhn, M. (1997), S. 65 ff. und Meffert, H., Bruhn, M. (1997), S. 209 ff.

Krankenhaus dürfen Zufriedenheitsmessungen nicht allein auf die Patienten beschränkt bleiben. Ebenso sind die niedergelassenen Ärzte als Leistungsvermittler und die Krankenkassen als Leistungsfinanzierer zu berücksichtigen. Allerdings liegt der Schwerpunkt bei den Patientenbefragungen, da allein der Patient als direkter Leistungsempfänger die Leistungserstellung im Krankenhaus beurteilen kann. Befragungen der Mitarbeiter ermöglichen es, die Qualität der Leistungsprozesse aus Sicht des Kundenkontaktpersonals zu evaluieren und darüber hinaus die Arbeitszufriedenheit zu messen.

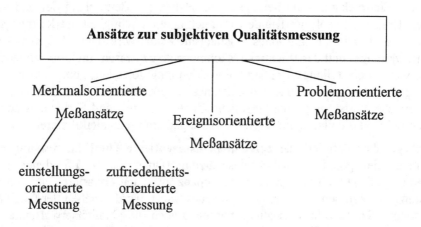

Abbildung 4-3: Überblick über die Ansätze zur subjektiven Qualitätsmessung

Zur subjektiven Qualitätsmessung können merkmals- oder ereignisorientierte Meßverfahren sowie problemorientierte Ansätze herangezogen werden. Bei den merkmalsorientierten Meßverfahren erfolgt die Qualitätsbeurteilung anhand verschiedener Leistungsmerkmale, während bei den ereignisorientierten Ansätzen konkrete Erlebnisse der Kunden Grundlage der Beurteilung sind. Problemorientierte Ansätze gehen Beschwerden nach, hinter denen sich besondere Probleme und Erlebnisse der Kunden verbergen.

Im Krankenhaus werden Zufriedenheitsbefragungen am häufigsten eingesetzt, die zu den **merkmalsorientierten Meßverfahren** gehören. Diese Verfahren gehen davon aus, daß globale Qualitätsurteile das Ergebnis einer individuellen Einschätzung der verschiedenen Qualitätsmerkmale sind.[45] Aus der Gruppe der merkmalsorientierten Ansätze sollen die multiattributiven Verfahren vorgestellt werden. Multiattributive Meßverfahren ermitteln die Qualität als Summe einer Vielzahl (multi) bewerteter Qualitätsmerkmale (Attribute) und lassen sich nach einstellungs- und/oder zufriedenheitsorientierter Messung differenzieren.[46]

Die **einstellungsorientierte Qualitätsmessung** basiert auf der Annahme, daß die individuelle Beurteilung bezüglich eines Qualitätsmerkmals aus einer erlernten, relativ dauerhaften Grundeinstellung gegenüber dem Dienstleistungsunternehmen (Krankenhaus) resultiert. Im Rahmen von einstellungsorientierten Verfahren wird die sog. Eindrucksmessung herangezogen. Neben der Beurteilung der einzelnen Qualitätsmerkmale soll der Kunde zusätzlich deren Wichtigkeit auf Ratingskalen einschätzen.[47] Die Qualität eines Leistungsmerkmals wird dann als Produkt aus der Bewertungs- und der Wichtigkeitskomponente gemessen. Im Krankenhausbereich werden einstellungsorientierte Verfahren eingesetzt, um neben einer Beurteilung auch die Priorität einzelner Leistungskomponenten (z.B. medizinische und pflegerische Versorgung, interpersonelle Qualität, Hotel- und Serviceleistungen) festzustellen und dadurch die relevanten Erfolgsfaktoren zu identifizieren.

Demgegenüber definiert die **zufriedenheitsorientierte Qualitätsmessung** eine negative oder positive Qualitätseinschätzung (Unzufrieden-/Zufriedenheit) als Reaktion auf die wahrgenommene Diskrepanz zwischen erwarteter und erlebter Leistung. Im Rahmen von sog. Divergenzmessungen werden neben der Qualitätsbeurteilung der einzelnen Leistungsmerkmale auch die Qualitätserwartungen an diese Merkmale auf Ratingskalen erhoben, so daß die Divergenz als relatives Zufriedenheitsmaß interpretiert werden kann.[48] Dieses Modell knüpft – konkreter als das einstellungsorientierte – an einer direkt erlebten Begegnung zwischen Anbieter und Nachfrager der Dienstleistung an.[49] Werden die Kunden nur nach ihrer Zufriedenheit mit den einzelnen Leistungsmerkmalen befragt, so ist das Ergebnis ein globales Zufriedenheitsmaß, da dann die Sollgröße (Erwartungen) un-

---

[45] Vgl. Stauss, B., Hentschel, B. (1991), S. 240.

[46] Vgl. zum folgenden Stauss, B., Hentschel, B. (1991), S. 240 f. und Meffert, H., Bruhn, M. (1997), S. 210 f.

[47] Vgl. Benkenstein, M. (1993), S. 1103.

[48] Vgl. Benkenstein, M. (1993), S. 1103.

[49] Vgl. Adam, D. et al. (1993), S. 18.

spezifiziert bleibt. Befragungen von Patienten über ihren Krankenhausaufenthalt gehören i.d.R. zu diesen klassischen Zufriedenheitsbefragungen.

Der **SERVQUAL-Ansatz** kombiniert Elemente der einstellungs- und zufriedenheitsorientierten Qualitätsmessung. In einem standardisierten Fragebogen repräsentieren 22 Items die Dimensionen der Dienstleistungsqualität (Annehmlichkeiten des tangiblen Umfeldes, Zuverlässigkeit, Reaktionsfähigkeit, Leistungskompetenz, Einfühlungsvermögen).[50] Zu jedem Item werden die Qualitätserwartungen und -beurteilungen auf einer Doppelskala ermittelt.[51] Das Modell ist empirisch fundiert und kann grundsätzlich branchenübergreifend angewendet werden. In den USA existieren bereits verschiedene Studien, die den SERVQUAL-Ansatz zur Messung der Patientenzufriedenheit zugrunde gelegt haben.[52] Als wichtigste Bestimmungsfaktoren der Patientenzufriedenheit haben sich dabei die Kommunikation mit dem Patienten und das Verständnis für seine Bedürfnisse herauskristallisiert.[53] Insgesamt besitzt der SERVQUAL-Ansatz für den Krankenhausbereich aber nur einen eingeschränkten Informationsnutzen. Da es sich um einen standardisierten Fragebogen für Dienstleistungsunternehmen handelt, werden krankenhausspezifische Aspekte völlig ausgeklammert. Geeignet ist der Fragebogen aufgrund der Standardisierung für einen branchenübergreifenden Vergleich zwischen Krankenhäusern und anderen Dienstleistungsunternehmen im Rahmen eines Benchmarking.[54]

Das grundsätzliche Problem der merkmalsorientierten Qualitätsmessung besteht darin, daß nur eine begrenzte Anzahl an Qualitätsmerkmalen berücksichtigt werden kann, deren Auswahl nicht der Kunde, sondern der Dienstleistungsanbieter vornimmt.[55] Damit ist der Rahmen, in dem der Befragte urteilen soll, extern vorgegeben, obwohl vielleicht ganz andere Qualitätsmerkmale für ihn relevant sind. Speziell im Krankenhaus dominiert die professionelle Expertensicht, die sich auch in Patientenbefragungen widerspiegelt. Deshalb ist es sinnvoll, die merkmalsorientierten Befragungen um ereignisorientierte Verfahren zu ergänzen.

---

50 Siehe dazu Kapitel 1.3.2.
51 Vgl. zur Vorgehensweise Zeithaml, V.A., Parasuraman, A., Berry, L.L. (1992), S. 199 ff.
52 Vgl. dazu John, J. (1991) und Headley, D.E., Miller, S.J. (1993).
53 Vgl. John, J. (1991), S. 58 f.
54 Siehe dazu Kapitel 4.4.3.4.
55 Vgl. Stauss, B., Hentschel, B. (1991), S. 241 und Meffert, H., Bruhn, M. (1997), S. 216.

Ereignisorientierte Meßverfahren gehen davon aus, daß der Kunde aus der Vielzahl von Situationen während des Leistungsprozesses bestimmte Schlüsselerlebnisse als besonders qualitätsrelevant wahrnimmt.[56] Im Vordergrund steht der Kontakt zwischen Kunden und Mitarbeitern. Bei diesen Kontaktpunkten handelt es sich um sogenannte „Augenblicke der Wahrheit", in denen der Kunde einen Eindruck von der Qualität der Leistungen und des Leistungsanbieters gewinnt.[57] Zu den ereignisorientierten Verfahren, die kontaktpunktbezogen die Qualitätswahrnehmung messen, gehören die Methode der Kritischen Ereignisse („Critical Incident-Technik") und die Sequentielle Ereignismethode.[58]

Im Rahmen der **Methode der Kritischen Ereignisse** werden die Kunden in offenen standardisierten Interviews aufgefordert, ihre Schlüsselerlebnisse detailliert zu berichten. Diese Informationen über die „kritischen Ereignisse" werden in einem mehrstufigen Verfahren ausgewertet. Der Informationsvorteil dieses Verfahrens liegt darin, daß der Kunde völlig frei und konkret seine für ihn relevanten Erlebnisse schildern kann. Diese Methode ist problemlos auf das Krankenhaus übertragbar, indem Patienten nach ihren „kritischen Ereignissen" (z.B. Aufnahme, Aufklärungsgespräch) befragt werden.

Die **Sequentielle Ereignismethode** erweitert diesen Ansatz durch eine phasenorientierte Befragung auf der Grundlage eines graphischen Ablaufdiagramms des Dienstleistungsprozesses („Blueprints"). Der Kunde wird gebeten, den Kundenpfad anhand des „Blueprints" gedanklich zu rekonstruieren und seine Eindrücke von Kundenkontaktsituationen zu schildern. Der Einsatz der Sequentiellen Ereignismethode im Krankenhaus setzt voraus, daß entsprechende „Blueprints" z.B. für die Patientenaufnahme vorhanden sind. Auch für den medizinischen Leistungsbereich ist diese Methode einsetzbar, wenn der Diagnose- und Therapieablauf anhand von Behandlungsleitfäden aus Patientensicht geschildert wird.

Ein **problemorientiertes Meßinstrument**, um Extremerlebnisse von Kunden auszuwerten, sind Beschwerdeanalysen.[59] Da Beschwerden auf Initiative der Kunden vorgebracht werden, handelt es sich um besonders wertvolle Informatio-

---

56 Vgl. Meffert, H., Bruhn, M. (1997), S. 217.
57 Vgl. Stauss, B. (1995b).
58 Vgl. dazu Stauss, B., Hentschel, B. (1991), S. 241 f. und Meffert, H., Bruhn, M. (1997), S. 217 ff.
59 Vgl. dazu Stauss, B., Hentschel, B. (1991), S. 241 f. und Meffert, H., Bruhn, M. (1997), S. 223 ff.

nen in Bezug auf die Aktualität und Relevanz von Problemen. Der professionelle Umgang mit Beschwerden dient nicht nur dazu, Schwachstellen zu identifizieren. Die durch ein Beschwerdemanagement wiederhergestellte Zufriedenheit führt häufig zu einer besonderen Loyalität der Kunden dem Unternehmen gegenüber und ist somit auch von ökonomischem Vorteil.[60] Die Bedeutung eines Beschwerdemanagements hat ein Großteil der Krankenhäuser bisher noch nicht erkannt. So sind spezielle Ansprechpartner oder -stellen für die Annahme von Beschwerden nicht vorhanden und den Mitarbeitern fehlt das Bewußtsein sowie die Sensibilität, auf Patientenbeschwerden adäquat einzugehen. Defizite bestehen auch darin, die Beschwerdeinformationen systematisch zu analysieren, differenziert auszuwerten und den Entscheidungsträgern zugänglich zu machen. Auf diese Weise gehen wichtige Informationen für das Qualitätsmanagement im Krankenhaus verloren.

4.3.2.2 Zufriedenheitsbefragung am Beispiel einer Patientenbefragung in der Urologie

Die Methodik und Probleme von Zufriedenheitsmessungen im Krankenhaus sollen am Beispiel einer Patientenbefragung in der Urologie beleuchtet werden.[61] Ziel dieser Patientenbefragung ist es, die Akzeptanz und Anwendung einer Patientenbroschüre zu evaluieren, den Aufnahmetag aus Patientensicht beurteilen zu lassen sowie die Zufriedenheit der Patienten mit den Leistungen der urologischen Station zu messen. Ausgehend von den konkreten Untersuchungszielen und der spezifischen Zielgruppe wurde der Fragebogen konstruiert.

Der Fragebogen ist das zentrale Instrument, von dem der gesamte Informationswert der Patientenbefragung abhängt und der speziell im Krankenhaus besonderen Anforderungen genügen muß.[62] Der Fragebogen ist ansprechend zu gestalten, übersichtlich zu strukturieren und die Fragen sind verständlich zu formulieren, um die Akzeptanz seitens der Patienten und die Zuverlässigkeit der Aussagen zu gewährleisten. Noch in der Konzeptionsphase sollten Pre-Tests durchgeführt werden, um die Fragen auf Verständlichkeit zu prüfen.[63] Zudem sind die statistische

---

60 Vgl. zum Beschwerdemanagement Stauss, B., Seidel, W. (1996).
61 Die Patientenbefragung ist ein interdisziplinäres Projekt der Klinik und Poliklinik für Urologie und des Instituts für Industrie- und Krankenhausbetriebslehre der Westfälischen Wilhelms-Universität Münster.
62 Vgl. Hauke, E. (1992), S. 46 f.
63 Vgl. Thill, K.-D. (1996), S. 233 und Helmig, B. (1997), S. 116.

Auswertbarkeit mit speziellen EDV-Programmen und die Kosten der Informationsgewinnung zu berücksichtigen. Der optimale Befragungszeitpunkt liegt am Ende der stationären Behandlung, da sich das Patientenurteil sequentiell und kumulativ durch zahlreiche Kontaktpunkte und Erlebnisse während des Aufenthaltes entwickelt.[64] Im konkreten Fall wird der Entlassungstag als Befragungszeitpunkt gewählt, da die Patienten nicht mehr durch ihre Krankheit eingeschränkt sind und die Befürchtung entkräftet wird, bei geäußerter Kritik sanktioniert zu werden.

Der Patientenfragebogen der Urologie besteht aus vier Teilen. Im **Teil A** werden allgemeine **Daten zur Person** erhoben. Diese Informationen sind notwendig, um die spezifische Patientenstruktur der Urologie zu ermitteln und homogene Patientencluster zu bilden. Die Befragungsergebnisse lassen sich darüber relativieren. Zum Beispiel besitzen Patienten mit Krankenhauserfahrungen Vergleichsmöglichkeiten, denen der derzeitige Aufenthalt gemessen wird; aber auch die Länge des Aufenthaltes beeinflußt das Patientenurteil.

Der **Teil B** enthält die Fragen zur **Patientenbroschüre**. Zunächst wird gefragt, ob die Patienten die Broschüre erhalten und eingesehen haben. Da ein Drittel der Patienten die Broschüre nicht erhält, kann bereits die Verteilung als organisatorische Schwachstelle identifiziert werden. Die Patienten sollen die Broschüre hinsichtlich des Inhalts (Informationsgehalt) und der Form (Übersichtlichkeit) anhand einer 5-stufigen Skala (sehr gut, gut, mittelmäßig, schlecht, sehr schlecht) beurteilen. Die 5-stufige Skala wird einheitlich im gesamten Fragebogen verwendet und bietet gegenüber einer 4-stufigen Skala den Vorteil, daß die Befragten auch eine Mittelposition einnehmen können. Insgesamt bewerten die Patienten die Broschüre außerordentlich positiv. Das Ergebnis ist aber einzuschränken, da allein die Existenz einer solchen Broschüre schon ein Grund für das positive Urteil sein kann.

Die **Patientenaufnahme** ist der Themenkomplex im **Teil C** des Fragebogens. Da die Patienten dabei ihre ersten, prägenden Eindrücke gewinnen, zählt die Patientenaufnahme zu den wichtigsten „Augenblicken der Wahrheit".[65] Aufgrund der relativ kurzen Verweildauer in der Urologie erhält der Aufnahmetag ein besonderes Gewicht für den gesamten Krankenhausaufenthalt. Neben den verwaltungstechnischen Formalitäten werden bereits eine Vielzahl diagnostischer Voruntersuchungen (Röntgen, EKG) durchgeführt. Der Aufnahmetag soll aus Sicht der

---

64 Vgl. Wienczierz, P. (1996), S. 608.
65 Vgl. Riegl, G.F. (1991), S. 256.

Patienten anhand der Kriterien „Wartezeiten" und „Informationen durch das Personal" beurteilt werden. Die Patienten sollen nach ihrem Empfinden die Wartezeiten an den einzelnen Stationen angeben, d.h. gefragt ist allein nach der subjektiven Wahrnehmung (Touch-Dimension). Ein zweiter Fragenkomplex bezieht sich auf das Informationsverhalten des Personals. Obwohl ca. 95 % der Patienten angibt, ausreichend informiert worden zu sein, werden die Fragen nach konkreten Inhalten z.T. gar nicht oder inkonsistent beantwortet. Daran wird deutlich, daß eine rein quantitative Auswertung der Patientenurteile irreführend sein kann. Auch bei anderen Befragungen hat sich gezeigt, daß Patienten dazu neigen, bei allgemein gehaltenen Merkmalen positiv zu urteilen, obwohl sie erhebliche Probleme erlebt haben, die aber erst bei weiterem Nachfragen zum Vorschein kommen. [66]

Der **Teil D** umfaßt die klassische Zufriedenheitsbefragung zum **stationären Aufenthalt**. Für Patienten ist der Krankenhausaufenthalt primär durch den Kontakt zum Personal und die Hotelleistungen gekennzeichnet, so daß sich die Fragen auf die interpersonelle Qualität und die „Amenities" konzentrieren. Der Patient soll das ärztliche Personal anhand der fachlichen Kompetenz (medizinischen Qualität) und des Einfühlungsvermögens (sozialen Qualität) nach seinen Erfahrungen beurteilen. Analog ist das Pflegepersonal hinsichtlich der pflegerischen Versorgung und der Freundlichkeit zu bewerten. Die meisten Patienten fühlen sich nicht in der Lage, die Fachkompetenz kritisch zu bewerten. Demgegenüber wird bei der Frage, ob das Personal ausreichend Zeit aufwendet, wesentlich strenger geurteilt und die gesamte Bandbreite der Skala genutzt. Auch die typischen Sachqualitäten wie Verpflegung, Räumlichkeiten, Sauberkeit etc. werden von Patienten kritischer gesehen, da sie für diesen Bereich Vergleichsmaßstäbe aus ihrem Alltagsleben kennen. Mit der letzten Frage sollen die Patienten schließlich ihren Eindruck von der Gesamtleistung der urologischen Station wiedergeben. An dieser Frage wird ein grundsätzliches Problem von Zufriedenheitsbefragungen ersichtlich. Die Patienten machen im Laufe ihres Aufenthaltes ganz unterschiedliche Erfahrungen mit verschiedenen Mitarbeitern. Durch die Fragestellung werden sie aber gezwungen, die einzelnen Eindrücke zu einem pauschalen Gesamturteil zu komprimieren, dessen Aussagegehalt daher zu relativieren ist. Deshalb wird den Patienten die Möglichkeit eingeräumt, unter den abschließenden Bemerkungen konkrete Hinweise zu geben oder besondere Erlebnisse zu schildern.

---

[66] Vgl. dazu Satzinger, W. et al. (1995), S. 506 und Stauss, B. (1996), S. 53.

PATIENTENFRAGEBOGEN
DER UROLOGIE

Liebe Patientin, lieber Patient,
mit diesem Fragebogen möchten wir Ihnen die Möglichkeit geben, Ihre
Meinung zu äußern. Ihre Meinung ist uns wichtig, weil wir den Bedürfnissen
unserer Patienten in Zukunft noch mehr entgegenkommen möchten. Aus
diesem Grund bitten wir Sie, den Fragebogen vollständig auszufüllen.
Die Anonymität Ihrer Angaben ist selbstverständlich gewährleistet!

Teil A: Daten zur Person

1. **Altersgruppe:** ☐ unter 30   **2. Geschlecht:** ☐ männlich
   ☐ 30 - 50   ☐ weiblich
   ☐ 50 - 70
   ☐ über 70

3. **Auf welcher Station wurden Sie jetzt behandelt?**

   ☐ Station 16 A   ☐ Station 16 B

4. **Waren Sie vor diesem Krankenhausaufenthalt bereits Patient in anderen Krankenhäusern?**

   ☐ Ja   ☐ Nein

5. **Wenn Sie schon einmal Patient in der Uniklinik waren, wie erfolgte Ihre damalige Behandlung?**

☐ ambulant   ☐ in der Urologie   ☐ Ich bin zum ersten
☐ stationär   ☐ in anderen Kliniken der Uni   Mal in der Unikli-
                                                  nik.

6. **Wie lange dauerte Ihr derzeitiger**   ☐ unter 1 Woche
   Krankenhausaufenthalt?   ☐ 1-2 Wochen
                                            ☐ über 2 Wochen

Abbildung 4-4: Fragebogen der Patientenbefragung in der Urologie (Teil A)

Teil B: Zur Patientenbroschüre

1. Durch wen haben Sie die Patientenbroschüre erhalten?

☐ durch den einweisenden Arzt
☐ durch die Poliklink bei der Aufnahme
☐ auf der Urologischen Station
☐ durch das Sekretariat
☐ überhaupt nicht

2. Haben Sie in die Patientenbroschüre eingesehen?

☐   Ja   ☐   Nein

Wenn Sie die vorangegangene Frage mit „Nein" beantwortet haben, fahren Sie bitte mit Teil C fort.

3. Wie beurteilen Sie den <u>Informationsgehalt</u> der Patientenbroschüre?

sehr gut   ☐ ☐ ☐ ☐ ☐ sehr schlecht

4. Wie beurteilen Sie die <u>Übersichtlichkeit</u> der Patientenbroschüre?

sehr gut   ☐ ☐ ☐ ☐ ☐ sehr schlecht

5. Haben Sie Verbesserungsvorschläge (z.B. fehlende Informationen) für die Broschüre?

_____
_____
_____
_____
_____

Abbildung 4-4: Fragebogen der Patientenbefragung in der Urologie (Teil B)

Teil C: Zur Patientenaufnahme

1. Wann sind Sie am Aufnahmetag ☐ bis 9.00 Uhr
im Zentralklinik eingetroffen? ☐ zwischen 9.00 Uhr und 10.00 Uhr
        ☐ nach 10.00 Uhr
        ☐ außerhalb der normalen Zeiten als
          Notfallpatient

2. Wie lange mußten Sie am Aufnahmetag warten?

	0 - 20 Min.	20 -60 Min.	über 60 Min.	weiß nicht
Bei der Anmeldung (→ Patientenetiketten)				
Bei der Aufnahme in der Poliklinik (→ 1. Untersuchungsgespräch)				
Beim Röntgen				
Beim EKG				

3. Waren die Wartezeiten insgesamt für Sie akzeptabel?

☐ Ja   ☐ Nein   ☐ Keine Meinung

4. Wurden Sie am Aufnahmetag ausreichend durch die <u>Ärzte</u> über Ihren Aufenthalt und die weitere Behandlung informiert?

☐ Ja   ☐ Nein   ☐ Keine Meinung

5. Wurden Sie auf der Station am Aufnahmetag durch die <u>Schwestern/ Pfleger</u> eingewiesen?

☐   Ja, und zwar   ☐ Räumlichkeiten (WC, Aufenthalts-   ☐   Nein
                            raum) wurden gezeigt.
                      ☐ Persönliche Bedürfnisse (z.B. Diät,
                            Allergie) wurden erfragt.
                      ☐ Fernseher, Telefon usw. wurden
                            erklärt.

Abbildung 4-4: Fragebogen der Patientenbefragung in der Urologie (Teil C)

Teil D: Zum stationären Aufenthalt

1. Wie beurteilen Sie Ihre Betreuung durch das <u>ärztliche Personal</u>?

Fachliche Fähigkeiten der Ärzte	sehr gut	☐ ☐ ☐ ☐ ☐	sehr schlecht
Einfühlungsvermögen der Ärzte	sehr gut	☐ ☐ ☐ ☐ ☐	sehr schlecht
Die Ärzte hatten ausreichend Zeit	stimmt	☐ ☐ ☐ ☐ ☐	stimmt nicht

2. Und wie beurteilen Sie Ihre Betreuung durch das <u>Pflegepersonal</u>?

Pflegerische Versorgung	sehr gut schlecht	☐ ☐ ☐ ☐ ☐	sehr
Freundlichkeit	sehr gut schlecht	☐ ☐ ☐ ☐ ☐	sehr
Das Pflegepersonal hatte ausreichend Zeit	stimmt nicht	☐ ☐ ☐ ☐ ☐	stimmt

3. Wie empfanden Sie die Rahmenbedingungen auf der urologischen Station <u>außerhalb des medizinisch/pflegerischen Bereichs</u>?

Verpflegung	sehr gut	☐ ☐ ☐ ☐ ☐	sehr schlecht
Unterbringung/Räumlichkeiten	sehr gut	☐ ☐ ☐ ☐ ☐	sehr schlecht
Besuchszeiten	sehr gut	☐ ☐ ☐ ☐ ☐	sehr schlecht
Reinigung/Sauberkeit	sehr gut	☐ ☐ ☐ ☐ ☐	sehr schlecht
Radio/Fernsehen	sehr gut	☐ ☐ ☐ ☐ ☐	sehr schlecht

4. Geben Sie abschließend bitte an, welchen Eindruck Sie von der <u>Gesamtleistung der urologischen Station</u> haben?

sehr gut	☐ ☐ ☐ ☐ ☐	sehr schlecht

5. Abschließende Bemerkungen:

_____

_____

_____

_____

Wir bedanken uns für Ihre Mithilfe und wünschen für die Zukunft alles Gute!

Abbildung 4-4: Fragebogen der Patientenbefragung in der Urologie (Teil D)

187

Die Ergebnisse der Patientenbefragung sind systematisch auszuwerten. Zu diesem Zweck können – analog zur Gesundheitsstatusbefragung – die Zufriedenheitswerte der 5-stufigen Skala in Indexwerte von 0-100 Punkte transformiert werden.[67] D.h. der Note „sehr gut" werden 100 Punkte, der Note „gut" 75 Punkte usw. zugeordnet. In Form eines Qualitätsprofils können die erreichten Indikatorwerte der einzelnen Komponenten graphisch dargestellt werden. Auf diese Weise lassen sich Stärken und Schwächen des Krankenhauses identifizieren. Zum Beispiel wird die Reinigung/Sauberkeit auf der urologischen Station relativ schlecht bewertet. Aber erst Hinweise aus der offenen Frage zeigen die Ursache auf, die in der mangelhaften Reinigung der Naßzellen liegt. Auf Basis dieser Information sind geeignete Maßnahmen einzuleiten, um die Schwachstelle zu beseitigen.

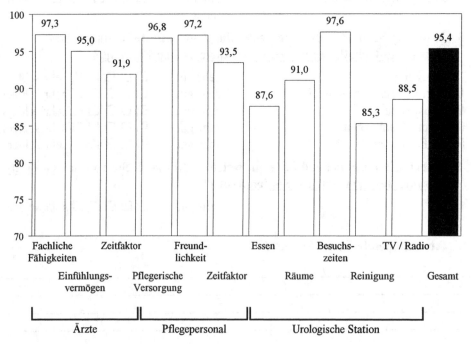

Abbildung 4-5: Ergebnisse der Patientenbefragung in der Urologie

---

[67] Vgl. zu dieser Vorgehensweise Helmig, B. (1997), S. 117 f.

Darüber hinaus können die Befragungsergebnisse auch zu einem Vergleichsmaß-stab in Relation gesetzt werden. Krankenhausintern kann ein Vergleich im Zeitablauf oder zwischen anderen Abteilungen und Stationen erfolgen. Externe Vergleiche können sich auf Krankenhäuser beziehen oder sogar auf andere Dienstleistungsunternehmen mit strukturgleichen Leistungsprozessen (z.B. Hotels, Banken) ausgedehnt werden, wenn ein einheitlicher Fragebogen zugrunde gelegt wird.

Die Analyse der Ergebnisse stößt auf gravierende methodische Probleme von Zufriedenheitsbefragungen.[68] Zufriedenheit wird gemessen als Differenz zwischen erwarteter und erlebter Qualität. Die vorliegende Patientenbefragung klammert die Erwartungen und damit die „Sollgröße" völlig aus. Es stellt sich somit die Frage, ob die ausgezeichnete Beurteilung der urologischen Station tendenziell auf eine niedrige Erwartungshaltung oder auf wirklich positive Erfahrungen der Patienten zurückzuführen ist. Eine Lösungsmöglichkeit besteht darin, Patienten schon bei der Aufnahme nach ihren Erwartungen zu fragen. Bei einer späteren Gegenüberstellung mit der individuell empfundenen Qualität kann dann die Zufriedenheit als Differenz zwischen subjektivem Standard und Urteil ermittelt werden.

Patienten haben unterschiedliche Erwartungshaltungen und Bewertungsmaßstäbe; d.h. jeder Patient hat eine individuelle Sicht und Gewichtung der einzelnen Qualitätsmerkmale. Damit ist die Zufriedenheit der Patienten auch von Faktoren abhängig, die nicht im Einflußbereich des Krankenhauses liegen. Zum Beispiel beeinflußt der Krankheitsschweregrad die Zufriedenheit in Bezug auf die Behandlung;[69] aber auch zwischen soziodemographischen Eigenschaften und dem Ausmaß der Zufriedenheit läßt sich ein Zusammenhang feststellen.[70] Aufgrund der Patientenstruktur in der Urologie besteht die Gefahr, daß die Befragungsergebnisse positiv verzerrt sind, da hauptsächlich ältere und schwer kranke Patienten behandelt werden, die von der Tendenz her weniger kritisch sind. und Sachverhalte positiver wahrnehmen. Durch die Bildung homogener Patientengruppen kann analysiert werden, ob und inwieweit sich die Patienteneigenschaften auf die Zufriedenheit auswirken. Durch die Zuordnung zu bestimmten Patientencharakteristika werden die verzerrten Ergebnisse geglättet. Analog dazu ist auch eine Seg-

---

68 Vgl. dazu Lebow, J. (1982), S. 156 ff.
69 Vgl. Hall, J.A., Milburn, M.A., Epstein, A.M. (1993).
70 Vgl. Cleary, P.D., McNeil, B.J. (1988), S. 27.

mentierung der Patienten nach den Bedürfnissen einzelner Gruppen (z.B. ältere Patienten) sinnvoll, um gruppenspezifische Qualitätsstrategien zu entwickeln.[71]

In vielen Patientenbefragungen werden positive Urteile bzw. hohe Zufriedenheitswerte erzielt, die nur sehr schwach variieren.[72] Das Anwortverhalten der Patienten kann durch den Fragebogen verursacht sein, wenn die Fragen ausschließlich positiv formuliert sind, nur relativ undifferenzierte Anwortvorgaben existieren und die Struktur stereotype Antworten fördert. In diesem Fall läßt sich das Problem methodisch durch einen verbesserten Fragebogen lösen. Im Krankenhaus lassen sich aber die positiven Urteile auch auf die spezielle Situation der Patienten zurückführen. Patienten fühlen sich häufig abhängig und verpflichtet, so daß die eigenen Erwartungen und Ansprüche dem Expertenwissen der ärztlichen Autorität untergeordnet werden und Kritik unterbleibt.[73] Damit besteht die Gefahr, daß die tatsächliche Patientenzufriedenheit überschätzt wird und die Befragung nur noch eine Alibifunktion besitzt. Deshalb ist es sinnvoll, den Blickwinkel bei der Interpretation der Befragungsergebnisse zu verändern. Nicht der Großteil der sehr zufriedenen Patienten ist interessant; vielmehr sind die Gründe zu analysieren, warum eine Minderheit der Patienten nicht zufrieden ist. Darüber hinaus müssen die Patienten stärker motiviert werden, Kritik und Verbesserungsvorschläge offen vorzubringen.

Ein Problem aller Verfahren zur Zufriedenheitsmessung besteht darin, daß ein dynamisches Phänomen statisch gemessen wird.[74] Die Erwartungen und die Zufriedenheit der Patienten verändern sich im Zeitablauf, werden aber nur punktuell gemessen. Während des Krankenhausaufenthaltes wird die Qualitätswahrnehmung durch Schlüsselerlebnisse, aber auch durch andere Faktoren wie z.B. den Fortschritt im Behandlungsverlauf geprägt. Für eine umfassende Analyse sind auch Erkenntnisse über die Zufriedenheitsdynamik, d.h. die Entwicklung der Zufriedenheit während des Dienstleistungsprozesses, erforderlich.[75] Eine Möglichkeit, die Zufriedenheitsmessung zu dynamisieren, besteht darin, das Qualitätser-

---

[71] Vgl. dazu Shank, M.D. et al. (1992). In Befragungen zeigt sich, daß ältere Patienten hohe Erwartungen an eine einfühlsame Anteilnahme des Mediziniers und an eine verständliche medizinische Information richten; eine Beteiligung an medizinischen Entscheidungen ist jedoch weniger wichtig.

[72] Vgl. Blum, K. (1995), S. 84.

[73] Vgl. Blum, K. (1995), S. 86.

[74] Vgl. Stauss, B. (1995a), S. 44.

[75] Vgl. Stauss, B., Seidel, W. (1995), S. 191.

leben der Patienten prozeßbegleitend zu erfassen. Zum Beispiel kann die Sequentielle Ereignismethode in sehr kurzen Zeitabschnitten (z.B. tagesbezogen) eingesetzt werden, wobei der enorme Aufwand gegen den Informationsnutzen abzuwägen ist. Auf jeden Fall sind Patientenbefragungen nicht nur einmalig durchzuführen, sondern – als rückgekoppelter Prozeß und in verbesserter Form – kontinuierlich zu erheben, um Veränderungen in der Zufriedenheit im Zeitablauf feststellen zu können.[76]

Trotz der methodischen Probleme ist die Patientenbefragung das einzige direkte Instrument, um systematisch die Zufriedenheit der Patienten zu erfassen und zu erfahren, wie die einzelnen Leistungskomponenten aus Sicht der Leistungsempfänger wahrgenommen und beurteilt werden. Die positive Resonanz und aktive Teilnahme an der Befragung in der Urologie zeigt, daß sich Patienten intensiv mit ihren Erlebnissen im Krankenhaus auseinandersetzen und daher wertvolle Hinweise auf Stärken und Schwächen geben können. Patientenbefragungen sind Ausdruck einer angestrebten oder tatsächlich vorhandenen Patientenorientierung. Allein die Durchführung einer Befragung kann die Zufriedenheit steigern, da der Patient sich mit seinen Wünschen und Bedürfnissen ernstgenommen fühlt.[77] Die Befragungsergebnisse sind auch für Kommunikationszwecke, sowohl krankenhausintern (z.B. in Hauszeitschriften) als auch extern für die Öffentlichkeitsarbeit zu nutzen.

Die Befragungsergebnisse stellen das Feedback der Patienten dar und sind deshalb auch gezielt zur Mitarbeiterführung einzusetzen. In einer geeigneten Form sind die Ergebnisse zu präsentieren und mit den Mitarbeitern zu diskutieren. Die Konfrontation mit dem Resultat der Patientenbefragung fördert die Selbstreflexion und das Problembewußtsein der Mitarbeiter.[78] Die Mitarbeiter können sich konstruktiv mit den Patientenbedürfnissen auseinandersetzen und Patientenzufriedenheit als einen zentralen Qualitätsbestandteil ihrer Arbeit begreifen. Die Zufriedenheitswerte können auch als Zielvorgaben vereinbart werden. So kann z.B. angestrebt werden, die Zufriedenheit mit der Gesamtleistung der urologischen Station innerhalb eines Jahres auf 97 Punkte zu steigern.

Die Bedeutung von Zufriedenheitsbefragungen im Krankenhaus steigt mit der Wettbewerbsintensität im Gesundheitswesen. Die Kunden (Patienten, einweisen-

---

[76] Vgl. Thill, K.-D. (1995), S. 604.

[77] Vgl. Thill, K.-D. (1995), S. 602.

[78] Vgl. Satzinger, W. et al. (1995), S. 508.

de Ärzte) haben höhere Qualitätsansprüche und können zwischen vergleichbaren Alternativen wählen. Zusätzlich weitet sich die Marktmacht der Krankenkassen aus, die bereits dazu übergehen, ihre Kunden/Patienten nach der Dienstleistungsqualität von Krankenhäusern zu befragen.[79] Für Krankenhäuser kommt es darauf an herauszufinden, wodurch Kundenzufriedenheit erreicht werden kann und das Leistungsangebot effektiver auf die Kundenwünsche abzustimmen. Doch ist kritisch zu diskutieren, inwieweit sich das Krankenhaus nach den Erwartungen und Wünschen der Patienten richten soll. So besteht die Gefahr, daß der Stellenwert der „Amenities" zu hoch angesetzt wird, um die Patientenzufriedenheit zu steigern.[80] Zusätzlich geraten überhöhte und falsche Erwartungen der Patienten in Konflikt zu ökonomischen und medizinischen Zielen. Zum Beispiel wurde in einer amerikanischen Untersuchung festgestellt, daß die Durchführung medizinisch wertloser Tests die Zufriedenheit der Patienten erhöht.[81]

---

[79] Von der Deutschen Angestellten-Krankenkasse wurde 1996 eine Versichertenbefragung über die Qualität der Hamburger Krankenhäuser durchgeführt. Vgl. dazu Hillebrandt, B. et al. (1996).
[80] Vgl. Kaltenbach, T. (1991), S. 185.
[81] Vgl. Cleary, P.D., McNeil, B.J. (1988), S. 29.

4.4 Ausgewählte Instrumente des klassischen Qualitätsmanagements für das Krankenhaus

4.4.1 Einordnung und Zielrichtung der Qualitätsinstrumente

Die Instrumente des klassischen Qualitätsmanagements werden eingesetzt, um die Qualität im Krankenhaus zu planen, zu steuern und zu verbessern. Dafür sind **Standards das zentrale Planungs- und Steuerungsinstrument** im Krankenhaus, an denen alle anderen Qualitätsinstrumente ansetzen.

Die Entwicklung von Standards erfolgt als Ergebnis einer Prozeßoptimierung und im Rahmen einer Qualitätsplanung. Für die Qualitätsplanung der Standards können **strategische Qualitätsinstrumente** wie Quality Function Deployment (QFD), Fehleranalysen (FMEA und FTA), die Taguchi-Methode und das Benchmarking eingesetzt werden. Mit QFD wird es möglich, die Kunden- bzw. Patientenanforderungen zu ermitteln und in operationale Qualitätsmerkmale umzusetzen. QFD ist somit ein Instrument zur kundenorientierten Qualitätsplanung, das vorwiegend die Effektivität von Leistungen verbessert. Als umfassendes Rahmenkonzept zur systematischen Qualitätsplanung kann QFD installiert werden, in das auch Fehleranalysen und der Ansatz von Taguchi zu integrieren sind. FMEA und FTA dienen dazu, potentielle Fehlerquellen frühzeitig in der Qualitätsplanung zu identifizieren und möglichst abzustellen. Der Ansatz von Taguchi zielt darauf ab, die Prozeßparameter bereits in der Qualitätsplanung so einzustellen, daß Abweichungen vom angestrebten Qualitätszielwert vermieden werden. Taguchi ist ein Instrument, daß Streuungen im Leistungsprozeß vermindert und so die Prozeßstabilität verbessern soll. Benchmarking dient dazu, durch einen Wettbewerbsvergleich sog. Best Practice aufzuspüren und für das Krankenhaus nutzbar zu machen. Auf diese Weise wird durch Vorbilder gelernt, wie sich Prozesse effektiver und effizienter gestalten lassen.

Die Qualität zu überwachen, zu steuern und zu verbessern ist die Aufgabe der **operativen Qualitätsinstrumente**, zu denen die Qualitätskostenrechnung, die Statistische Prozeßregelung (SPC) und Qualitätszirkel gehören. Die Qualitätskostenrechnung ist das Instrument, um die wirtschaftliche Umsetzung des Qualitätsmanagements zu steuern. Die Aufgabe der Qualitätskostenrechnung besteht darin, die ökonomischen Wirkungen von Qualität im Krankenhaus transparent zu machen. Die klassische Qualitätskontrolle und -steuerung greift auf das Instrument der SPC zurück. SPC ist darauf gerichtet, festgelegte Qualitätsparameter laufend zu überwachen und bei Abweichungen regulierend einzugreifen. Als organisatorisches Instrument werden Qualitätszirkel eingesetzt, um operative Qualitätsprobleme zu lösen und auf diese Weise die Qualität im Krankenhaus kontinuierlich zu verbessern.

4.4.2 Standards als zentrales Planungs- und Steuerungsinstrument im Krankenhaus

Im Qualitätsmanagement von Krankenhäusern übernehmen Standards vielfältige Aufgaben. So dienen Standards der Qualitätsdokumentation. Eine vollständige Dokumentation in den Patientenakten auf der Basis von Standards ist wichtig, um gegen forensische Ansprüche abgesichert zu sein.[1] Darüber hinaus bilden Standards und daraus abgeleitete Qualitätsindikatoren die Grundlage für eine fundierte Qualitätskontrolle und -steuerung im Krankenhaus. Der Prozeßverantwortliche hat Abweichungen vom Standard mit dem betroffenen Team auf die Ursachen hin zu analysieren. Die Standards sind bei Veränderungen der Anforderungen oder Umfeldbedingungen zu überarbeiten, so daß das System kontinuierlich verbessert wird.[2] Eine Verbesserungskultur im Krankenhaus motiviert die Mitarbeiter, die Standards ständig in Frage zu stellen und zu überarbeiten. Auf diese Weise bilden Standards die Ausgangsbasis für eine permanente Qualitätsverbesserung im Krankenhaus.

Die Standards sind im medizinischen Kernbereich ein zentrales Instrument, um die Komplexität der Leistungsprozesse zu reduzieren. Ärztliche Entscheidungen werden häufig von Zufallsfaktoren (z.B. Zeitpunkt der Aufnahme, behandelnder Arzt) beeinflußt. Dadurch steigt die Variationsbreite der Prozesse, womit die vermeidbaren Risiken erhöht, die unnötigen Leistungen vergrößert und die Fallkosten nach oben getrieben werden.[3] Mit den Standards sollen derartige Zufallsentscheidungen durch planbare Behandlungsstrategien abgelöst werden. Ein Standard definiert die Reihenfolge und den Umfang von medizinischen Prozessen, die bei einem bestimmen Behandlungsfall ablaufen müssen, um ein erwartetes Ergebnis zu erreichen. Durch die Reduktion möglicher Varianten eines Prozesses soll die Leistungsqualität bei niedrigen Kosten gesichert bzw. verbessert werden.[4]

---

[1]   Vgl. Lohfert, C., Sanden, U. (1996), S. 516.

[2]   Vgl. Schlaudt, H.-P. (1997), S. 163.

[3]   Vgl. Lohfert, C., Sanden U. (1996), S. 513.

[4]   Vgl. Adam, D. et al. (1993), S. 27.

194

Um die Kernprozesse im Krankenhaus zu standardisieren, ist es erforderlich, **Behandlungsleitfäden** zu erstellen, die den Weg des Patienten von der Aufnahme bis zur Entlassung abbilden. Methodisch existieren dazu bereits eine Vielzahl von Instrumenten und Methoden, wie z.B. Clinical Practise Guidelines, Critical Pathways, Care Mapping, Case Management[5] oder auch das Medical Pathway© System[6] und das schweizerische Modell der integrierten Patientenpfade (mipp)[7]. Für deutsche Krankenhäuser ist zu empfehlen, die Behandlungsleitfäden nach dem australischen AR-DRG-System auszurichten, da dieses Patientenklassifikationssystem die Grundlage für das neue Fallpauschalensystem bildet.[8] Eine Fallklassifikation ist notwendig, damit die Standards für möglichst homogene Patientengruppen gelten.

Die Behandlungsleitfäden müssen in den Krankenhäusern von den betroffenen Mitarbeitern in interdisziplinären Arbeitsgruppen selbst entwickelt werden. Dazu sollten Antworten auf folgende Kernfragen erarbeitet werden:[9]

- Wie soll eine bestimmte Diagnose effektiv behandelt werden?
- Wie kann der Behandlungsablauf (Therapie und Pflege) möglichst effizient durchgeführt werden?
- Welches sind die strukturellen Voraussetzungen für eine erfolgreiche Behandlung?
- Was kostet die Behandlung? (Ressourceneinsatz)

Grundlage für die Standards bilden die von den wissenschaftlichen Fachgesellschaften erarbeiteten ärztlichen und pflegerischen Leitlinien, die auf die spezifischen Bedingungen des Krankenhauses angepaßt werden müssen. Die Leitlinien für Diagnostik und Therapie, wie sie von der Arbeitsgemeinschaft der Wissenschaftlichen Medizinischen Fachgesellschaften (AWMF) zur Verfügung gestellt werden, sind zudem die Basis für die Anwendung der Evidence Based Medicine in der Krankenhauspraxis.[10]

Die Leistungsstandards sollen Entscheidungshilfen und Handlungsalternativen aufzeigen, um die Behandlungsstrategie patientengerecht zu planen und die öko-

---

5   Vgl. dazu Thiemann, H. (1996), S. 454.
6   Vgl. von der Wense, D., Bischoff-Everding, C., Weismann, T. (1998).
7   Vgl. Rieben, E., Mildeberger, D., Conen, D. (1999).
8   Vgl. zum AR-DRG-System Rochell, B., Roeder, N. (2000).
9   In Anlehnung an Rieben, E., Plank, A., Häfeli, M. (1999), S. 27 ff.
10   Vgl. dazu Philippi, M. (1999).

nomischen Auswirkungen transparent zu machen. Dadurch sollen die Handlungsmuster der Mitarbeiter gezielt verändert sowie eine Selbststeuerung und -kontrolle erreicht werden. Zu diesem Zweck ist es sinnvoll, die Behandlungspfade in rechnergestützten Systemen zu implementieren und im Intranet (intern) sowie ggf. im Internet (extern) zu veröffentlichen.[11] Aufgrund der Individualität von Patienten muß das System so flexibel sein, daß es auch individuelle Verläufe zuläßt.[12] Deshalb sind die Standards mit den erforderlichen Varianten auszustatten. Aus der Häufigkeitsverteilung der tatsächlich beschrittenen Behandlungspfade lassen sich Wahrscheinlichkeiten ableiten, die für die Planung der Prozesse und der erforderlichen Potentiale genutzt werden können.[13]

Für eine integrierte Qualitätsplanung und -steuerung ist es erforderlich, die medizinischen Prozesse in Abhängigkeit vom beanspruchten Ressourceneinsatz abzubilden. Denn Entscheidungen über Art und Umfang von medizinischen Leistungen determinieren die Dimensionierung und den Verbrauch von Ressourcen ebenso, wie die vorhandenen Ressourcen als Restriktionen für die medizinische Qualität wirken. Auf der Basis der Standards und den geplanten Fallzahlen lassen sich die erforderlichen Ressourcen (z.B. Personalbedarf, Bettenkapazitäten, Raum- und Gerätebedarf, Informationen) ableiten und in einem rückgekoppelten Prozeß stetig anpassen.[14] Darüber hinaus dient die Kopplung der Standards mit Kostengrößen als internes Führungsinstrument, das Verhaltensänderungen bei den Mitarbeitern bewirken soll. Zu diesem Zweck können Prozeßkosten als einfache Kennziffern dienen, z.B. um Ärzten den Ressourcenverbrauch einer zusätzlichen Labor- oder Röntgenleistung zu demonstrieren. Vor dem Hintergrund des DRG-Systems können die Behandlungspfade zukünftig auch als Verhandlungsgrundlage mit den Krankenkassen dienen, wenn neben der Leistungsart, Leistungsmenge und dem Preis auch über die Qualität, Prozesse und Zusatzleistungen verhandelt werden kann.[15]

---

[11]   Vgl. zum Beispiel die medVISTA-Methode bei v. Eiff, W., Muchowski, E. (1995), ARIS (Architektur integrierter Informationssysteme) bei Scheer, A.-W., Chen, R., Zimmermann, V. (1996), S. 88 ff. oder StOP (Standard Operating Procedures) bei Lohfert, C., Sanden, U. (1996).

[12]   Vgl. dazu Viethen, G. (1997), S. 380.

[13]   Vgl. dazu Lohfert, C., Sanden U. (1996), S. 514.

[14]   Vgl. Kapsner, T. et al. (1996), S. 524.

[15]   Vgl. Rieben, E., Plank, A., Häfeli, M. (1999), S. 31.

Für ein umfassendes Qualitätsmanagement dürfen sich die Standards nicht allein auf die ärztliche Leistungserstellung beschränken. Vielmehr ist die interdisziplinäre Zusammenarbeit aller Berufsgruppen und Abteilungen verlangt, die nur mit einem integrierten Gesamtkonzept – insbesondere bei der Standardisierung – zu erreichen ist. Spezielle Standards einzelner Professionen (z.B. Pflegestandards, Hygienestandards) berücksichtigen isoliert nur den eigenen Leistungsbereich, vernachlässigen die Effizienz des Ressourceneinsatzes und lassen die Interdependenzen zu anderen Funktionen außer acht. Daher sind umfassende Standards nach medizinischen, pflegerischen und ökonomischen Gesichtspunkten sowie nach den Patientenbedürfnissen zu entwickeln. Als Koordinationsinstrument wirken Standards interdisziplinär vernetzend und kooperationsfördernd. Sie bilden die Basis für eine schulende oder orientierend-beratende Kommunikation der Mitarbeiter untereinander, aber auch mit dem Patienten.

Die Standards sind über die Krankenhausgrenzen hinweg auf den prä- und poststationären Bereich auszudehnen. Krankenhausübergreifende Standards, die den Weg des Patienten durch das „Gesundheitsnetzwerk" aufzeigen, reduzieren die Schnittstellenprobleme, helfen redundante Teilleistungen zu vermeiden und fördern die Verzahnung ambulanter und stationärer Leistungsbereiche.[16] Im Rahmen der integrierten Versorgung können sämtliche an der Behandlung des Patienten beteiligte Institutionen und Personen erfaßt und abgebildet werden. Auf diese Weise erhalten Krankenkassen Transparenz über das finanzierte Leistungsgeschehen und der Patient wird optimal durch das Netzwerk gesteuert, wovon insbesondere chronisch Kranke oder Patienten mit einem komplexen Krankheitsverlauf (z.B. in der Onkologie) profitieren.[17] Somit wird über Standards eine effektive Behandlung des Patienten und ein effizienter Ablauf in vernetzten Strukturen der Gesundheitsversorgung gewährleistet.

---

[16] Vgl. zu einem derartigen Ansatz Schlaudt, H.-P. (1997).
[17] Vgl. von der Wense, D., Bischoff-Everding, C., Weismann, T. (1998), S. 236.

4.4.3   Strategische Qualitätsinstrumente zur Qualitätsplanung

4.4.3.1 Quality Function Deployment als Instrument zur kunden-orientierten Qualitätsplanung

Das Quality Function Deployment (QFD) ist ein strategisch ausgerichtetes Instrument zur systematischen Qualitätsplanung mit dem Ziel, die Kundenanforderungen in operationale Qualitätsmerkmale umzusetzen.[18] Das Instrument stammt aus Japan und ist für die kundengerechte Entwicklung von industriellen Produkten konzipiert worden. Dahinter steht die Erkenntnis, daß eine gute Produktqualität nicht nur von stabilen Prozessen ohne Fehler abhängig ist, sondern auch davon, daß der Kunde das Produkt akzeptiert. Daher liegt es nahe Kunden über ihre Bedürfnisse und Erwartungen zu befragen und die Produkte konsequent darauf auszurichten. QFD ist das Instrument, um diesen Prozeß zu systematisieren. Da QFD für die Industrie entwickelt worden ist, muß das Instrument für einen Einsatz im Krankenhaus erst sinnvoll übertragen werden.

QFD begleitet den gesamten Entwicklungsprozeß, beginnend bei der Erfassung der Kundenanforderungen über die Konzeptentwicklung, Konstruktions- und Prozeßplanung bis hin zu genauen Leistungsstandards. In jeder Planungsstufe werden aus den Kundenanforderungen operationale Qualitätsmerkmale abgeleitet, die als Anforderungen in die nächste Stufe eingehen. Auf diese Weise soll durchgängig gewährleistet werden, daß die Leistung genau auf den Kundenwunsch abgestimmt ist. Damit ist das Instrument darauf ausgerichtet, die Effektivität der Produkte und Dienstleistungen unter Berücksichtigung der Effizienz umfassend zu sichern. Das Ergebnis soll eine anforderungsgerechte Qualität zu akzeptablen Kosten sein.

QFD ist sehr umfassend und bietet ein Rahmenkonzept für die gesamte Qualitätsplanung, in das auch die anderen Qualitätsinstrumente (z.B. FMEA) zu integrieren sind.[19] Die Methodik des QFD besteht aus vier aufeinander aufbauenden Entwicklungsphasen, in denen die Qualitätsmerkmale schrittweise spezifiziert werden:[20]

---

[18]   Zum QFD vgl. Akao, Y. (1990), Hauser, J.R., Clausing, D. (1988), Eversheim, W., Eickholt, J., Müller, M. (1995) und Adam, D. (1998a), S. 151 f. u. S. 175 ff.

[19]   Vgl. dazu Sondermann, J. P. (1994), S. 242 f.

[20]   Vgl. Kamiske, G.F., Brauer, J.-P. (1995), S. 190 ff.

1. In der **Qualitätsplanung (Konzeptentwicklung)** werden von der Marktforschung die Kundenanforderungen ermittelt und in die Qualitätsmerkmale der Leistung übersetzt. Dazu werden die Anforderungen und die Leistungsmerkmale, durch welche die Anforderungen zu erfüllen sind, in einer Matrix – dem House of Quality – zusammengestellt.

2. Darauf aufbauend schließt sich die Phase der **Teile- oder Konstruktionsplanung** an. Die Qualitätsmerkmale werden in die Merkmale der einzelnen Komponenten des Produktes umgesetzt. Für Dienstleistungen wie im Krankenhaus entfällt diese Phase und es kann direkt zur nächsten Phase der Prozeßplanung übergegangen werden.

3. Die **Prozeßplanung** legt die einzelnen Bearbeitungsschritte fest. In der Prozeßplanung ist es sinnvoll, auf die FMEA und auf die statistische Versuchsplanung (Taguchi) zurückzugreifen, um die kritischen Parameter der Teilprozesse zu identifizieren.

4. Das QFD wird damit abgeschlossen, daß genaue Arbeitsanweisungen und -verfahren sowie Maßnahmen zur Qualitätssicherung in **Standards** festgelegt werden, um die kritischen Prozeßparameter einhalten zu können.

Die einzelnen Phasen des QFD sind nicht linear durchzuführen, sondern rückzukoppeln, so daß das Ergebnis (Standards) mit den ursprünglichen Kundenanforderungen zu konfrontieren ist. Diese Rückkopplung ist erforderlich, um zu gewährleisten, daß die Qualitätsmerkmale tatsächlich den Kundenanforderungen entsprechen.

Im Krankenhaus ist das Grundprinzip von QFD einsetzbar, um komplexe und innovative Leistungsprozesse kundenorientiert zu gestalten und Leistungsstandards qualitätsgerecht zu planen. Da QFD für industrielle Produkte entwickelt worden ist, muß das Instrument für einen krankenhausspezifischen Einsatz adaptiert werden. Entsprechend ist das Phasenschema für die Qualitätsplanung von Krankenhausleistungen anzupassen. So kann der Planungsprozeß damit beginnen, die relevanten Qualitätsmerkmale abzuleiten, in Standards niederzulegen, die Prozeßschritte festzulegen und Verfahrensanweisungen für die einzelnen Prozeßschritte zu erarbeiten. Die Qualität der Krankenhausleistungen baut zum einen auf der Erfüllung subjektiver Patientenbedürfnisse und -erwartungen aber auch auf objektiven medizinischen Erfordernissen auf. Bei der Qualitätsplanung im Krankenhaus baut sich daher ein Spannungsfeld zwischen der professionellen Expertensicht und der Sichtweise der Patienten als Leistungsempfänger auf.[21] QFD ermöglicht es, dieses Spannungsfeld zu überbrücken, indem systematisch Patientenanforderungen und medizinische Erfordernisse an die Leistung abgeklärt, diese in Qualitätsmerkmale übersetzt und daraus Standards abgeleitet werden.

Der Nutzen für ein Krankenhaus, das QFD zur Qualitätsplanung einsetzt, liegt darin, daß der Fokus auf den Patienten/Kunden und seine Anforderungen an die Leistungen gerichtet wird. QFD erfordert von den Mitarbeitern, sich intensiv mit den Patientenanforderungen auseinanderzusetzen und Zielkonflikte zwischen Patienten- und Medizinersicht offenzulegen. Zudem wird der Handlungsbedarf für mehr Kundenorientierung im Krankenhaus für alle Beteiligten erkennbar. Dazu reicht es schon aus, nur die erste Phase der Qualitätsplanung zu durchlaufen. QFD wird somit zu einem Führungsinstrument, das kundenorientiertes und übergreifendes Denken bei den Mitarbeitern schult. Entscheidend für einen erfolgreichen Einsatz von QFD im Krankenhaus sind die organisatorischen und führungstechnischen Rahmenbedingungen. Die QFD-Teams sind interdisziplinär zu besetzen und von starren, hierarchischen Verhaltensweisen und funktionsegoistischen Denkmustern freizuhalten.[22] Da die Gefahr besteht, daß bei den Experten die professionelle Sichtweise dominiert, sollten Patienten und Patientenvertreter (z.B. Patientenfürsprecher) beteiligt werden.

Konkret kann QFD im Krankenhaus eingesetzt werden, um kritische Prozesse unter Integration der Patienten, wie z.B. aufwendige Diagnoseuntersuchungen oder die Patientenaufnahme, anforderungsgerecht zu planen. Das zentrale Analyse-, Planungs- und Kommunikationsinstrument von QFD ist das **House of Quality**, das in jeder Phase den Zusammenhang zwischen Anforderungen und Qualitätsmerkmalen darstellt.[23] Die Systematik des House of Quality soll am Beispiel der Qualitätsplanung für eine CT-Untersuchung demonstriert werden (siehe Abbildung 4-6).

---

21 Vgl. dazu Ebner, H., Köck, C. (1996a), S. 89.
22 Vgl. Adam, D. (1998a), S. 176.
23 Zum House of Quality vgl. Hauser, J.R., Clausing, D. (1988), S. 59 ff.

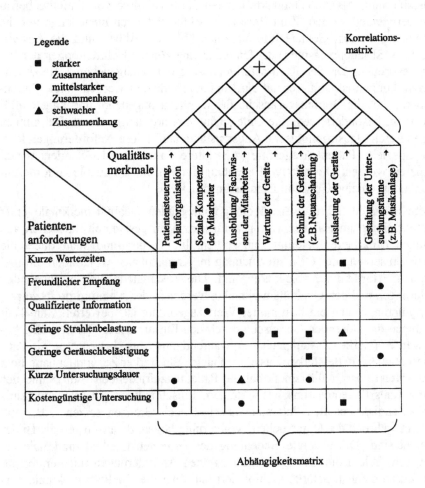

Abbildung 4-6: Ausschnitt aus einem House of Quality

Zunächst sind die Wünsche und Bedürfnisse von Patienten an eine CT-Untersuchung zu ermitteln. Die Erfassung der Anforderungen ist problematisch, da Patienten sich häufig nicht konkret äußern und ihre Bedürfnisse inhomogen

201

und instabil sind. Als Anhaltspunkte können die Ergebnisse von Patientenbefragungen verwendet werden. Zum Beispiel möchten Patienten nicht lange auf die Untersuchung warten. Genaue Informationen über den Ablauf und die Auswirkungen (z.B. Strahlenbelastung) der Untersuchung können Befürchtungen der Patienten zerstreuen. Da der Kontrastmitteleinsatz mit unangenehmen Nebenwirkungen verbunden ist, sollte er auf ein Minimum reduziert werden. Viele Patienten äußern, daß die Betriebsgeräusche der Geräte unangenehm und angsteinflößend wirken, besonders wenn die Untersuchung relativ lange dauert. Bei einigen Patienten treten klaustrophobische Angstzustände auf. Diese Anforderungen können für spezielle Patientensegmente (z.B. ältere Patienten oder Kinder) weiter differenziert werden. Die relative Bedeutung der einzelnen Patientenanforderungen kommt durch eine Gewichtung zum Ausdruck.

In einem nächsten Schritt werden die grundlegenden Qualitätsmerkmale einer CT-Untersuchung im Rahmen von Teamdiskussionen gesammelt, an denen alle betroffenen Mitarbeiter beteiligt sein sollten. Im Vordergrund steht dabei die konkrete Umsetzung der CT-Untersuchung im Krankenhaus, wozu auch die medizinischen Erfordernisse abzuklären sind. Die Zusammenhänge zwischen den Anforderungen und den Qualitätsmerkmalen werden in der **Abhängigkeitsmatrix** durch Symbole, denen ein bestimmter Wert zugeordnet ist, bewertet. Zum Beispiel können die störenden Geräusche durch den Einsatz neuer Geräte völlig beseitigt werden (starker Zusammenhang), während eine Musikberieselung die Patienten nur ablenkt (mittelstarker Zusammenhang). Ein starker Zusammenhang liegt also vor, wenn das Qualitätsmerkmal die Patientenzufriedenheit – im Sinne der Erfüllung eines Patientenwunsches – steigert. Einschränkend gilt, daß medizinische Notwendigkeiten den Patientenwünschen auch Grenzen setzen; z.B. muß der Patient während der Untersuchung völlig ruhig liegen, da ansonsten die Bilder verwackelt sind. Die absolute Bedeutung der einzelnen Qualitätsmerkmale errechnet sich, indem die Gewichte der einzelnen Anforderungen mit der festgestellten Zusammenhangsstärke multipliziert und über die Qualitätsmerkmale aufsummiert werden.[24] Als Ergebnis ergeben sich Richtgrößen, auf die sich die weitere Qualitätsplanung konzentrieren sollte. Nach dem Prinzip der Kundenorientierung sind diese Größen besonders zu berücksichtigen, da sie maßgeblich die Zufriedenheit beeinflussen.

---

[24] Die Berechnung erfolgt analog zur Methode der Nutzwertanalyse. Vgl. Eversheim, W., Eickholt, J., Müller, M. (1995), S. 71.

Zusätzlich werden in der **Korrelationsmatrix** – dem Dach des House of Quality – die Abhängigkeiten zwischen den verschiedenen Qualitätsmerkmalen analysiert und dokumentiert. Dadurch wird deutlich, ob Qualitätsmerkmale sich gegenseitig unterstützen, sich neutral verhalten oder miteinander in Konflikt geraten. Zum Beispiel stehen geringe Wartezeiten der Patienten in Konkurrenz zu einer hohen Kapazitätsauslastung des CT-Gerätes. Auch können Konflikte zwischen den Patienteninteressen und der medizinischen Expertenmeinung auftreten, beispielsweise beim Kontrastmitteleinsatz, der für kontrastreiche Bilder möglichst hoch sein muß. Darüber hinaus können optional **Wettbewerbsvergleiche** mit anderen Anbietern (z.B. niedergelassenen Ärzten) durchgeführt werden. Dies geschieht zum einen aus Patientensicht und zum anderen aus technischer Sicht, um die Patientenanforderungen und Qualitätsmerkmale hinsichtlich des komparativen Konkurrenzvorteils und ihrer Realisierungsmöglichkeiten zu untersuchen.[25]

4.4.3.2 Fehlermöglichkeits- und -einflußanalyse und Fehlerbaumanalyse als Instrumente zur präventiven Fehlervermeidung

Die Fehlermöglichkeits- und -einflußanalyse (FMEA) und die Fehlerbaum-Analyse (FTA) gehören zu den präventiven Qualitätsinstrumenten, um potentielle Fehlerquellen schon bei der Qualitätsplanung zu entdecken und durch geeignete Maßnahmen zu vermeiden.[26] Dahinter steht die Erkenntnis, daß der Aufwand für eine vorausschauende Qualitätsplanung geringer ist als für einen nachträglichen Reparaturbetrieb. Das Vermeiden von Fehlern verbessert sowohl die Effektivität als auch die Effizienz von Sach- und Dienstleistungen. Auch für diese beiden Instrumente ist eine krankenhausspezifische Übertragung erforderlich, da sie ursprünglich für Fehleranalysen in der Industrie entwickelt worden sind

Die Besonderheit der FMEA liegt in der systematischen Vorgehensweise, potentielle Fehler und deren Folgen zu bewerten, die möglichen Fehlerursachen zu erkennen, sie durch geeignete Maßnahmen zu vermeiden oder zumindest die Fehlerfolgen zu minimieren. Die FMEA läßt sich in die vier Blöcke Fehleranalyse,

---

[25] Vgl. Eichhorn, S. (1997), S. 215.
[26] Zur FMEA vgl. Franke, W.D. (1987), Horváth, P., Urban, G. (1990), S. 65 ff.und Adam, D. (1998a), S. 152 f. u. S. 177 f. und zur FTA vgl. Rommel, G. et al. (1995), S. 256 ff. und Adam, D. (1998a), S. 153 f. u. S. 177 f.

Riskobeurteilung, Maßnahmenvorschläge und Ergebnisbeurteilung systematisieren:[27]

1. Im Rahmen der **Fehleranalyse** sind für die Prozeßelemente und deren Schnittstellen alle potentiellen Fehler aufzulisten, die möglichen Ursachen aufzudecken und die Folgen abzuschätzen. Für die systematische Ursachenanalyse kann zum einen das Ursache-Wirkungs-Diagramm von Ishikawa eingesetzt werden und zum anderen die FTA, wenn der Fehler auf mehreren Ursachen in Kombination beruht.

2. Aufgabe der **Risikobeurteilung** ist es, das Fehlerrisiko differenziert zu bewerten. Dazu werden die Schwere des Fehlers, die Wahrscheinlichkeit des Auftretens und die Entdeckungswahrscheinlichkeit jeweils mit Punktwerten von 1 bis 10 quantifiziert. Aus dem Produkt der drei Werte ergibt sich die Risikoprioritätszahl (RPZ) eines Fehlers, wobei eine insgesamt hohe RPZ oder hohe Einzelwerten anzeigen, welche Priorität der Fehlerbeseitigung einzuräumen ist.[28]

3. Im Rahmen von Teamdiskussionen sind konstruktive **Maßnahmenvorschläge** zur Qualitätsverbesserung zu erarbeiten. Dabei sind die ursachenbezogenen Maßnahmen, die das Auftreten eines Fehlers vermeiden, gegenüber den Maßnahmen vorzuziehen, die lediglich die Auftrittswahrscheinlichkeiten reduzieren oder die Folgen des Fehlers mindern.

4. In einem rückgekoppelten Prozeß wird nach einer Verbesserungsmaßnahme erneut eine FMEA durchgeführt. Im Rahmen der abschließenden **Ergebnisbeurteilung** zeigt ein Vergleich der Risikoprioritätszahlen, ob und inwieweit die Maßnahmen den Fehler beseitigt haben oder zumindest ein verbesserter Zustand eingetreten ist.

Während die FMEA einzelne Fehler isoliert analysiert, untersucht die FTA den Verbundeffekt von Fehlerquellen.[29] Die FTA geht davon aus, daß ein Fehler bzw. unerwünschtes Ereignis auf ein Bündel von Fehlerursachen zurückzuführen ist. Ausgehend von dem unerwünschten Ereignis werden retrograd in einer Baumstruktur alle Fehlerursachen und -beziehungen dargestellt. Für alle Ursachenkombinationen, die zum unerwünschten Ereignis führen, sind die Auftrittswahr-

---

27 Zum Ablauf der FMEA vgl. Kersten, G. (1994), S. 475 ff. und Kamiske, G.F., Brauer, J.-P. (1995), S. 49 ff.
28 Vgl. Bruhn, M. (1997), S. 105.
29 Vgl. Adam, D. (1998a), S. 177.

scheinlichkeiten zu bestimmen und daraus die Wahrscheinlichkeit für das Auftreten des unerwünschten Ereignisses abzuleiten. Die FMEA und FTA sind verbundene Instrumente, da jede Methode mit den Ergebnissen der anderen arbeitet.[30] Aus der FTA wird deutlich, welche Ursachenkombinationen nachhaltig für Fehler verantwortlich sind, die in der FMEA auf Verbesserungsmöglichkeiten hin analysiert werden.

Im Krankenhaus kommt der Fehlervermeidung aufgrund der ethischen Dimension eine noch größere Bedeutung zu als in der Industrie. Deshalb bietet es sich an, Prozesse mit einem hohen Risikopotential mit Hilfe dieser Instrumente systematisch nach möglichen Fehlern zu durchleuchten. Der Nutzen einer frühzeitigen Fehlerprävention besteht darin, daß die Anzahl der Fehler und die Fehlerfolgen gemindert werden können, so daß sich Fehlerkosten reduzieren und ein positives Qualitätsimage aufgebaut werden kann. FMEA und FTA fördern als Führungsinstrumente proaktives Denken sowie das Qualitätsbewußtsein der Mitarbeiter und unterstützen die Entwicklung einer Null-Fehler-Kultur im Krankenhaus.

Zur Qualitätsplanung von Dienstleistungen ist die Prozeß-FMEA einzusetzen.[31] Die Prozeß-FMEA ist in das umfassende Konzept des QFD – in der Phase der Prozeßplanung – zu integrieren, um insgesamt für eine höhere Prozeßsicherheit zu sorgen. Im Krankenhaus soll die Prozeß-FMEA potentielle Prozeßfehler und Qualitätsschwachstellen, mögliche Auswirkungen auf den Patienten und deren Ursachen im Leistungsprozeß ermitteln, um aus einer Risikobeurteilung heraus nach Abstellmaßnahmen zu suchen. Ausgangsbasis sind Leistungsprozesse mit einem hohen Risikopotential z.B. aufgrund der Komplexität einer Operation (z.B. bei Transplantationen) oder bei innovativen Verfahren (z.B. minimalinvasiver Chirurgie), die systematisch auf alle denkbaren Fehler hin zu analysieren sind. Im Rahmen der Fehleranalyse im Krankenhaus ist zu untersuchen, wie sich ein Fehler auf die Behandlung des Patienten auswirkt und wie der Patient diese Beeinträchtigung der Leistungsqualität erfährt.[32]

Für den Einsatz im Krankenhaus ist die Risikobeurteilung anhand der RPZ zu problematisieren. In Frage zu stellen ist, ob die Entdeckungswahrscheinlichkeit durch den Patienten überhaupt ein relevantes Kriterium darstellt. Den Patienten fehlt i.d.R. das medizinische Sachverständnis, um Fehler, die in ihren Folgen

---

30   Vgl. Rommel, G. et al. (1995), S. 256.
31   Vgl. grundlegend zur Prozeß-FMEA Klatte, H., Sondermann, J.P. (1988).
32   Vgl. Eichhorn, S. (1997), S. 201.

nicht offensichtlich sind, zu erkennen. So bemerkt ein Patient, der eine zu hohe Strahlendosis erhalten hat, diesen Fehler nicht, obwohl die Folgen und mögliche Schädigungen von ihm selbst zu tragen sind. Aus diesen Gründen kann es sachgerecht sein, auf die Entdeckungswahrscheinlichkeit als Kriterium zu verzichten, zumal die Schwere des Fehlers (Bedeutung der Folgen für den Patienten) mit der Entdeckungswahrscheinlichkeit korrespondiert. Dann reicht es aus, das Risikopotential ausschließlich anhand der Schwere des Fehlers und der Auftrittswahrscheinlichkeit zu beurteilen.

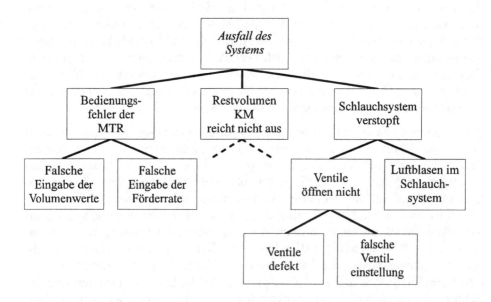

Abbildung 4-7:Fehlerbaum für den Ausfall eines Kontrastmittel-Spritzensystems

Sind Fehler aufgrund einer Vielzahl von Schnittstellen und Interdependenzen auf eine Kombination von verschiedenen Ursachen zurückzuführen, so ist die FMEA um die FTA zu ergänzen. Zum Beispiel können die Ursachen für den Ausfall eines Kontrastmittel-Spritzensystems ein Bedienungsfehler der MTR sein oder durch das Schlauchsystem bedingt sein. Das Schlauchsystem kann verstopfen, weil Luftblasen im System sind oder weil die Ventile defekt sind. Jeder dieser Ursachen kann durch weitere Fehlerquellen begründet sein (siehe Abbildung 4-7). Das Ergebnis der FTA sind alle Ursachenkombinationen, die zum Ausfall des

Spritzensystems führen können. Für diese Kombinationen sind die Eintrittswahrscheinlichkeiten zu bestimmen. Die Ursachenkombinationen, die hauptsächlich den Ausfall des Spritzensystems auslösen, sind dann im Rahmen einer FMEA zu analysieren.

4.4.3.3 Der Ansatz von Taguchi als Instrument zur Prozeßstabilisierung

Die Taguchi-Methodik ist ein integratives Konzept zur Qualitätsoptimierung und -sicherung.[33] Prozesse sollen zunächst optimiert (robust) werden, um dieses Niveau dauerhaft zu halten oder noch zu verbessern. Taguchi gehört zu den Methoden der statistischen Versuchsplanung mit dem Ziel, die Qualität von Produkten schon vor der Produktion zu sichern. Der Denkansatz von Taguchi besteht darin, daß jede Abweichung eines Qualitätsmerkmals vom Sollwert zu Verlusten führt, so daß es nicht ausreicht, ein Toleranzintervall einzuhalten, sondern der angestrebte Sollwert genau zu treffen ist. Mit dieser Sichtweise sollen Abweichungen vom Qualitätszielwert reduziert und eine möglichst stabile Prozeßqualität erreicht werden. Dazu sind die qualitätsdeterminierenden Einflußgrößen in ihren optimalen Ausprägungen zu bestimmen, um die Prozesse gegenüber Störgrößen robust zu machen. Der Ansatz von Taguchi läßt sich auch auf Qualitätsprobleme im Krankenhaus anwenden.

Taguchi erweitert den Qualitätsbegriff um die kunden- und gesellschaftsorientierte Sicht, indem jede Abweichung vom Qualitätsziel als Verlust interpretiert wird, der als Gesamtverlust der Gesellschaft („loss to society") entsteht.[34] Dabei spielt es keine Rolle, ob das Unternehmen, der Kunde oder die Gesellschaft die Qualitätsverluste zu tragen haben. Qualitätsverluste sind z.B. Kosten, die durch einen Ausfall des Produktes oder aufgrund einer geringen Lebensdauer verursacht werden. Für den Qualitätsverlust setzt Taguchi eine quadratische Funktion an, die von einem parabolischen Verlustverhalten ausgeht.[35] Angesichts des parabolischen Verlaufs der **Verlustfunktion** kann nur ein ständiges Bemühen um Reduktion der Streuung der Qualitätsmerkmale um den Zielwert die logische Folge sein. Das Ziel besteht darin, die Verlustfunktion zu minimieren, was allgemein nur dann erreicht ist, wenn der Qualitätszielwert exakt eingehalten wird. Ein

---

[33] Zur Taguchi-Methode vgl. Taguchi, G. (1988) und Taguchi, G., Clausing D. (1990).
[34] Vgl. Taguchi, G. (1988), S. 13.
[35] Vgl. Taguchi, G., Clausing, D. (1990), S. 35 ff.

Overengineering ist somit ebenso wie ein Underengineering zu vermeiden, vielmehr ist die Leistung genau auf die (Kunden-)Anforderungen abzustimmen.

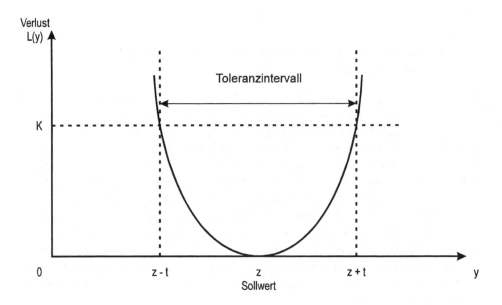

Abbildung 4-8: Verlustfunktion nach Taguchi

Auch im Krankenhaus werden Qualitätsverluste durch ein Over- oder Underengineering verursacht. Bei negativen Abweichungen von der angestrebten Qualität entstehen dem Patienten Kosten, z.B. durch Verdienstausfall oder den Verlust an Lebensqualität, sowie Kosten, die von der Gesellschaft als Solidargemeinschaft (z.B. Kranken- und Rentenversicherungsbeiträge) zu tragen sind. Auch positive Abweichungen haben schädliche Folgen z.B. für den Patienten durch überhöhte Strahlenbelastungen bei unnötigen Diagnoseleistungen oder Nebenwirkungen durch überhöhten Medikamenteneinsatz, ebenso tritt ein Verlust für die Gesellschaft im Form von Opportunitätskosten (verschwendete Ressourcen) auf. Läßt sich auch die reale Verlustfunktion aufgrund von Bewertungsdefekten nicht quantifizieren, so liegt die Bedeutung des Taguchi-Ansatzes darin, den Zusammenhang von Qualität und Kosten aufzuzeigen. Die Qualitätsanalyse mit einer parabolischen Verlustfunktion verbindet mit einer gesteigerten Effektivität auch eine verbesserte Effizienz. Dennoch ist es auch denkbar, daß der Qualitätszielwert nicht ein einziger Wert ist, sondern daß der Zielwert durch so klein oder so groß wie möglich vorgegeben ist. Zum Beispiel sollte die Wartezeiten von Patienten möglichst gering und die Lebensdauer von Implantaten möglichst hoch sein. Die Verlustfunktion ist dann entsprechend zu modifizieren.[36]

Im Krankenhaus läßt sich das Denkprinzip von Taguchi dazu einsetzen, Prozeßparameter in Bezug auf ein Qualitätsziel optimal einzustellen. Damit läßt sich Taguchi in das umfassende Konzept des QFD in der Phase der Prozeßplanung integrieren. Die Methodik soll beispielhaft auf folgendes Problem angewendet werden: Als Qualitätsindikator für die Behandlung von Diabetikern soll der Blutzuckerspiegel (HbA1-Wert) auf einem optimalen Niveau stabilisiert werden. Zu diesem Zweck soll die Taguchi-Methodik bei der Qualitätsplanung der Leistungsprozesse eingesetzt werden. Das Verfahren erfordert ein iteratives Durchlaufen verschiedener Phasen. Zunächst muß das angestrebte Qualitätsniveau konkret meßbar festgelegt werden und daran anschließend sind die Haupteinflußgrößen für die Qualität zu identifizieren.

Im ersten Schritt ist der angestrebte Zielwert für dem Blutzuckerspiegel (HbA1-Wert) zu bestimmen. In der Medizin existieren konkrete Vorstellungen über den optimalen Sollwert z, von dem jede Abweichung einer Merkmalsausprägung y mit einem Verlust zu bewerten ist. Dieser Zusammenhang wird mit der parabolischen Verlustfunktion abgebildet.[37] Im Beispiel führt das Überschreiten des Blutzuckerspiegels zu einer „Überzuckerung" des Patienten mit allen resultierenden negativen Folgen, aber ebenso bewirkt ein Unterschreiten des Zielwertes eine ebenso problematische „Unterzuckerung" des Patienten. Ziel muß es daher sein, die Kombination der Einflußgrößen zu bestimmen, bei der der Mittelwert der beobachteten Qualitätsmerkmale y (d.h. der gemessenen Blutglucosekonzentrationen) möglichst genau auf den Zielwert z abgestimmt und die Streuung minimal ist.

Die Faktoren, die einen Einfluß auf den Qualitätszielwert ausüben, sind im nächsten Schritt zu ermitteln. Dazu kann ein Brainstorming durchgeführt werden, um die Haupteinflußgrößen zu identifizieren, die nach Plan- und Rauschfaktoren differenziert werden. **Planfaktoren** sind die Steuerungsgrößen, die leicht kontrol-

---

[36] Vgl. Berens, W., Pesch, A. (1993a), S. 529.
[37] Siehe dazu die Abbildung 4-8 der Verlustfunktion.

liert und vorgegeben werden können, während **Rauschfaktoren** Störgrößen darstellen, die sich nicht oder nur unter hohem Aufwand beeinflussen lassen. Im Krankenhaus sind Art und Umfang der Diagnose- und Therapieleistungen primäre Planfaktoren, die in den Leistungsstandards niedergelegt werden sollen. Technische, organisatorische und personelle Rahmenbedingungen gehören zu den sekundären Planfaktoren, die nur langfristig variiert werden können. Die Rauschfaktoren lassen sich primär auf den Patienten zurückführen. Die physische und psychische Konstitution, das Alter des Patienten etc. entziehen sich der Einflußnahme durch das Krankenhaus, determinieren aber nachhaltig den Leistungsprozeß und das -ergebnis. Weitere Rauschfaktoren stellen die Arbeitsmotivation und „Tagesform" der Mitarbeiter sowie äußere Umwelteinflüsse (z.B. das Wetter) dar.

In der folgenden **Systemplanung** geht es darum, einen Standard der Diagnose- und Therapieleistungen für die Diabetes-Behandlung als Ausgangsbasis zu entwickeln. Die **Parameterplanung** ist die entscheidende Phase der Taguchi-Methodik, da die optimalen Planfaktoren ausgewählt werden, um damit den Qualitätszielwert gegenüber den Einflüssen der Rauschfaktoren resistenter zu machen. Dazu sind mit Hilfe statistischer Versuchspläne die Wirkungen zwischen Plan- und Rauschfaktoren in Bezug auf den Zielwert zu analysieren. Die einzelnen Schritte der Parameterplanung sind, die Versuchsserie durchzuführen, die Ergebnisse zu sammeln und statistisch auszuwerten und die optimalen Faktorniveaus auszuwählen.

Die Parameterplanung verzichtet dabei auf eine Analyse vollständiger Versuchspläne, bei denen jede Kombination von Faktoren, Faktorniveaus und Wechselwirkungen zwischen den Faktoren zu untersucht sind. Stattdessen geht Taguchi von unvollständigen Versuchsplänen (einer orthogonalen Versuchsanordnung[38]) aus, in der nur eine begrenzte Zahl aller möglichen Kombinationen berücksichtigt wird. Für diese Vorgehensweise müssen drastische Vereinfachungen vorgenommen werden, die insbesondere beim Einsatz im Krankenhaus problematisch sind. So wird unterstellt, daß die Wirkungen der Faktoren additiv sind und keine Ver-

---

[38] Ein orthogonales Feld ist eine besondere Form eines unvollständigen Versuchsplans, in der in allen Versuchen, in denen ein Planfaktor auf ein bestimmtes Niveau festgelegt ist, die Niveaus aller anderen Planfaktoren gleich oft vorkommen. Deshalb ist in allen Niveaumittelwerten des betreffenden Faktors bei Additivität eine gleiche Konstante enthalten, die die Wirkung der übrigen Faktoren widerspiegelt. Vgl. dazu Berens, W., Pesch, A. (1993b), S. 599 ff.

bundeffekte auftreten. Diese Annahme ist für die Leistungserstellung am Patienten unzutreffend, da sich die Wirkungen der Faktoren gegenseitig beeinflussen und nicht separiert werden können. Für jeden Faktor werden im Extremfall nur zwei Ausprägungen angenommen. Im Krankenhaus nehmen aber die Planfaktoren in Diagnose und Therapie meist mehr als zwei Merkmalsausprägungen an, z.B. kann die Insulingabe nahezu kontinuierlich variiert werden. Auch die unterstellten linearen Wirkungen bei der Variation eines Faktors treffen im Krankenhaus nicht zu; z.B. besteht bei der Verabreichung von Medikamenten eher ein Sättigungseffekt. Dennoch kann es auch im Krankenhaus sinnvoll sein, beispielsweise nur die Extrempositionen auszutesten, um die generelle Wirkungsrichtung der Faktoren auf den Qualitätszielwert zu ermitteln.

Die Taguchi-Methodik ist sehr aufwendig und erfordert ein hohes Maß an Expertenwissen, so daß sie auch in der Industrie nur begrenzt und selektiv angewendet wird.[39] Auch wenn auf die eigentliche statistische Versuchsplanung aufgrund der methodischen Probleme verzichtet wird, kann Taguchi im Krankenhaus zum Einsatz kommen. Auf einer abstrakten Ebene kann das Denkprinzip von Taguchi auf das generelle Problem angewendet werden, daß bei identischen Krankheitsbildern unterschiedliche Leistungsergebnisse erzielt werden. Zum Beispiel erfordert das Fallpauschalensystem, daß im Durchschnitt der Patienten die zugrunde gelegten mittleren Fallkosten sowie die mittlere Verweildauer eingehalten werden, da ansonsten dem Krankenhaus finanzielle Verluste drohen. Die Taguchi-Methodik kann dabei helfen, die relevanten Einflußgrößen zu identifizieren und die Planfaktoren in Form optimaler Leistungsstandards zu bestimmen, so daß Streuungen in der Ergebnisqualität reduziert werden können. Die Mitarbeiter werden zudem sensibilisiert, das anvisierte Qualitätsziel möglichst genau zu treffen und Abweichungen in den Prozessen zu vermeiden.

4.4.3.4 Benchmarking als Instrument für das Aufspüren von Best Practices

Benchmarking ist ein Instrument, bei dem Produkte, Dienstleistungen und insbesondere Prozesse und Methoden betrieblicher Funktionen mit den besten Wettbewerbern oder anerkannten Marktführern verglichen werden.[40] Aus dem Vergleich sollen die Unterschiede, die Ursachen für die Unterschiede und Möglich-

---

39 Vgl. Rommel, G. et al. (1995), S. 264.
40 Zum Benchmarking vgl. Camp, R.C. (1994) und Watson, G. H. (1993).

keiten zur Verbesserung analysiert werden. Benchmarking geht über einen klassischen Betriebsvergleich hinaus, denn die Zielsetzung besteht nicht allein darin, einen Leistungsrückstand aufzuzeigen, sondern die besten Praktiken (**Best Practices**) aufzuspüren. Diese sollen dazu genutzt werden, die Leistungsprozesse effektiver und effizienter zu gestalten. Benchmarking ist ein universelles Instrument, das bereits in Krankenhäusern eingesetzt wird.

In der Praxis haben sich drei Formen des Benchmarking herausgebildet: Das interne, das betriebsübergreifende, wettbewerbsorientierte und das branchenfremde, funktionale Benchmarking.[41] Beim **internen Benchmarking** werden innerhalb des Krankenhauses verschiedene Abteilungen miteinander verglichen. Das ist sinnvoll, wenn eine Abteilung zu den hervorragenden Arbeitsbereichen („Centers of Excellence") gehört und innovative Lösungen z.B. bei der Patientensteuerung, Prozeßstandardisierung, Personal- und Geräteeinsatzplanung etc. entwickelt hat. Diese Abteilung hat dann eine Vorbildfunktion und kann die Rolle eines Coachs übernehmen, wodurch die anderen Abteilungen an dem Know-how-Vorteil partizipieren.[42] Auf diese Weise läßt sich die Benchmarking-Technik leicht einüben und die abteilungsübergreifende Zusammenarbeit im Krankenhaus verbessern. Das Innovationspotential innerhalb des eigenen Krankenhauses ist i.d.R. aber eher begrenzt.

Wettbewerbsorientiertes Benchmarking ist ein externer Vergleich zwischen Krankenhäusern – also innerhalb einer Branche. Die Zielsetzung besteht darin, von einem Krankenhaus, das eine bestimmte Methode oder Prozeß hervorragend beherrscht, die Best Practice zu analysieren und auf die eigenen Bedingungen anzupassen und weiterzuentwickeln. Dabei kann es sich um medizinische Best Practices wie beispielsweise bestimmte Operationstechniken oder Rehabilitationsmaßnahmen handeln, aber auch um Maßnahmen im Bereich der Organisation (z.B. OP-Planung, ambulantes Operieren), der Logistik (z.B. Konzept des logistischen Dienstleisters) oder der Verwaltung (z.B. Abrechnung nach dem neuen Entgeltsystem). Bei dieser Form des Benchmarking besteht die größte Gefahr darin, daß die Best Practice lediglich imitiert wird.[43] Erfolgt keine kreative Weiterentwicklung im eigenen Krankenhaus, so läßt das brancheninterne Benchmarking maximal ein Gleichziehen in der Wettbewerbsposition, aber kein Überholen

---

41 Vgl. dazu v. Eiff, W. (1994), S. 865 f., Hildebrand, R. (1995), S. 246 und Federwisch, D. (1997), S. 956 f.

42 Vgl. v. Eiff, W. (1994), S. 865.

43 Vgl. v. Eiff, W. (1994), S. 866.

zu. Die Voraussetzung für ein Benchmarking zwischen Krankenhäusern ist Kooperationsbereitschaft und eine gegenseitige Vertrauensbasis. Daher läßt sich ein wettbewerbsorientiertes Benchmarking einfacher innerhalb von Krankenhausketten oder als Projekt zwischen regional entfernten Krankenhäusern organisieren.[44] Ein noch höheres Innovationspotential besteht dann, wenn ein länderübergreifendes Benchmarking z.B. mit amerikanischen Kliniken durchgeführt wird. Das wettbewerbsorientierte Benchmarking ist nicht auf einen Krankenhausbetriebsvergleich zu reduzieren, der allein Qualitäts- und Wirtschaftlichkeits-Kennzahlen gegenüberstellt.[45]

Erfolgt ein Benchmarking von Methoden und Prozessen, die in anderen Branchen angewendet werden, so handelt es sich um **funktionales Benchmarking**. Im Krankenhaus sind viele Leistungsbereiche für ein funktionales Benchmarking zugänglich. Eine Ausnahme bildet der medizinische Kernbereich, der so spezifische Prozeß- und Strukturmerkmale aufweist, daß eine Analyse nur innerhalb der Gesundheitsbranche sinnvoll erscheint. Das funktionale Benchmarking bietet eine Fülle von Innovationen und Best Practices aus anderen Branchen, die im Krankenhaus erfolgreich adaptiert werden könnten.[46] Zum Beispiel können aus der Industrie Organisationskonzepte (z.B. Gruppenarbeit) oder Logistikkonzepte (z.B. logistischer Dienstleister) analysiert werden, auch weist die Fertigungssteuerung in Industriebetrieben Parallelen zur Patientensteuerung im Krankenhaus auf. Mit Dienstleistungsunternehmen haben Krankenhäuser viele strukturgleiche Leistungen gemeinsam, wobei sich insbesondere die Hotelbranche zum Benchmarking anbietet. Aber auch spezielle Funktionen wie beispielsweise das Einchecken am Flughafenschalter und die Patientenaufnahme oder die Planung und Zuweisung beim Autoverleih und bei der Bettenverteilung im Krankenhaus sind für ein Benchmarking geeignet. Für das Krankenhausmanagement bieten Konzepte und Methoden aus anderen Branchen die Möglichkeit, einen Teil der Entwicklungsarbeit zu sparen und darüber hinaus aus Fehlern der anderen Unternehmen zu lernen.

---

[44] Vgl. Paeger, A. (1996), S. 618.

[45] Ein solcher Kennzahlenvergleich zeigt dem Krankenhaus lediglich die relative Position der eigenen Leistungsfähigkeit an, aber nicht die Ursachen oder Verbesserungsmöglichkeiten auf. Zudem tritt das fundamentale Problem der Vergleichbarkeit von Kennzahlen auf. Aus diesen Gründen sollten Krankenhäuser das Benchmarking nicht auf Kennzahlen, sondern auf Methoden und Prozesse konzentrieren, denn nur dadurch kann ein konkreter Nutzen gewonnen werden. Vgl. v. Eiff, W. (1994), S. 867.

[46] Vgl. dazu Picot, A., Schwartz, A. (1997), S. 98.

Im branchenübergreifenden, funktionalen Benchmarking liegt das größte Innovationspotential für Krankenhäuser, aber es stellt auch die höchsten Anforderungen an die Anwender. Es verlangt die Fähigkeit und Phantasie, die wirkungsvollsten Methoden und ihre mögliche Anwendung im Krankenhaus überhaupt zu erkennen und an die krankenhausspezifischen Bedingungen anzupassen. Neben der Transferleistung gestaltet sich auch die Realisierung schwierig, da Hemmschwellen und Bedenken gegen die branchenfremden Lösungen bestehen könnten. Aber gerade diese grundlegend neuen Lösungen ermöglichen es dem Krankenhaus, einen Quantensprung zu vollziehen und damit einen komparativen Konkurrenzvorteil gegenüber Wettbewerbern zu erreichen.

Die Vorgehensweise des Benchmarking soll anhand eines krankenhausspezifischen Beispiels erläutert werden. Für den Benchmarking-Prozeß sind unterschiedliche Phasenkonzepte entwickelt worden, die aber grundsätzlich auf drei Phasen – Vorbereitung, Analyse und Umsetzung – zurückgeführt werden können.[47] Die **Vorbereitungsphase** beginnt mit der Wahl des Vergleichsobjektes. Zu diesem Zweck sind im Krankenhaus die Problembereiche der Kern- und Schlüsselprozesse zu analysieren. Zum Beispiel wird die Apotheke als Problembereich identifiziert: Einerseits sind die Bestände sehr hoch, so daß entsprechende Lagerkosten anfallen, andererseits kommt es bei bestimmten Medikamenten immer wieder zu Engpässen, die dann durch einen Spezialdienst nachgeliefert werden müssen. Als geeignete Beurteilungsgrößen für dieses Benchmarking-Objekt lassen sich Lagerbestände und -kosten, Anzahl der Bestellvorgänge und Bestellkosten, Lagerreichweiten bestimmter Medikamente, die Häufigkeit von Nachlieferungen sowie die Kosten für die Nachlieferungen ableiten. Der nächste Schritt besteht darin, einen geeigneten Vergleichspartner zu suchen, der in diesem Bereich eine Best Practice beherrscht. Innerhalb des beispielhaft betrachteten Krankenhauses führen die Leistungsbereiche Labor, Radiologie, Nuklearmedizin ebenfalls eigenständig ihre Beschaffungsvorgänge durch, haben aber in abgemilderter Form ähnliche Probleme, so daß ein internes Benchmarking sinnlos ist. Für ein wettbewerbsorientiertes Benchmarking möge jedoch ein strukturgleiches Krankenhaus zur Verfügung stehen, das erst vor kurzer Zeit seine Apotheke restrukturiert hat.

Nachdem umfassende Informationen zum Problembereich erhoben sind, kann zur **Analysephase** übergegangen werden. Die Leistungslücken sind zu identifizieren und es ist die Frage zu beantworten, warum das Vergleichskrankenhaus in dem

---

[47] Vgl. zum grundlegenden Phasenkonzept Horváth, P., Herter, R.N. (1992), S. 8 ff.

betrachteten Bereich besser ist. Auf diese Weise lassen sich Verbesserungsmöglichkeiten ableiten, wie Prozesse effektiver und effizienter gestaltet werden können. Im Beispiel zeigt sich, daß das Vergleichskrankenhaus eine wesentlich geringere Anzahl an Bestellungen und niedrigere Bestellkosten aufweist, die als Benchmark (Vergleichsmaßstab) dienen sollen. Dieser Unterschied kann darauf zurückgeführt werden, daß eine umfassende Standardisierung und Sortimentsbereinigung vorgenommen wurde. Die Transferleistung liegt nun aber nicht darin, diese Standards einfach zu übernehmen, sondern die Idee ist aufzugreifen und im eigenen Krankenhaus sind solche Standards selbst zu entwickeln. In der **Umsetzungsphase** sind die aus dem Benchmarking gewonnenen Erkenntnisse zu implementieren. Wie das Beispiel zeigt, fließen die Ergebnisse aus dem Benchmarking in neudefinierte Leistungsstandards ein.

Ist das Ergebnis des wettbewerbsorientierten Benchmarking noch nicht zufriedenstellend, kann ein funktionales Benchmarking mit einem branchenfremden Vergleichspartner durchgeführt werden. Dazu ist ein Versandunternehmen, das in der Bereitstellungsplanung zu den „Klassenbesten" gehört und die gleiche Problemstruktur aufweist, besonders prädestiniert. Die Analyse dort zeigt, daß auf der Basis einer ABC-Analyse unterschiedliche Strategien und Methoden der Bestelloptimierung durchgeführt werden. Durch diese differenzierte Bestellpolitik kann das Versandunternehmen Kostenvorteile bei hoher Versorgungssicherheit realisieren. Als Benchmark kann z.B. eine 40%ige Reduktion der Lagerkosten sowie eine 95%ige Versorgungssicherheit vorgegeben werden. Damit lassen sich aus dem Benchmarking anspruchsvolle, aber realistische Zielvorgaben ableiten. Die Transferleistung besteht nun darin, die Fremdlösung in ihre Komponenten aufzuspalten und schrittweise auf das Krankenhaus anzupassen, möglicherweise sogar weiterzuentwickeln. Die vorgegebenen Benchmarks sind dabei als Zielgrößen für die Krankenhausapotheke zu verfolgen. Damit Akzeptanz- und Umsetzungsprobleme in der Realisierungsphase vermieden werden, sollten die betroffenen Mitarbeiter der Krankenhausapotheke an dem Benchmarking-Prozeß von Beginn an beteiligt werden. Auf diese Weise ist auch der größte Lerneffekt zu erzielen, indem die Mitarbeiter selbst das Verbesserungspotential alternativer Problemlösungen erkennen.

Insgesamt sollte Benchmarking nicht nur einmalig als Problemlösungsverfahren angewendet werden, sondern die Krankenhäuser müssen ständig auf der Suche nach Best Practices sein. Benchmarking ist ein Instrument, um in einem dynamischen Umfeld durch eine neue Art des Lernens die Anpassungs- und Veränderungsfähigkeit zu steigern. Zudem fördert das Benchmarking eine Qualitätskultur, in der aktiv nach einer ständigen Verbesserung gesucht wird. Gleichzeitig sind die Verbesserungskultur und ein konstruktives Betriebsklima auch die Voraussetzungen, um einen Benchmarking-Prozeß erfolgreich durchzuführen. Das strategische Ziel des Benchmarking, selbst zu den „Besten der Besten" zu gehören, ist aber nur zu erreichen, wenn auch eigene kreative Innovationen entwickelt werden und nicht nur auf bekannte Lösungen zurückgegriffen wird.

4.4.4 Operative Qualitätsinstrumente zur Qualitätssteuerung

4.4.4.1 Qualitätskostenrechnung als Steuerungsinstrument für die Wirtschaftlichkeit

Die Aufgabe der Qualitätskostenrechnung besteht darin, die Qualitätsaktivitäten unter ökonomischen Gesichtspunkten zu steuern. Ziel der Qualitätskostenrechnung ist es, die Qualitätskosten nach Kostenarten zu differenzieren und deren Entstehungsorte und -ursachen aufzuzeigen.[48] Für die Qualitätssteuerung ist aber weniger die absolute Kostengenauigkeit, sondern vielmehr die Kenntnis der Kostenbestimmungsfaktoren und funktionalen Zusammenhänge der Kostengrößen entscheidend. Die Qualitätskostenrechnung soll die ökonomischen Wirkungen der Qualität sichtbar machen, Kostensenkungspotentiale aufdecken und die Mitarbeiter dazu befähigen, die ökonomischen Konsequenzen der Qualität ihrer eigenen Leistung zu beurteilen.

Nach der traditionellen Sicht der Qualitätskostenrechnung werden drei Arten von Qualitätskosten unterschieden:[49]

- **Fehlerverhütungskosten** sind die Kosten, die durch fehlerverhütende oder vorbeugende Tätigkeiten des Qualitätsmanagements verursacht werden. Dazu zählen insbesondere die Kosten für den Aufbau und die Führung des Qualitätsmanagements, für Schulungen der Mitarbeiter, für den Einsatz der Qualitätsinstrumente (z.B. QFD, FMEA, Benchmarking) etc.

- **Prüfkosten** werden durch alle Maßnahmen verursacht, die während und am Ende der Leistungserstellung überprüfen, ob die vorgegebenen Qualitätsmerkmale eingehalten werden. Im wesentlichen handelt es sich um Kosten der

---

48 Vgl. Horváth, P., Urban, G. (1990), S. 117.
49 Vgl. Deutsche Gesellschaft für Qualität e.V. (1985), S. 15.

Qualitätsmessung (z.B. für Monitoring, Patientenbefragungen) für technische Meßeinrichtungen und Personal.

- **Fehlerkosten** entstehen für Maßnahmen, die festgestellte Fehler beseitigen oder korrigieren. Dabei können krankenhausinterne und -externe Fehlerkosten unterschieden werden.

Die traditionelle Qualitätskostenrechnung ist nur sehr bedingt zur Qualitätssteuerung geeignet, da sie auf einer zu engen Definition der Qualitätskosten basiert. Der Fokus liegt ausschließlich auf einer Effizienzbetrachtung, so daß Kosten, die im Zusammenhang zur Effektivität stehen, gar nicht berücksichtigt werden. Das ist darauf zurückzuführen, daß der traditionellen Systematik der klassische Qualitätsbegriff zugrunde liegt, der unter Qualität die Einhaltung technischer Parameter versteht. Für ein steigendes Qualitätsniveau sind erhöhte Fehlerverhütungs- und Prüfkosten aufzuwenden, während die Fehlerkosten zurückgehen und bei einem Vollkommenheitsgrad von 100 % (= Null-Fehler) gleich Null sind. Somit ergibt sich ein kostenoptimales Qualitätsniveau bei einem Vollkommenheitsgrad, der unterhalb von 100 % liegt.[50] Diese Hypothese eines kostenoptimalen Vollkommenheitsgrades steht im krassen Widerspruch zu den zentralen TQM-Prinzipien der Kundenorientierung und dem Null-Fehler-Prinzip.[51]

Für das integrierte Qualitätsmanagement ist ein Ansatz der Qualitätskosten erforderlich, der Effektivitäts- und Effizienzbetrachtungen integriert. Dieser ganzheitlichen Sichtweise von Qualität entspricht ein Ansatz, der die Qualitätskosten nach Kosten der Übereinstimmung und Kosten der Abweichung differenziert. Danach lassen sich Kosten der Übereinstimmung, die mit dem Ziel anfallen, fehlerfreie, anforderungsgerechte Leistungen zu erzeugen, von Kosten der Abweichung unterscheiden, die für fehlerhafte, nicht anforderungsgerechte Leistungen anfallen.[52] Dieser Unterschied muß in der Qualitätskostenrechnung transparent werden, um die Qualitätsaktivitäten sinnvoll lenken zu können.

Die **Kosten der Abweichung** beschreiben den zusätzlichen Faktoreinsatz, der notwendig wird, weil einzelne Prozesse nicht mit den (Kunden-)Anforderungen übereinstimmen bzw. von den vorgegebenen Qualitätsmerkmalen abweichen.[53] Auftretende Fehler oder ineffektive Prozesse verursachen diese vermeidbaren

---

[50] Vgl. dazu Witte, A. (1993), S. 41 und die dort angegebene Literatur.
[51] Vgl. Adam, D. (1998a), S. 145.
[52] Vgl. Crosby, P.B. (1990), S. 102 und Wildemann, H. (1992), S. 762.
[53] Vgl. Wildemann, H. (1995), S. 269.

Kosten, die Ressourcen nur verschwenden („quality waste") und in vielen Krankenhäusern das Hauptproblem darstellen.[54] So existieren Verhaltensweisen im medizinischen Kernbereich, die durch Überdiagnostik, Übertherapie und falschen Therapieentscheidungen zu erheblichen Kosten führen.[55] Zudem wird aufgrund von Koordinationsdefiziten „quality waste" in Form von Blindleistungen Doppeluntersuchungen und Wartezeiten produziert. Diese Kosten können ohne Qualitätsverlust für die Patienten eingespart werden, wenn die Qualitätskostenrechung diese Kostensenkungspotentiale gezielt aufspürt. Die Kosten für ineffektive Prozesse werden in der traditionellen Systematik der Qualitätskosten nicht berücksichtigt, da diese ausschließlich an der Effizienz und nicht an der Effektivität orientiert ist.

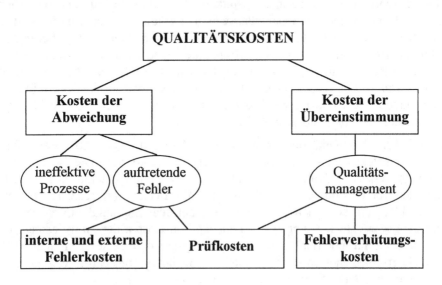

Abbildung 4-9: Differenzierung der Qualitätskosten

Der zweite Bestandteil der Abweichungskosten ist auf Fehler zurückzuführen und entspricht den traditionellen Elementen der internen und externen Fehlerkosten

---

54 Vgl. Köck, C. (1994), S. 126.
55 Vgl. dazu ausführlich und mit zahlreichen Beispielen Schulte-Sasse, H. (1993).

sowie den Prüfkosten.[56] Interne Fehlerkosten entstehen vor Ende des gesamten Leistungsprozesses – also noch während des Krankenhausaufenthaltes, um fehlerhafte Leistungen zu korrigieren oder neu zu erstellen.[57] Entsprechend fallen Kosten für Mehr- oder Nacharbeit im Krankenhaus an, wenn Diagnose- sowie Therapieleistungen (z.B. Medikamente, Rezidivoperationen) wiederholt oder zusätzlich durchgeführt werden müssen, um das Behandlungsziel noch zu erreichen. Aufgrund einer verlängerten Verweildauer entstehen sowohl direkte Kosten, als auch Opportunitätskosten für entgangene Gewinne, wenn das „Bett" für andere Patienten blockiert wird.

Externe Fehlerkosten treten auf, wenn der Patient das Krankenhaus mit einem mangelhaften Ergebnis verläßt, dies aber entweder nicht erkannt oder nicht beseitigt werden konnte. Auf Krankenhäuser kommen in Haftungsfällen hohe externe Fehlerkosten (z.B. für Schadenersatz- und Schmerzensgeldansprüche) zu. Haftungsbegründend sind Behandlungs- oder Pflegefehler aber nur, wenn der Patient geschädigt wird und ein Verschulden seitens des Krankenhauses vorliegt.[58] Die Kosten für die Fehlerursachenanalyse, z.B. für Gutachten oder eine Autopsie, sind den Prüfkosten zuzuordnen. Die Qualitätskostenrechnung berücksichtigt nur die externen Fehlerkosten, die von dem Krankenhaus zu tragen sind und vernachlässigt damit die negativen Wirkungen, die für den Patienten und die Gesellschaft auftreten. Das Instrument müßte insofern erweitert werden, daß es eine Kostensicht integriert, wie sie im Taguchi-Ansatz beschrieben wird, d.h., alle Kosten, die durch mangelhafte Qualität entstehen, sind zu berücksichtigen.[59] Aus Fehlern im Krankenhaus resultieren gravierende und u.U. nicht reversible Folgen für Patienten, die zu Schmerzen und Leiden, möglichen Behinderungen oder sogar zum Tod führen. Diese Dimension der „Fehlerkosten" ist theoretisch exakt nicht quantifizierbar und somit bewertungsdefekt. Der Fehlervermeidung im Krankenhaus kommt daher aus ethischen Motiven ein weitaus höherer Stellenwert zu als aus rein ökonomischen Gründen.

Die **Kosten der Übereinstimmung** fallen an, um die Qualitätsfähigkeit für eine fehlerfreie Leistungserstellung zu schaffen und zu erhalten.[60] Nach der traditio-

---

56 Vgl. Wildemann, H. (1992), S. 763.
57 Vgl. Eichhorn, S. (1997), S. 67.
58 Vgl. Schell, W. (1994), S. 373.
59 Siehe dazu Kapitel 4.4.3.3.
60 Vgl. Witte, A. (1993), S. 48 und Wildemann, H. (1995), S. 269.

nellen Auffassung sind darunter die Fehlerverhütungskosten und Teile der Prüfkosten zusammenzufassen. Prüfkosten gehören zu den Übereinstimmungskosten, wenn sie für die anforderungsgerechte Planung und Steuerung der Krankenhausqualität notwendig sind, wie z.B. die Kosten für Gesundheitsstatus- oder Zufriedenheitsbefragungen. Fehlerverhütungskosten für operative Maßnahmen der Qualitätssicherung, wie z.B. die Tromboseprophylaxe oder die Prävention von Dekubitus, lassen sich relativ leicht quantifizieren und verursachungsgerecht zuordnen. Dagegen sind die Kosten, um die strategischen Rahmenbedingungen des Qualitätsmanagements zu schaffen, kaum abzugrenzen und zu quantifizieren. Führt z.B. ein Krankenhaus eine neue IuK-Technik ein, so lassen sich Informations- und Koordinationsfehler reduzieren. Es ist nun fraglich, ob und inwieweit diese technische Investition als Qualitätskosten integriert werden sollen und können.[61] Die Schaffung der strategischen Rahmenbedingungen stellt eine Investition in die Qualitätsfähigkeit des Krankenhauses dar. Für diese Fragestellung ist die Kostenrechnung aber das falsche Steuerungsinstrument, vielmehr ist eine dynamische Investitionsrechnung erforderlich.

Nach dem vorgestellten Ansatz wird erst bei einem Vollkommenheitsgrad von 100 % das Minimum der Qualitätskosten erreicht, da der Anstieg der Kosten der Übereinstimmung durch die stärker fallenden Abweichungskosten überkompensiert wird.[62] Für Krankenhäuser läßt sich aus diesem Modell lediglich eine Tendenzaussage ableiten, weil der unterstellte funktionale Zusammenhang nicht zwingend ist. Da der Einfluß des externen Faktors „Patient" nicht durch das Krankenhaus kontrolliert werden kann, ist die Erreichung eines 100 %igen Vollkommenheitsgrades fraglich. Zudem sagt die Höhe der Übereinstimmungskosten noch nichts über die Wirksamkeit der Qualitätsmaßnahmen aus. Deshalb sind die einzelnen Maßnahmen auch hinsichtlich ihrer Effektivität zu evaluieren, wobei zeitliche Verzögerungen auftreten können – insbesondere bei Maßnahmen, die langfristig auf Verhaltensänderungen abzielen. Darüber hinaus werden in der Qualitätskostenrechnung die Auswirkungen eines steigenden Vollkommenheitsgrades auf die Erlöse nicht erfaßt.[63]

Für eine ökonomische Steuerung des Qualitätsmanagements ist es nicht ausreichend, allein die Kostenwirkungen zu betrachten. In eine vollständige Analyse sind auch die **Erlöswirkungen** der Qualität auf den Krankenhauserfolg mit ein-

---

61 Vgl. dazu Adam, D. (1998a), S. 146.

62 Vgl. Wildemann, H. (1992), S. 762 und Witte, A. (1993), S. 46.

63 Vgl. Adam, D. (1998a), S. 146.

zubeziehen. Ein hohes Qualitätsniveau kann direkt mengen- bzw. nachfrageerhöhend wirken, wenn die Anzahl der Patienten bzw. Leistungen gesteigert werden kann. Die Nachfrage kann sich intensivieren, weil neue Patienten aufgrund eines guten Qualitätsimages hinzukommen, oder sie kann sich auf weitere Leistungen des Krankenhauses ausdehnen (Verbundeffekt). Grundsätzlich lassen sich mit einer überlegenen Qualität auch Preiseffekte erzielen.[64] Da für Krankenhäuser das Preisrecht aber gesetzlich determiniert ist und Qualitätsvorteile (derzeit) nicht entsprechend honoriert werden, können nicht alle Erlöswirkungen guter Qualität ausgeschöpft werden.

4.4.4.2 Statistische Prozeßregelung als klassisches Instrument zur Qualitätssteuerung

Die klassische Qualitätssteuerung greift auf das Instrument der Statistischen Prozeßregelung (SPC) zurück, um die qualitätsrelevanten Parameter eines Prozesses kontinuierlich zu überwachen und zu steuern.[65] Dazu mißt die SPC in festgelegten Intervallen die Qualitätsparameter einer Stichprobe und vergleicht die Ergebnisse mit dem Qualitätszielwert. Auf **Qualitätsregelkarten** werden die Meßergebnisse im Zeitablauf dokumentiert. Auftretende Abweichungen des Qualitätsparameters vom Zielwert können systematisch oder zufällig bedingt sein. Das Ziel der SPC ist es, die auftretende Streuung in systematische und zufällige Abweichungen zu differenzieren.

Das Prinzip von SPC wird auch jetzt schon im Rahmen der medizinischen und pflegerischen Dokumentation angewendet, z.B. in Form der Fieberkurve als Qualitätsregelkarte im Krankenblatt. Auf diese Weise wird der Gesundheitszustand der Patienten durch die Überprüfung physiologischer Parameter (z.B. Körpertemperatur, Blutdruck) ständig überwacht. Für chronische Krankheiten wie z.B. Diabetes bietet SPC die Möglichkeit, den Behandlungsprozeß zu regulieren, indem die Blutglucosekonzentration ständig gemessen und bei Abweichungen steuernd in den Prozeß eingegriffen wird (z.B. durch verstärkte Insulingabe). Dennoch ist SPC keine Methode, um die Prozeßqualität unmittelbar zu verbessern, da lediglich kleinere Abweichungen ausgesteuert werden. Eine Qualitätsverbesserung ist nur zu realisieren, wenn auf der Basis einer systematischen Ab-

---

[64] Vgl. Hentschel, B. (1992), S. 47.
[65] Vgl. zu SPC Kamiske, G.F., Brauer, J.-P. (1995), S. 221 ff., Rommel, G. et al. (1995), S. 272 ff. und Adam, D. (1998a), S. 147 f.

weichungsanalyse die grundlegenden Prozeßparameter in der Qualitätsplanung gezielt verändert werden.[66]

Die Idee der statistischen Prozeßkontrolle findet sich auch in dem krankenhausübergreifenden Ansatz bei der Qualitätssicherung durch Tracer-Diagnosen wieder. Das **Tracer-Konzept** untersucht und bewertet die Krankenhausqualität anhand exemplarischer Problembereiche (z.B. Diagnosen, Therapiestrategien etc.).[67] Für ausgewählte Leitdiagnosen („Tracer") wird ein Datensatz von Prozeß- und Ergebnisparametern erhoben und statistisch ausgewertet. Zum Beispiel gehören in der allgemeinen Chirurgie die Cholelithiasis/Cholecystitis, Leistenhernie und Schenkelhalsfraktur zu den Tracerdiagnosen, für die Prozeßparameter (medikamentöse Thromboseprophylaxe, postoperative Intensivbehandlung etc.) und Ergebnisparameter (Komplikationsrate, Verweildauer etc.) erhoben werden.[68] Die Indikatoren werden auf standardisierten Erhebungsbögen in den Krankenhäusern erfaßt und an eine zentrale Auswertungsstelle weitergeleitet.

Das Konzept der Qualitätssicherung durch Tracer hält aber den Anforderungen an die statistische Prüftheorie nicht stand.[69] Methodische Probleme ergeben sich, weil die Tracer-Diagnosen keine echten Stichproben darstellen. Die Daten sind nicht zufallsverteilt, so daß die statistischen Ergebnisse nicht zuverlässig repräsentativ für die Grundgesamtheit sein können. Ein weiteres Problem entsteht dadurch, daß die Qualitätsmerkmale nicht „überprüft", sondern lediglich die empirischen Häufigkeiten festgestellt werden. Zum Beispiel wird die Häufigkeit der Thromboseprophylaxe erhoben. Ein Krankenhaus, das diese generell bei 70 % der Patienten durchführt, wird besser bewertet als ein anderes Krankenhaus, das nach genauer Indikationsstellung vorgeht, so daß nur 10 % der Patienten eine Prophylaxe erhalten.[70] Das Beispiel zeigt, daß der statistischen Qualitätssicherung für Prozeßparameter die konkreten Qualitätszielwerte fehlen, statt dessen ist sie an empirischen Mittelwerten orientiert. Da die Tracer-Daten nicht zeitnah ausgewertet werden, kommen die Informationen zu spät, um in den laufenden Prozeß steuernd eingreifen zu können. Letztlich verbleibt damit nur eine vergan-

---

[66] Vgl. Kamiske, G.F., Brauer, J.-P. (1995), S. 229.

[67] Die Methode zur Tracer-basierten Qualitätssicherung geht auf Kessner, D.M., Kalk, C.E., Singer, J. (1973) zurück.

[68] Vgl. zur Qualitätssicherung in der Chirurgie Eichhorn, S., Schega, W., Selbmann, H.-K. (1989).

[69] Vgl. zu diesem Problemkreis Paschen, U., Vitt, K.-D. (1992).

[70] Vgl. zu dem Beispiel Schlüchtermann, J. (1996a), S. 256.

genheitsorientierte Fehleranalyse, aus der Anregungsinformationen gezogen werden können, um die Prozesse künftig zu stabilisieren und zu verbessern.

4.4.4.3 Qualitätszirkel als Instrument zur Lösung von Qualitätsproblemen

Qualitätszirkel sind moderatorengeleitete Gesprächsrunden in kleinen Gruppen, die sich regelmäßig und freiwillig treffen, um zu Qualitätsproblemen ihres Arbeitsbereichs Lösungen mit Hilfe geeigneter Methoden systematisch zu erarbeiten und auch zu realisieren.[71] Der Grundgedanke des Qualitätszirkel-Ansatzes ist, daß Qualitätsprobleme dort am ehesten erkannt und gelöst werden können, wo sie entstehen. Motivierte Mitarbeiter analysieren selbstkritisch ihre Arbeitsprozesse und suchen aktiv nach Verbesserungsmöglichkeiten. Damit knüpfen Qualitätszirkel an das Prinzip der kontinuierlichen Verbesserung an und werden entscheidend von der Mitarbeiterbeteiligung getragen.[72]

Im Rahmen der Qualitätszirkelarbeit lassen sich zwei Dimensionen differenzieren:[73] Auf der Sachebene (Tech-Dimension) werden konkrete Lösungsvorschläge für die Qualitätsprobleme des Krankenhauses erarbeitet, während die Beziehungsebene (Touch-Dimension) durch die gemeinsame Zusammenarbeit der Mitarbeiter in einer Gruppe auf das Betriebsklima, die Mitarbeitermotivation und -zufriedenheit wirkt. Qualitätszirkel sind somit ein Instrument, um das Kreativitäts- und Problemlösungspotential der Mitarbeiter zur Verbesserung der Arbeitsabläufe und Strukturen im Krankenhaus zu nutzen. Darüber hinaus sollen die Mitarbeiter das Qualitätsmanagement erlernen, indem einerseits der Umgang mit den Methoden und Werkzeugen eingeübt wird und andererseits die Qualitätskultur des Krankenhauses anhand der konkreten Problemstellung vermittelt wird.

Für den Erfolg der Qualitätszirkel ist ein strukturierter Arbeitsablauf notwendig, wobei sich die Vorgehensweise nicht wesentlich vom allgemeinen Problemlösungsprozeß unterscheidet.[74] Der Prozeß beginnt mit der Problemidentifikation und -auswahl. Dazu sind Anregungsinformationen erforderlich, aus denen hervor-

---

71 Zu Qualitätszirkeln vgl. Deppe, J. (1989) und Schubert, M. (1994).
72 Vgl. Eichhorn, S. (1997), S. 189.
73 Vgl. dazu Mühlbauer, B.H., Strack, D. (1997), S. 103.
74 Zum allgemeinen Problemlösungsprozeß vgl. Adam, D. (1996b), S. 35 ff. und zum Arbeitsablauf in Qualitätszirkeln Deppe, J. (1989), S. 66 ff.

geht, daß ein Qualitätsproblem vorliegt. Das Qualitätsproblem ist präzise zu beschreiben und es sind konkrete Verbesserungsziele abzuleiten. In der Phase der Problemanalyse sind die Ursachen des Qualitätsproblems zu klären. Daran anschließend sind Lösungsalternativen von der Gruppe zu erarbeiten und zu bewerten, so daß der erfolgversprechenste Lösungsvorschlag ausgewählt und umgesetzt werden kann. Anhand geeigneter Qualitätsindikatoren ist zu überprüfen, ob sich die Qualität tatsächlich verbessert hat oder ob ein Rücksprung in eine frühere Phase des Problemlösungsprozesses erforderlich ist.

Die Qualitätszirkelarbeit wird durch die sieben elementaren **Qualitätswerkzeuge (Tools of Quality, Q7)** methodisch unterstützt.[75] Die Qualitätswerkzeuge sind visuelle Hilfsmittel, die in den einzelnen Phasen eingesetzt werden, um Qualitätsprobleme zu erkennen, zu verstehen und zu lösen.[76] In der Phase der Problemerfassung dienen Fehlersammellisten, Histogramme (Säulendiagramme) und Qualitätsregelkarten dazu, auftretende Probleme und ihre Häufigkeiten zu dokumentieren. Mit der Pareto-Analyse läßt sich die Bedeutung der einzelnen Qualitätsprobleme ermitteln. Das Ursache-Wirkungs-Diagramm zeigt in der Phase der Problemanalyse die verschiedenen Einflußfaktoren auf. Die Wechselwirkungen von einzelnen Einflußfaktoren können mit Hilfe von Korrelationsdiagrammen (Streudiagramme) untersucht werden. Als Kreativitätstechnik fördert das Brainstorming originelle und unkonventionelle Ideen zur Lösung der Qualitätsprobleme. Darüber hinaus lassen sich eine Vielzahl weiterer Instrumente und Methoden aus den Bereichen der Moderations-, Kreativitäts- und Präsentationstechniken anwenden.[77] Die verschiedenen Instrumente sind selektiv einzusetzen; d.h., sie sind auf die Problemstellung und die Fähigkeiten der Teilnehmer adäquat abzustimmen, damit sie effizient und effektiv wirken.

Als zentrale Instrumente der Qualitätszirkelarbeit haben sich die **Pareto-Analyse** und das **Ursache-Wirkungs-Diagramm** (auch Ishikawa-Diagramm oder Fischgrät-Diagramm genannt) herauskristallisiert.[78] Die Pareto-Analyse basiert auf der 80/20-Regel, wonach in einer Vielzahl von Problemfällen 80 % des gesamten Problemausmaßes auf 20 % aller Problemursachen zurückgeführt werden können.

---

[75] Ishikawa stellte für die Qualitätszirkel die sieben Qualitätswerkzeuge als einfache, aber wirkungsvolle Hilfsmittel zusammen. Vgl. Ishikawa, K. (1983).

[76] Vgl. dazu auch Kamiske, G.F., Brauer, J.-P. (1995), S. 164 ff. und Kamiske, G.F., Theden, P. (1996), S. 42 ff.

[77] Vgl. zu einem Überblick v. Eiff, W. (1990b), S. 42.

[78] Vgl. auch zum folgenden Deppe, J. (1989), S. 71 f.

Für die Qualitätszirkel liefert das Pareto-Diagramm eine wirkungsvolle Entscheidungshilfe zur Problemauswahl, indem es diejenigen Problemursachen klar herausstellt, die den größten Einfluß ausüben oder die höchsten Kosten verursachen. Der Pareto-Ansatz verdeutlicht, daß es für Qualitätszirkel sinnvoller und motivierender ist, einen kleinen, aber sichtbaren Verbesserungserfolg anzustreben als eine zeitraubende 100 %-Lösung.[79] Mit dem Ursache-Wirkungs-Diagramm sollen die Ursachen für das Qualitätsproblem möglichst vollständig erfaßt werden. Dazu werden für die Einflußfaktoren Hauptursachengebiete (z.B. die vier Bereiche Mensch, Maschine, Material und Methode) vorgegeben, die von den Qualitätszirkelteilnehmern vertiefend zu analysieren sind. Das Ursache-Wirkungs-Diagramm hilft Ideen zu sammeln und zu strukturieren und kann wirkungsvoll durch das Brainstorming und die Fehlerbaumanalyse ergänzt werden.

Im Krankenhaus werden Qualitätszirkel punktuell für ganz konkrete, relativ abgrenzbare Problembereiche erfolgreich eingesetzt. Typische Beispiele für Qualitätszirkelthemen sind operative Qualitätsprobleme bei der Patientenaufnahme, der OP-Organisation, dem ambulante Operieren und insbesondere die Erarbeitung spezieller Standards (z.B. Pflege-, Hygiene-, Umweltstandards). Die Zielrichtung der Qualitätszirkel besteht darin, die Qualität – im Sinne von Kaizen – in kleinen Schritten zu verbessern. Die Bedeutung der Qualitätszirkel sollte daher nicht überschätzt werden. Mit strategischen Problemstellungen sind Qualitätszirkel überfordert, da sie die Organisationsstruktur oder -kultur im Krankenhaus nicht grundlegend verändern können.[80]

Qualitätszirkel lassen sich unabhängig von der Organisationsstruktur im Krankenhaus einführen.[81] Dennoch wird der Erfolg der Qualitätszirkel entscheidend von den organisatorischen und führungstechnischen Rahmenbedingungen geprägt. In hierarchisch orientierten und funktional gegliederten Organisationen ergeben sich Schwierigkeiten bei der Qualitätszirkelarbeit, die vor allem in den (Denk-) Barrieren der Mitarbeiter begründet sind. Unter diesen Bedingungen wird von Qualitätszirkeln erwartet, daß sie einen Lernprozeß anstoßen und damit ein geeignetes Instrument zur Organisationsentwicklung von Krankenhäusern darstel-

---

79 Vgl. v. Eiff, W. (1995a), S. 79.
80 Vgl. dazu v. Eiff, W. (1996a), S. 6 und Mühlbauer, B.H., Strack, D. (1997), S. 107.
81 Vgl. v. Eiff, W. (1992), S. 72.

225

len.[82] Tatsächlich sind Qualitätszirkel aber auf ihren operativen Wirkungsbereich beschränkt. Organisationsentwicklung ist vielmehr eine strategische Führungsaufgabe, die grundlegend an den Strukturen im Krankenhaus ansetzen muß.

Problem:	Zu viele Patienten erwerben auf der urologischen Station eine Infektion der Harnwege (HWI)
Indikator:	Infektionsrate mit HWI
Problemausmaß:	17 %
Ursachen:	• Zu lange Liegedauer der Harnkatheter • Ungezielter Antibotika-Einsatz • Keine einheitlichen Hygienestandards • Falsches Verhalten von Mitarbeitern und Patienten
Qualitätsziel:	Reduktion der HWI auf die Hälfte (8,5 %)
Lösungsansätze:	• Verkürzung der Liegedauer der Harnkatheter • Standardisierung des Antibotika-Einsatzes • Erarbeitung von Hygienestandards • Schulungen für Mitarbeiter und Patienten
Ergebnis:	• Reduktion der HWI von 17 % auf 5,5 % • Kalkulierte Kostenersparnis pro Jahr: 400.000,- DM

Tabelle 4-2: Beispiel für die Lösung eines operativen Qualitätsproblems mit Hilfe eines Qualitätszirkels[83]

---

[82]   Vgl. dazu Güntert, B., Horrisberger, B. (1991), S. 183 und Ebner, H., Heimerl-Wagner, P. (1996), S. 222.

[83]   Vgl. Ebner, H., Heimerl-Wagner, P. (1996), S. 438.

5.   Verfahren zur Bewertung des Qualitäts-
managements im Krankenhaus

Die Effektivität und Effizienz des Qualitätsmanagements lassen sich auf der Grundlage von Bewertungsverfahren evaluieren. Bewertungsverfahren haben zum Ziel, den Entwicklungsstand und die Ergebnisse des Qualitätsmanagements aufzuzeigen sowie auf konkrete Ansatzpunkte hinzuweisen, um das Qualitätsmanagement gezielt zu verbessern. Es existieren unterschiedliche Ansätze zur Bewertung der Qualität und des Qualitätsmanagements von Krankenhäusern. Im folgenden werden die Zertifizierung nach der ISO-9000-Normenreihe, das Qualitätsmodell der EFQM und der krankenhausspezifische KTQ®-Ansatz vorgestellt. Abschließend werden diese Bewertungsverfahren hinsichtlich ihrer Eignung für den Einsatz in der Krankenhauspraxis im Vergleich beurteilt.

5.1   Die Zertifizierung nach der ISO-9000-Normenreihe

Mit der Zertifizierung bestätigt ein unabhängiger Dritter, daß ein Qualitätsmanagementsystem (QM-System) den ISO-Normen entspricht und angewendet wird.[1] Die Zertifizierung überprüft die Konformität des QM-Systems mit den festgelegten Spezifikationen der Normenreihe. Die Normen sehen vor, daß das QM-System umfassend in den QM-Dokumenten beschrieben wird. Im Vordergrund der ISO-Zertifizierung, steht somit die Dokumentation der Verfahrensweisen und Prozeßschritte. Die Zertifizierung soll gegenüber der Nachfragerseite und den Leistungspartnern sicherstellen, daß bestimmte QM-Verfahren angewendet werden und ist als vertrauensbildende Maßnahme zu interpretieren. Auch Krankenhäuser haben in der Vergangenheit verstärkt Zertifizierungsbemühungen nach der (alten) Normenreihe DIN EN ISO 9000 ff. unternommen. Dabei ist es auch möglich, nur Teilbereiche des Krankenhauses (wie z.B. Küche, Labor, Apotheke) zertifizieren zu lassen.[2]

---

[1]   Zur Zertifizierung vgl. Pärsch, J. (1994), Petrick, K. (1994) und Brakhahn, U., Vogt, U. (1997).

[2]   Vgl. Fladung, U., Seidl, M. (2000).

Der Aufbau eines QM-Systems für eine Zertifizierung befaßt sich damit, die erforderlichen QM-Dokumente zu erstellen. Zu diesem Zweck werden detaillierte Verfahrens- und Arbeitsanweisungen erstellt, die auf ihre Normenkonformität hin zu überprüfen sind. Die Verfahrensanweisungen legen übergreifende Abläufe und Aufgaben zwischen den Abteilungen fest, während Arbeitsanweisungen den konkreten Ablauf an einem Arbeitsplatz beschreiben.[3] Neben den Verfahrens- und Arbeitsanweisungen ist das zentrale Dokument des QM-Systems – das QM-Handbuch – zu erstellen. Im QM-Handbuch wird die Qualitätspolitik niedergelegt und das QM-System in seinen Grundzügen (z.B. Zuständigkeiten und Verfahren) beschrieben.[4] Das QM-Handbuch bildet zusammen mit den Verfahrens- und Arbeitsanweisungen die Grundlage für die Zertifizierung und muß das QM-System vollständig beschreiben.

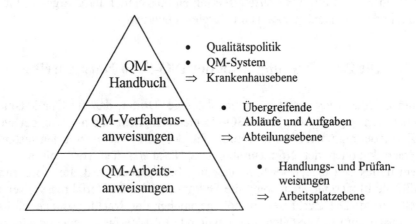

Abbildung 5-1: Aufbau der QM-Dokumente

Die alte ISO-Normenreihe umfaßt die DIN EN ISO 9000 als allgemeinen Leitfaden zur Auswahl und Anwendung der gesamten Normenreihe, der den Zusammenhang und die Handhabung der einzelnen Normen erläutert.[5] Die Normen DIN

---

3   Vgl. Schmidt, K.-J. (1996), S. 6.
4   Vgl. dazu Graebig, K., Viethen, G. (1996), S 43 f.
5   Siehe dazu DIN EN ISO 9000-1 (1994).

EN ISO 9001, 9002 und 9003 dienen zur externen Darlegung des QM-Systems und nur nach diesen Normen kann eine Zertifizierung durchgeführt werden.[6] Für den internen Aufbau eines QM-Systems bietet die Spezialnorm DIN EN ISO 9004 Teil 2 einen Leitfaden für Dienstleistungen, nach denen explizit auch Krankenhäuser vorgehen können.[7] Diese Norm wurde verfaßt, um den speziellen Anforderungen eines Dienstleistungsunternehmens beim Aufbau eines modernen QM-Systems gerecht zu werden.[8] Da aber die Norm nur als interne Anleitung mit Empfehlungscharakter zu verstehen ist, kann eine Zertifizierung nur auf der Grundlage der DIN EN ISO 9001-9003 erfolgen.

Für die Zertifizierung legen die DIN EN ISO 9001-9003 QM-Elemente fest, die als Nachweisstufen gefordert werden. In einem Audit wird überprüft, ob alle QM-Elemente der beanspruchten Norm in ausreichendem Maße in dem Krankenhaus eingerichtet sind und ob sie angewendet werden.[9] Die Anforderungen bzw. Nachweisstufen der Normen sind unterschiedlich gestaffelt. Die umfangreichste Norm (DIN EN ISO 9001) umfaßt 20 QM-Elemente. Die in dieser Norm festgelegten Forderungen zielen primär auf die Verhütung von Fehlern in allen Phasen vom Design bis zum Kundendienst ab.[10]

Das grundsätzliche Problem besteht darin, daß die DIN EN ISO 9001-9003 ursprünglich für die Zertifizierung von Zulieferern in der Industrie entwickelt worden sind.[11] Damit ist eine Übertragung auf das Krankenhaus notwendig (siehe dazu Tabelle 5-1). Diese Übertragungsleistung ist aber sehr schwierig, da die Normenreihe auf die Anforderungen und Bedingungen der Zulieferindustrie abgestimmt ist. Die praktische Ausgestaltung der einzelnen QM-Elemente erweist sich für Dienstleister und insbesondere für Krankenhäuser als problematisch, da die Normen die Besonderheiten der Leistungserstellung nicht berücksichtigen.[12]

---

[6] Siehe dazu DIN EN ISO 9001 (1994), DIN EN ISO 9002 (1994) und DIN EN ISO 9003 (1994).

[7] Siehe dazu DIN EN ISO 9004-2 (1992). Im Anhang A der Norm sind als Anwendungsbeispiele unter der Rubrik Gesundheitswesen auch Krankenhäuser aufgeführt.

[8] Vgl. Saatweber, J. (1994), S. 77 f.

[9] Vgl. Pinter, E. et al. (1995); S. 25.

[10] Vgl. Saatweber, J. (1994), S. 69.

[11] Vgl. Oess, A. (1991), S. 61 und Schubert, H.-J. (1996), S. 18.

[12] Vgl. dazu Meffert, H., Bruhn, M. (1997), S. 279.

Nr.	QM-Element	Übertragung auf das Krankenhaus
1.	Verantwortung der Leitung	Definition der Qualitätspoltik, Ableitung von Qualitätszielen, Festlegung des QM-Systems, Bereitstellung von Personal und Mitteln
2.	QM-System	Erstellen eines QM-Handbuches und Verfahrensanweisungen, Qualitätsplanung
3.	Vertragsprüfung	Erfüllung des Versorgungsvertrages
4.	Designlenkung	Anpassung der Krankenhausleistungen an neue Kundenanforderungen, an neue technische Verfahren
5.	Lenkung der Dokumente und Daten	Verteilung und Steuerung von Dokumenten und Daten unter Berücksichtigung des Datenschutzes
6.	Beschaffung	Aufwahl von Zulieferern und Leistungspartnern sowie Qualitätsprüfung der beschafften Güter und Dienstleistungen (z.B. Labor, Wäscherei)
7.	Lenkung der vom Kunden beigestellten Produkte	Umgang mit Patienteneigentum
8.	Kennzeichnung und Rückverfolgung von Produkten	Umfassende Leistungsdokumentation für jeden Patienten (z.B. Krankenakte)
9.	Prozeßlenkung	Anwendung von Standards (z.B. Behandlungsleitfäden)
10.	Prüfungen	Eingangs-, Zwischen- und Endprüfungen bei extern und intern erbrachten Leistungen (z.B. externe Befunde)
11.	Prüfmittelüberwachung	Auswahl und Überwachung der eingesetzten Prüfmittel und Meßgeräte (z.B. Blutzuckermeßgeräte)
12.	Prüfstatus	Sicherstellung der Meldung von Prüfergebnissen (z.B. bei Laborbefunden)
13.	Lenkung fehlerhafter Produkte	Festlegung von Verfahren bei Komplikationen und Reklamationen
14.	Korrektur- und Vorbeugemaßnahmen	Verfahren zur Fehlererkennung, -beseitigung und -vermeidung
15.	Handhabung, Lagerung, Verpackung, Konservierung und Versand	Umgang z.B. mit Medikamenten, Blutkonserven, Laborproben, Röntgenbildern
16.	Lenkung von Qualitätsaufzeichnungen	Verfahrensanweisungen zur Dokumentation und Archivierung von Qualitätsaufzeichnungen (z.B. PACS)
17.	Interne Qualitätsaudits	Überprüfung der Anwendung des QM-Systems
18.	Schulung	Aus- und Weiterbildung der Mitarbeiter
19.	Wartung/Kundendienst	pre- und after-sales service (z.B. Geburtsvorbereitung, Patientenschulung)
20.	Statistische Methoden	Statistische Qualitätssicherung

Tabelle 5-1: Übertragung der QM-Elemente nach DIN EN ISO 9001 auf das Krankenhaus[13]

---

[13] Vgl. dazu auch Schmidt, K.-J. (1996), S. 4, Pinter, E. (1996), S. 167 f. und Brakhahn, U., Vogt, U. (1997), S. 45 ff.

230

Diese Kritik ist ein Ansatzpunkt für die grundlegende Reform der ISO-9000-Normenreihe im Jahr 2000. Das System der QM-Elemente wird durch ein QM-Prozeßmodell abgelöst.[14] Die Normen DIN EN ISO 9002 und 9003 werden zurückgezogen, so daß Zertifizierungen nur noch nach der neuen DIN EN ISO 9001:2000 (QM-System: Forderungen) möglich sind. Nach dieser zentralen Norm ist auch die neue DIN ISO 9004:2000 (QM-System: Leitfaden zur Leistungsverbesserung) strukturell ausgerichtet. Dadurch sollen Dienstleistungsunternehmen adäquat berücksichtigt werden und es erfolgt eine Angleichung an die Struktur der Normen für Umweltmanagementsysteme (DIN EN ISO 14000), um zukünftig den Aufbau integrierter Managementsysteme zu fördern.[15]

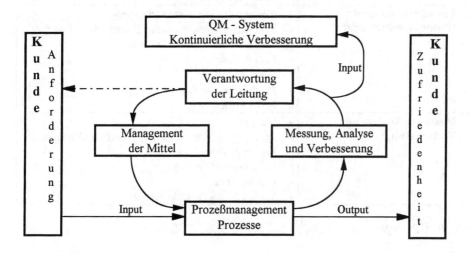

Abbildung 5-2: Das QM-Prozeßmodell[16]

---

14 Zur Reform der ISO-Normenreihe vgl. Eckert, H. (1999) und Szczurko, P. (2000).
15 Vgl. Eckert, H. (1999), S. 40 f.
16 Vgl. Szuzurko, P. (2000), S. 80.

1. Verantwortung der Leitung:	• Verpflichtung der Leitung • Kundenorientierung • Qualitätspolitik • Planung (Q-ziele, Q-planung) • Verwaltung (u.a. QM-Dokumentation) • Managementbewertung
2. Management der Mittel:	• Bereitstellung von Mitteln • Personal (Zuordnung, Kompetenz, Schulung, Qualifikation und Bewußtsein) • Einrichtungen • Arbeitsumgebung
3. Prozeßmanagement: (Produktrealisierung)	• Planung der Realisierungsprozesse • Kundenbezogene Prozesse (Ermittlung u. Überprüfung der Kundenanforderungen) • Entwicklung • Beschaffung • Produktion und Dienstleistungserbringung • Prüfmittellenkung
4. Messung, Analyse und Verbesserung:	• Planung • Messung und Überwachung (Kundenzufriedenheit, Prozesse, Produkte) • Lenkung von Fehlern • Datenanalyse • Verbesserung (PDCA-Zyklus)

Tabelle 5-2: Aufbau der neuen DIN EN ISO 9001:2000

Kernstück der DIN EN ISO 9001:2000 ist das **QM-Prozeßmodell**, das die zentralen TQM-Prinzipien der Kunden- und Prozeßorientierung sowie die kontinuierliche Verbesserung (in Form des PDCA-Zyklus) integriert. Das QM-Prozeßmodell rückt den Kunden in den Mittelpunkt, der die Anforderungen an die Leistungen stellt. Ziel der Organisation ist es, diese Anforderungen zu erfüllen und Kundenzufriedenheit zu erreichen. Dazu benötigt die Organisation (z.B. das Krankenhaus) ein QM-System, das durch vier Hauptkategorien beschrieben wird: Die Leitung verpflichtet sich zum Qualitätsmanagement und legt die Forderungen an die Führung (z.B. interne Kommunikation, Dokumentenlenkung) fest. Die erforderlichen Mittel (Ressourcen) werden bereitgestellt und optimal eingesetzt.

Die Prozesse und ihr Zusammenwirken werden geplant, eingeführt und überwacht. Ergebnisse werden gemessen, daraufhin werden Prozesse analysiert und kontinuierlich verbessert.

Im Bereich des Prozeßmanagements (Produktrealisierung) besteht die Möglichkeit, Forderungen der Norm auszuschließen, wenn diese durch Kundenanforderungen oder die spezielle Art des Produktes bzw. der Dienstleistung hinfällig werden. Durch dieses Prinzip des sog. Tailoring („Maßschneiderns") wird es möglich, das QM-System normengerecht an die spezifischen Gegebenheiten im Krankenhaus anzupassen. Damit entfällt die problematische Übertragung von wenig sinnvollen QM-Forderungen auf den Krankenhausbereich. Dennoch sollten Krankenhäuser unter Tailoring nicht nur den Ausschluß von Forderungen verstehen, sondern auch die Möglichkeit nutzen, zusätzliche Forderungen aufzunehmen, die den besonderen Charakter der Krankenhausqualität unterstreichen.[17]

Mit der Reform der ISO-Normenreihe 9000 werden einige bekannte Schwachstellen abgestellt. So ist die Anwendbarkeit der Normen für Dienstleistungsunternehmen und insbesondere für Krankenhäuser durch das QM-Prozeßmodell und das Tailoring erleichtert und verbessert worden. Darüber hinaus entwickeln sich die 9000er ISO-Normen tendenziell zum TQM hin. Das zeigt sich an den Schwerpunkten der DIN EN ISO 9001:2000, die sich durch Kundenorientierung, Managementverantwortung, Ressourcen- und Prozeßmanagement sowie den Einbau des Qualitätsverbesserungszyklus auszeichnet.[18] Obwohl sich die ISO-9000-Normenreihe in Richtung TQM weiterentwickelt, bleibt die Zertifizierung dennoch nur ein Instrument zur Qualitätssicherung.

Die Zertifizierung beschränkt sich darauf, die QM-Dokumente und deren Anwendung im Krankenhaus zu prüfen, eine substantielle Qualitätsbeurteilung der Krankenhausleistungen findet nicht statt.[19] Im Vordergrund steht die Normenkonformität eines formalen QM-Systems und nicht die erreichte Ergebnisqualität. Aus externer Sicht kann daher keine inhaltliche Aussage über das tatsächliche Qualitätsniveau getroffen werden. Intern ist das Instrument nur dann zur Qualitätssicherung geeignet, wenn sich das Krankenhaus nicht die bestehenden Prozesse zertifizieren läßt, sondern die Zertifizierung zum Anlaß nimmt, die Prozesse zu optimieren. Dann kann die Zertifizierung durchaus zu Rationalisierungserfolgen, gesteigerter Mitarbeitermotivation und einem verbesserten Qualitätsbewußtsein

---

[17] Vgl. Eckert, H. (1999), S. 41.
[18] Vgl. Selbmann, H.-K. (2000), S. 627.
[19] Vgl. Butthof, W. (1996), S, 104.

führen.[20] Die Gefahr besteht aber darin, daß der geforderte Formalismus (z.B. Verfahrens- und Arbeitsanweisungen) die Flexibilität, Kreativität und Innovationskraft unterdrückt und die traditionellen Strukturen im Krankenhaus untermauert bzw. festschreibt.[21] Zudem kann eine Zertifizierung zu einem falschen Qualitätsverständnis führen, wenn unter Qualität die Erfüllung der Normen und nicht die Erfüllung von Kundenanforderungen verstanden wird.

5.2 Das Qualitätsmodell der EFQM

Nach dem amerikanischen Vorbild des Malcolm Baldrige National Quality Awards wurde 1992 unter Federführung der European Foundation for Quality Management (EFQM) der europäische Qualitätspreis initiiert.[22] Das Ziel des European Quality Awards besteht darin, bei europäischen Unternehmen das Bewußtsein für Qualität als Erfolgsfaktor im Wettbewerb zu schaffen.[23] Mit dem Qualitätspreis wird der erfolgreichste Repräsentant des TQM in Europa ausgezeichnet, der Qualitätsmanagement als einen fundamentalen Prozeß für kontinuierliche Verbesserungen in hervorragender Art und Weise praktiziert.[24] Als Instrument zur Bewertung der Unternehmensqualität (Business Excellence) ist das EFQM-Qualitätsmodell entwickelt worden. Das Bewertungsverfahren ist nicht nur für Industrie- und Dienstleistungsunternehmen, sondern auch speziell für Einrichtungen des Gesundheitswesens anwendbar. Zu diesem Zweck hat die EFQM die Kriterien in „Richtlinien für den Öffentlichen Sektor" präzisiert, so daß auch Krankenhäuser ihr Qualitätsmanagement nach dem EFQM-Modell ausrichten und sich um den Qualitätspreis bewerben können.[25]

Das *EFQM-Qualitätsmodell* differenziert die Kriterien in zwei Hauptgruppen.[26] Die erste Gruppe der Befähigerkriterien betrifft das Qualitätsmanagementsystem selbst, d.h. die Art und Weise, wie die verschiedenen Aktivitäten ausgeführt wer-

---

20 Vgl. Schmidt, K.-J. (1996), S. 7.
21 Vgl. Stratmeyer, P. (1997), S. 260 u. S. 262.
22 Vgl. Ellis, V. (1994) und European Foundation für Quality Management (1996a).
23 Vgl. Zink, K.J., Hauer, R., Schmidt, A. (1992), S. 589.
24 Vgl. Ellis, V. (1994), S. 281.
25 Vgl. European Foundation für Quality Management (1996b) und Eichler, A. (1997), S. 132.
26 Vgl. zum folgenden Ellis, V. (1994), S. 279 f.

den. Die zweite Gruppe der Ergebniskriterien zeigt auf, was durch das Qualitäts-management erreicht worden ist und stellt sicher, daß die Anforderungen der ver-schiedenen Anspruchsgruppen (Kunden, Mitarbeiter, Gesellschaft) berücksichtigt werden. Somit beurteilen die Befähigungskriterien die Struktur- und Prozeßdi-mension, während die Ergebniskriterien auf die Ergebnisdimension der Qualität gerichtet sind.[27] Der Zusammenhang der Kriterien wird im Qualitätsmodell ab-gebildet. Übertragen auf das Krankenhaus sind Kundenzufriedenheit, Mitarbeiter-zufriedenheit und positive Wirkungen für die Gesellschaft zu erreichen, indem die Krankenhausführung durch eine spezifische Qualitätspolitik und -strategie, eine geeignete Mitarbeiterorientierung sowie die qualitätsgerechte Gestaltung von Ressourcen und Prozessen zu hervorragenden Schlüsselergebnissen führt.[28]

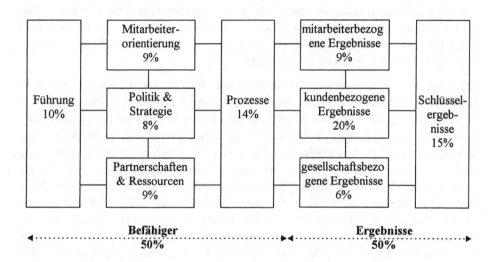

Abbildung 5-3: Das EFQM-Qualitätsmodell[29]

---

27 Vgl. Vogt, W. et al. (1997), S. 734.

28 Vgl. Paeger, A., Möller, J. (1997), S. 242 und Vogt, W. et al. (1997), S. 734.

29 In Anlehnung an Ellis, V. (1994).

In einer Revision wurden 1999 die neun Bewertungskriterien überarbeitet, wobei die Grundstruktur des EFQM-Qualitätsmodells und die Gewichtung der Kriterien erhalten geblieben ist.[30] Auffälligste Änderung ist, daß das Befähigerkriterium „Ressourcen" um den Aspekt der „Partnerschaften" ergänzt worden ist. Damit wird die zunehmende Bedeutung von vernetzten Strukturen – auch im Gesundheitswesen (z.B. integrierte Versorgung) – berücksichtigt.[31] Die Notwendigkeit einer „Politik und Strategie" wird noch deutlicher hervor gehoben. Das ist für Krankenhäuser aufgrund der aktuellen Anforderungen (z.B. Einführung der DRGs) von existentieller Bedeutung. Um zukunftsfähig zu sein, müssen strategische Konzepte entwickelt und umgesetzt werden. Die Ergebniskriterien sind in mitarbeiter-, kunden- und gesellschaftsbezogene Ergebnisse (vormals Mitarbeiter- und Kundenzufriedenheit, Auswirkung auf die Gesellschaft) vereinheitlicht worden und müssen sowohl subjektiv als auch objektiv gemessen werden.[32] Die Umbenennung der Geschäftsergebnisse in Schlüsselergebnisse, signalisiert, daß nicht allein ökonomische Ergebnisse, sondern – insbesondere im Krankenhaus – medizinische Ergebnisse (outcome) relevant sind.

Auch die bisherige Bewertungsmethodik wurde weiterentwickelt und in der **RADAR-Card** (Results, Approach, Deployment, Assessment & Review) zusammen gefaßt.[33] Hinter der RADAR-Card steht das Konzept der kontinuierlichen Verbesserung nach dem PDCA-Zyklus.[34] Nach der Planung und Entwicklung des Vorgehens (Approach) erfolgt die Umsetzung (Deployment), die bewertet und evaluiert wird (Assessment & Review). Bei Abweichungen werden die Ursachen analysiert und Verbesserungsmöglichkeiten gesucht. Auf diese Weise werden die Ergebnisse (Results) kontinuierlich verbessert. Nach der RADAR-Card werden die Ergebniskriterien hinsichtlich Nachhaltigkeit, Trends, Ziele, Vergleiche und Verursacher beurteilt, während die Befähigerkriterien bezüglich des Vorgehens (z.B. Ansatz, Innovation), der Umsetzung (z.B. Einführung, Akzeptanz) sowie der Bewertung und Evaluation (z.B. Messungen, Analysen) zu bewerten sind.

---

[30] Vgl. dazu Hildebrand, R. (1999) und Swertz, P., Möller, J. (1999).

[31] Siehe dazu Kapitel 3.2.

[32] Zur objektiven und subjektiven Qualitätsmessung siehe Kapitel 4.2.1

[33] Vgl. Swertz, P., Möller, J. (1999), S. 400 f.

[34] Siehe dazu Kapitel 3.4.2.3.

Kriterium	Inhalt	Maximale Punkte
Befähigerkriterien	**Wie wird Qualität erzielt?**	**500**
K1 Führung	Verhalten der Krankenhausleitung zum Erreichen des TQM, Entwicklung von Leitbildern	100
K2 Politik und Strategie	Qualitätskultur, Ziele und strategische Ausrichtung des Krankenhauses, Schlüsselprozesse	80
K3 Mitarbeiterorientierung	Personalentwicklung, Qualifikation, Motivation,	90
K4 Partnerschaften und Ressourcen	Finanzielle, räumliche und apparative Ausstattung, Technik und Information, externe Partnerschaften	90
K5 Prozesse	Management aller Leistungsprozesse	140
Ergebniskriterien	**Welche Qualität wird erzielt?**	**500**
K6 Ergebnisse für die Kunden	Subjektive Einschätzung der Kunden den Krankenhauses (Patienten, einweisende Ärzte, Krankenkassen etc.) und objektive Indikatoren	200
K7 Ergebnisse für die Mitarbeiter	Subjektive Zufriedenheit der Mitarbeiter mit dem Krankenhaus und objektive Indikatoren	90
K8 Ergebnisse für die Gesellschaft	Subjektive Zufriedenheit der Gesellschaft mit dem Krankenhaus und objektive Indikatoren	60
K9 Schlüsselergebnisse des Krankenhauses	Ökonomische Ergebnisse (z.B. Fallkosten, Auslastung, durchschnittliche Verweildauern) und medizinische Ergebnisse (z.B. Komplikations-, Mortalitätsraten, physiologische Werte)	150
Totale Punktzahl		**1.000**

Tabelle 5-3: Übertragung des EFQM-Kriterienkatalogs auf das Krankenhaus[35]

Methodisch entspricht der EFQM-Kriterienkatalog einer Checkliste zur systematischen Analyse und Bewertung des Qualitätsmanagements. Dieser kann sowohl zu einer **internen Selbstbewertung** (Self Assessment) als auch zu einer **externen Fremdbewertung** (External Assessment), die akkreditierte Assessoren vornehmen, angewendet werden.

Die Selbstbewertung (Self Assessment) analysiert den Ist-Zustand des Qualitätsmanagements, um Stärken und Schwächen zu identifizieren und Maßnahmen zur

---

[35] In Anlehnung an Zink, K.J., Hauer, R., Schmidt, A. (1992), S. 589, Vogt, W. et al. (1997), S. 734 ff. und Hildebrand, R. (1999), S. 326.

Verbesserung abzuleiten. Mit der Selbstbewertung kann eine Projektgruppe betraut werden, dessen Mitglieder als interne EFQM-Assessoren ausgebildet sind. Eine mögliche Vorgehensweise besteht darin, einen Fragebogen einzusetzen, der an dem EFQM-Kriterienkatalog ausgerichtet ist. Alle Mitarbeiter oder eine ausgewählte Stichprobe des Personals werden nach ihrer Einschätzung befragt, ob und inwieweit das Krankenhaus die einzelnen Kriterien erfüllt. Die Befragungsergebnissse liefern aber nur grobe Richtwerte über die Stärken und Schwächen des Qualitätsmanagements. Eine andere Möglichkeit besteht darin, ausschließlich die Projektgruppenmitglieder als „EFQM-Experten" die Kriterien bewerten zu lassen. In jedem Fall legt die Projektgruppe abschließend einen Gesamtbericht vor, der die einzelnen Kriterien bezogen auf das Krankenhaus beurteilt. Sinnvoll ist die interne Bewertung als jährliche Selbstanalyse des Krankenhauses, um durch einen Soll-Ist-Vergleich Fortschritte und Defizite im Qualitätsmanagement aufzuzeigen. Aus dem Ergebnis der EFQM-Bewertung lassen sich operationale Verbesserungsziele ableiten, die mit den Mitarbeitern und Führungskräften vereinbart werden. [36]

Erfolgversprechend ist eine Kombination aus Selbst- und Fremdbewertung, indem die interne EFQM-Bewertung das externe Assessment vorbereitet.[37] Für das Fremdassessment besteht die Datengrundlage aus dem Gesamtbericht des internen Assessments und aus strukturierten Interviews im Verlauf einer Ortsbegehung.[38] Da jeder Assessor der Kommission eine eigene Bewertung vornimmt, ist eine Konsensfindung erforderlich, auf dessen Basis der Prüfungsbericht erstellt wird. Dieser abschließende Bericht enthält eine detaillierte Beurteilung der Qualität im Krankenhaus (Business Excellence) und legt die Stärken und Schwächen des Qualitätsmanagements offen. Der Nutzen eines EFQM-Assessments kann sich aber nur dann entfalten, wenn die offengelegten Stärken und Schwächen dazu führen, daß tatsächlich Verbesserungsmaßnahmen erarbeitet und umgesetzt werden. Auf diese Weise kann die Selbst- und Fremdbewertung in den Prozeß der kontinuierlichen Verbesserung integriert werden, mit dem Ziel das Qualitätsmanagement selbst zu optimieren.[39]

---

[36] Siehe zum MBO Kapitel 3.5.2.1.

[37] Zu Beispielen im Krankenhaus vgl. Paeger, A., Möller, J. (1997), Vogt, W. et al. (1997) und Jung, M. (1997).

[38] Zum Ablauf eines Fremdassessments vgl. Eichler, A. (1997), S. 137 ff. und Jung, M. (1997), S. 499 ff.

[39] Vgl. Paeger, A. (1997), S. 8.

Der EFQM-Ansatz ist das inhaltlich umfassendste Modell für die Bewertung der Qualität und des Qualitätsmanagements im Krankenhaus.[40] Als Bewertungsverfahren operationalisiert das EFQM-Modell das TQM-Konzept. Basierend auf TQM werden im ganzheitlichen Ansatz alle Anspruchsgruppen (Kunden, Mitarbeiter, Gesellschaft) und alle Ergebnisse (ökonomische und medizinische Ergebnisse, Patienten- und Mitarbeiterzufriedenheit) berücksichtigt. Da der Ansatzpunkt für das Qualitätsmanagement im Krankenhaus die Mitarbeiter sind und von einem erweiterten Kundenbegriff auszugehen ist, wird das EFQM-Modell den krankenhausspezifischen Gegebenheiten besonders gerecht.

Vor dem Hintergrund der aktuellen Herausforderungen bietet das EFQM-Modell den geeigneten Handlungsrahmen für den erforderlichen Wandel im Krankenhaus und eine systematische Rückkoppelung in Form der strukturierten Selbstbewertung.[41] Der Fokus ist somit auf die EFQM-Selbstbewertung gerichtet und nicht auf eine Zertifizierung. So verstanden entwickelt sich der EFQM-Ansatz von einem Bewertungsverfahren zu einem Führungsinstrument zur Zukunftsbewältigung von Krankenhäusern.

5.3 Der krankenhausspezifische KTQ®-Ansatz

Die Kooperation für Transparenz und Qualität im Krankenhaus (KTQ®) ist ein gemeinsames Projekt der Ersatzkassen (VdAK/AEV), der Bundesärztekammer (BÄK) und der Deutschen Krankenhausgesellschaft unter Beteiligung des Deutschen Pflegerates und Vertretern eines Zusammenschlusses der konfessionellen Krankenhäuser.[42] Die Initiative hat das Ziel, ein krankenhausspezifisches Zertifizierungsverfahren auf freiwilliger Basis zu entwickeln und damit den gesetzlichen Forderungen nach Einführung und Weiterentwicklung eines internen Qualitätsmanagements gerecht zu werden.[43] Als Vorarbeiten gehen in den KTQ®-Ansatz der von der BÄK entwickelte Leitfaden zum Qualitätsmanagement im Krankenhaus sowie das Konzept der Ersatzkassen für ein sog. Zertifikat A

---

[40] Vgl. Selbmann, H.-K. (2000), S. 630.

[41] Vgl. Hildebrand, R. (2000), S. 34.

[42] Zur Projektbeschreibung vgl. KTQ® (1999).

[43] Siehe dazu § 135 a (2) SGB V Verpflichtung zur Qualitätssicherung: „...Krankenhäuser sind ... verpflichtet, einrichtungsintern ein Qualitätsmanagement einzuführen und weiterzuentwickeln."

(Qualitätssicherungsbericht) ein.[44] Internationale Vorbilder sind explizit der Ansatz der Joint Commission on Accrediation of Healthcare Organisations (USA) und ähnlich strukturierte Verfahren – aber nicht der TQM-Ansatz.[45]

Der KTQ®-Ansatz geht von einem zweistufigen Verfahren aus.[46] Eine strukturierte **Selbstbewertung** des Krankenhauses wird voran gestellt, um den erreichten Enwicklungsstand zu bewerten sowie die Stärken und Schwächen zu analysieren. Kern der Selbstbewertung ist es, die Strukturdaten des Krankenhauses und der Fachabteilungen zusammen zu stellen sowie in interdisziplinären und hierarchieübergreifenden Arbeitsgruppen den Bewertungskatalog zu bearbeiten. Das Ergebnis der Selbstbewertung zeigt das Potential des Krankenhauses auf, ob es eine Zertifizierung anstreben kann oder ob zunächst Verbesserungsmaßnahmen eingeleitet werden müssen. Entscheidet sich das Krankenhaus für eine KTQ®-Zertifizierung, so erfolgt im zweiten Schritt eine **Fremdbewertung** durch akkreditierte Visitoren.

Im ersten Teil der Selbstbewertung werden in einem Erhebungsbogen Struktur- und Leistungsmerkmale für das gesamte Krankenhaus und für einzelne Fachabteilungen abgefragt.[47] Strukturdaten, die das gesamte Krankenhaus betreffen, beziehen sich u.a. auf die Versorgungsstufe, die Fachabteilungen, das medizinische Leistungsspektrum mit Schwerpunkten sowie die Anzahl und Qualifikation des Personals. Für die Fachabteilungen sind die Strukturmerkmale (z.B. Bettenanzahl), die Leistungsmerkmale (u.a. die 10 häufigsten Therapieverfahren, Diagnosen und Operationen pro Jahr), Anzahl und Qualifikation des Personals sowie die Ausstattung hinsichtlich der Räume und der medizinischen Geräte darzulegen. Fachabteilungsspezifische Fragen zur Strukturqualität sind bisher für die Chirurgie, Orthopädie, Gynäkologie/Geburtshilfe, Urologie, Innere Medizin, Anästhesie und Intensivmedizin erarbeitet worden. Die zusammen gestellten Strukturdaten sollen die geforderte Transparenz hinsichtlich der Leistung und der Leistungsfähigkeit des Krankenhauses herstellen.

---

44 Vgl. Bundesärztekammer (1997), Clade, H. (1995), Riegel, H.T., Scheinert, H.D. (1995b) und Schoppe, C., Walger, M. (1999):

45 Vgl. KTQ® (1999), S. 10.

46 Vgl. zur Selbst- und Fremdbewertung KTQ® (1999), S. 10 f. und Beck, T., Schoppe, C. (2000), S. 23 ff.

47 Vgl. auch zum folgenden KTQ® (2000), S. 47 ff.

Kategorie	Standard	
1. Patientenorientierung in der Krankenversorgung	1.1	Aufnahme
	1.2	Ersteinschätzung
	1.3	Planung der Behandlung
	1.4	Durchführung der Behandlung
	1.5	Entlassung
	1.6	Überprüfung der Patientenorientierung
2. Sicherstellung der Mitarbeiterorientierung	2.1	Planung des Personals
	2.2	Sicherstellung der Qualifikation
	2.3	Sicherstellung der Integration von Mitarbeitern
3. Sicherheit im Krankenhaus	3.1	Gewährleistung einer sicheren Umgebung
	3.2	Hygiene
	3.3	Bereitstellung von Materialien
4. Informationswesen	4.1	Umgang mit Patientendaten
	4.2	Informationsweiterleitung
	4.3	Nutzung einer Informationstechnologie
5. Krankenhausführung	5.1	Entwicklung eines Leitbildes
	5.2	Zielplanung
	5.3	Sicherstellung einer effektiven und effizienten Krankenhausführung
	5.4	Erfüllung ethischer Aufgaben
6. Qualitätsmanagement	6.1	Umfassendes Qualitätsmanagement
	6.2	Qualitätsmanagementsystem
	6.3	Sammlung und Analyse qualitätsrelevanter Daten

Tabelle 5-4:Aufbau des KTQ®-Kriterienkataloges[48]

Der zweite Teil der Selbstbewertung befaßt sich damit, das Qualitätsmanagement des Krankenhauses und die Qualität der Krankenhausbehandlung anhand des KTQ®-Kriterienkataloges zu beurteilen. Dieser Bewertungskatalog ist somit das zentrale Instrument zur Selbst- und Fremdbewertung. Für einzelne Kategorien sind detaillierte Vorstellungen von guter Qualität (sog. Standards) erarbeitet worden.[49] Die Standards beschreiben die Infrastruktur und die Prozesse, die notwendig sind, um „gute" Ergebnisse zu erreichen. Das bedeutet, daß die Ergebnis-

---

48 Zum KTQ-Katalog Version 3,0 für den Einsatz in der Pilotphase siehe KTQ® (2000) oder im Internet unter www.ktq.de unter dem Stichwort Pilotphase.

49 Vgl. Selbmann, H.-K. (2000), S. 628.

241

qualität implizit vordefiniert ist und daraus werden Anforderungen an die Struktur- und Prozeßqualität abgeleitet. Damit der Bewertungskatalog praxisnah und krankenhausspezifisch ausgestaltet sein soll, werden die Standards ebenso wie der Strukturerhebungsbogen von KTQ®-Arbeitsgruppen entwickelt, die ausschließlich mit Krankenhauspraktikern besetzt sind.[50]

Der KTQ®-Katalog (Kriterien) umfaßt insgesamt 6 Kategorien mit bisher 22 Standards aus denen ca. 70 Kriterien abgeleitet sind.[51] Die ersten beiden Kategorien des Bewertungskatalogs beschäftigen sich mit der **Patienten- und Mitarbeiterorientierung**. Ausgehend von der Aufnahme, über die Ersteinschätzung bis zur Planung und Durchführung der Behandlung werden Kriterien für eine „gute" Patientenorientierung in der Krankenversorgung definiert. Zum Beispiel wird die Anwendung von Leitlinien und Pflegestandards sowie die Durchführung einer evidenz-basierten Medizin gefordert. Damit werden Forderungen in Bezug auf die Prozeßqualität festgelegt, während die Ergebnisqualität – also der Gesundheitszustand (Tech-Dimension) und das Gesundheitsempfinden (Touch-Dimension) des Patienten – völlig außer Acht gelassen wird. Analog sind zwar die Instrumente Patienten- und Mitarbeiterbefragung regelmäßig anzuwenden, aber die Ergebnisgröße, d.h. die Patienten- und Mitarbeiterzufriedenheit, bleibt unberücksichtigt.

In der Kategorie **Sicherheit** werden Standards zum Arbeitsschutz, Brandschutz und Katastrophenschutz, zur Hygiene und zum Umweltschutz aufgestellt. Diese Standards stellen lediglich Minimalanforderungen dar, da es sich z.T. um rechtliche Anforderungen handelt (z.B. Gefahrgutmanagement, Brandschutz), die Krankenhäuser erfüllen müssen. Auch im Bereich der Bereitstellung von Materialien wird beispielsweise für den Umgang mit Blutprodukten nur der gesetzliche Standard des Transfusionsgesetzes gefordert. Für ein umfassendes Risk-Management im Krankenhaus, das auch von den Haftpflichtversicherern honoriert wird, ist damit das Niveau der formulierten KTQ®-Standards zu gering. Die Anforderungen zum Umweltschutz orientieren sich ebenfalls nur an den rechtlichen Regelungen (z.B. Kreislaufwirtschafts- und Abfallgesetz) und sind nicht ausreichend für den Aufbau eines Umweltmanagementsystems wie es z.B. die EG-Öko-Audit-Verordnung vorsieht.[52]

---

[50] Vgl. Beck, T., Schoppe, C. (2000), S. 20.
[51] Vgl. auch zum folgenden KTQ® (2000), S. 83 ff.
[52] Zum Umweltmanagement nach EG-Öko-Audit vgl. Nöthe, M. (1999).

Der Bewertungskatalog definiert für die Kategorie **Informationswesen** Kriterien zur Dokumentation und Verfügbarkeit von Patientendaten, zur Informationsweiterleitung und zur Informationstechnologie. Der Fokus ist stark auf Informationsträger (Patientenakte) und auf die EDV-Infrastruktur gerichtet. Demgegenüber wird die Information durch direkte Kommunikation vernachlässigt; insbesondere die berufsgruppenübergreifende Information und Kommunikation (z.B. in Fachabteilungsbesprechungen) bleiben unberücksichtigt. Methodisch problematisch ist, daß die Kategorie Informationswesen eine Querschnittsfunktion darstellt, die auch die anderen Kategorien betrifft, z.B. die Information der Patienten und der Mitarbeiter sowie die Krankenhausführung und das Qualitätsmanagement. Das bedeutet, daß die einzelnen Kategorien des KTQ®-Kataloges nicht überschneidungsfrei und damit abhängig voneinander sind.

In der Kategorie **Krankenhausführung** wird die Entwicklung eines Leitbildes und einer Zielplanung gefordert, die für die strategische Positionierung eines Krankenhauses notwendig sind. Im Rahmen der Umsetzung der Zielplanung, die im Krankenhaus häufig auf die Bau- und Raumplanung reduziert wird, ist die Organisationsstruktur festzulegen und ein Finanz- und Investitionsplan zu entwickeln. Der KTQ®-Standard bezieht sich nur darauf, daß eine Organisationsstruktur eindeutig (z.B. in Form eines Organigramms) definiert ist, aber nicht darauf welche inhaltlichen Anforderungen an eine qualitätsorientierte Organisationsstruktur zu stellen sind. Zur Sicherstellung einer effektiven und effizienten Krankenhausführung werden Standards im Strukturbereich (z.B. Geschäftsordnungen, Kommissionen und Beauftragte) zu den Abläufen (z.B. Protokollführung) sowie zur Information und Kommunikation formuliert. Die ethischen Aufgaben der Krankenhausführung beziehen sich darauf, Patientenbedürfnisse zu schützen und ethische Probleme zu berücksichtigen (z.B. durch Ethikkomitees). Insgesamt sind die Kriterien sehr allgemein gehalten und stellen notwendige Voraussetzungen der Krankenhausführung dar. Die besondere Führungsrolle sowie die speziellen Führungsaufgaben (z.B. Führung durch Zielvereinbarung) im Qualitätsmanagement werden nicht berücksichtigt.[53] Es wird nicht deutlich, daß die Einführung des Qualitätsmanagements ein „Change-Management-Prozeß" darstellt und daher besondere Anforderungen an die Krankenhausführung (z.B. Initiativ- und Vorbildfunktion) zu stellen sind.

Eine eigene Kategorie stellt die Standards an das **Qualitätsmanagement** zusammen. Für ein umfassendes Qualitätsmanagement wird gefordert, alle Kranken-

---

[53] Siehe dazu Kapitel 3.5.

hausbereiche einzubinden und Qualitätsziele zu entwickeln. Das Qualitätsmanagementsystem wird beschrieben durch den Aufbau einer Sekundärorganisation (z.B. QM-Beauftragte, Qualitätskonferenz), Maßnahmen zur internen Qualitätssicherung und der Entwicklung von Leitlinien und Pflegestandards. Die Integration der medizinischen (statistischen) Qualitätssicherung erfolgt im Standard zur Sammlung und Analyse qualitätsrelevanter Daten, ohne daß die Ergebnisse (das Niveau der Indikatoren) hinterfragt werden.[54] Die gesamte Kategorie ist dadurch gekennzeichnet, daß einzelne Komponenten des klassischen Qualitätsmanagements und der Qualitätssicherung nebeneinander gestellt werden; ein geschlossenes Konzept wird dadurch nicht erkennbar. Methodisch unverständlich ist auch, daß der Bewertungskatalog überhaupt eine spezielle Kategorie zum Qualitätsmanagement enthält, wobei doch alle Kategorien zusammen das Qualitätsmanagement im Krankenhaus beschreiben sollen. Daran zeigt sich die mangelnde theoretische Fundierung des KTQ®-Ansatzes mit der Folge, daß es sich weniger um ein umfassendes Bewertungssystem sondern vielmehr um eine „Ideensammlung" von Krankenhauspraktikern zum Thema Qualitätsmanagement handelt.

Die Bewertungsmethodik setzt an den einzelnen Kriterien der Standards an. Zum einen ist der Ist-Zustand (d.h. die praktische Umsetzung, Verantwortlichkeiten) zu beschreiben und zum anderen soll der erreichte Erfüllungsgrad der Kriterien beurteilt werden. Für die Einschätzung des Erfüllungsgrades sind vier Stufen „sehr gut – gut – verbesserungswürdig – nicht anwendbar/nicht zutreffend,, vorgesehen.[55] Diese Stufen sind jedoch für eine differenzierte Bewertung unzureichend – insbesondere im Sinne der kontinuierlichen Verbesserung (Kaizen) sollte jedes Kriterium „verbesserungswürdig" sein.

Das Ergebnis der Selbstbewertung wird in einem Bericht zusammen gefaßt, der die Strukturdaten und die Bewertung der einzelnen Kriterien für das gesamte Haus enthält. Problematisch ist, daß dieser Bericht im Konsens (u.a. mit der Klinikleitung) erstellt wird und die Selbstbewertung aggregiert für das gesamte Krankenhaus erfolgen muß. Das bedeutet, daß z.B. eine „gute" Lösung der Patientenaufnahme in der einen Fachabteilung durch eine „schlechte" Lösung einer anderen Fachabteilung kompensiert wird. Das Ergebnis stellt somit eine „Durchschnittsbetrachtung" der Kriterien dar, die kein klares Profil der Stärken und Schwächen (der einzelnen Fachabteilungen) aufzeigt.

---

54 Zur geforderten Qualitätssicherung siehe Kapitel 1.2.2.
55 Vgl. KTQ® (2000), S. 32.

Auf der Basis der Selbstbewertung erfolgt die Fremdbewertung durch akkreditierte Visitoren. Bei den Visitoren handelt es sich um aktive und erfahrene Praktiker aus den drei Berufsgruppen (Ärzte, Pflege und Verwaltung) mit Leitungsfunktion, die in den Krankenhäusern kollegial beurteilen und beraten sollen.[56] Nach erfolgreicher Fremdbewertung soll im Rahmen des KTQ®-Zertifizierungs-verfahrens ein Qualitätssiegel vergeben und zusätzlich ein strukturierter Qualitätsbericht für die Öffentlichkeit erstellt werden.

Der Vorteil des KTQ®-Zertifizierungsverfahrens besteht darin, daß es vom breiten Konsens der Selbstverwaltungspartner getragen wird. Damit besitzt dieser Ansatz das derzeit größte Potential und die höchste Akzeptanz, um ein einheitliches Zertifizierungsverfahren für Krankenhäuser in Deutschland zu etablieren. Allerdings führt der Konsens dazu, daß die Auswahl und das geforderte Niveau der Kriterien in großen Teilen als Minimalanforderungen an das Qualitätsmanagement im Krankenhaus einzustufen sind. Eine abschließende Beurteilung des KTQ®-Verfahrens ist noch nicht möglich, da das KTQ®-Manual zur Zeit in einer Pilotphase getestet wird.[57] So ist zu erwarten, daß der Strukturerhebungsbogen und der Bewertungskatalog noch überarbeitet und die Bewertungsmethodik verfeinert wird. Dennoch bedingen der KTQ®-Ansatz und der Aufbau des Bewertungskataloges grundsätzliche Probleme.

Ein Defizit des KTQ®-Ansatzes besteht darin, daß wichtige Bereiche und Abteilungen eines Krankenhauses nicht abgebildet werden. Bisher haben KTQ®-Arbeitsgruppen aus den Bereichen Krankenhausleitung (Direktorium), Patientenbefragung und Pflege sowie aus den Fachabteilungen Chirurgie, Orthopädie, Gynäkologie, Urologie, Innere Medizin, Anästhesie und Intensivmedizin/-pflege, Physikalische Medizin/Physiotherapie an dem Strukturerhebungsbogen und dem Kriterienkatalog gearbeitet.[58] Damit fehlen zentrale Bereiche eines Krankenhauses wie die materielle, technische und administrative Logistik, Funktionsbereiche wie z.B. Labor und Röntgen, soziale und psychologische Dienste sowie medizinische Fachabteilungen wie z.B. Pädiatrie, HNO und Augenheilkunde. Hier zeigt sich eine Konstruktionsschwäche des KTQ®-Ansatzes, denn es handelt sich nicht um ein allgemeingültiges Qualitätsmodell, das sich auf alle Bereiche eines Krankenhauses übertragen läßt, sondern für jeden Bereich müssen die spezifischen

---

56   Vgl. KTQ® (1999), S. 10 f.
57   Vgl. KTQ® (2000), S. 16.
58   Vgl. Beck, T., Schoppe, C. (2000), S. 20.

Anforderungen separat formuliert werden. Dem Anspruch, ein umfassendes Zertifizierungsverfahren für ein komplettes Krankenhaus zu entwickeln, kann der KTQ®-Ansatz daher nicht gerecht werden.

Der KTQ®-Ansatz ist nach dem Grundsatz „von der Praxis für die Praxis" entwickelt worden. So sind im Bewertungskatalog die Kriterien niedergelegt, die von Krankenhauspraktikern als „Qualitätsproblem" erkannt und formuliert worden sind. Damit wird wieder aus Expertensicht definiert, was für die Patienten und für die Mitarbeiter eine gute Qualität ist. Der Vorteil liegt darin, daß es sich um krankenhausspezifische Fragestellungen handelt, mit denen sich die Mitarbeiter konkret auseinander setzen können. Der Nachteil besteht aber darin, daß dieser problemorientierte Ansatz für eine umfassende systematische Analyse und Bewertung des Qualitätsmanagements unzureichend ist. Auch bei der Fremdbewertung wird der praktische Ansatz der „Peer Reviews" angewandt mit der Gefahr, daß aufgrund der „Kollegialität" weniger kritisch beurteilt wird.

Darüber hinaus fehlen zentrale Themen des Qualitätsmanagements im Sinne von TQM. So wird die Wirtschaftlichkeit (Effizienz) der Leistungserstellung ebenso wenig wie die Effektivität der Leistungen betrachtet.[59] Auch die organisatorische Vernetzung so z.B. in Kooperationen oder im Rahmen der integrierten Versorgung sind kein Thema. Daran zeigt sich, daß der KTQ®-Ansatz an dem klassischen Qualitätsbegriff, wonach ein höheres Qualitätsniveau nur mit einem verstärkten Ressourceneinsatz (höheren Kosten) zu erreichen ist, orientiert ist und nicht an dem umfassenden Qualitätsbegriff im Sinne von TQM. Das KTQ®-Zertifizierungsverfahren entspricht somit dem traditionellen Qualitätsverständnis im Krankenhaus und kommt den dort vorhandenen Organisations- und Führungsstrukturen entgegen, da es den Status quo festschreibt. Aus diesem Grund trifft der Zertifizierungsansatz auf eine breite Akzeptanz in Krankenhäusern, insbesondere auch bei Medizinern. Insgesamt steht im Vordergrund des KTQ®-Zertifizierungsverfahrens die Außendarstellung durch ein Zertifikat und nicht die kritische Auseinandersetzung mit dem Qualitätsmanagement im Krankenhaus.

---

[59] Siehe dazu Kapitel 1.1.1.

5.4 Beurteilung der Bewertungsverfahren und Konsequenzen für die Krankenhauspraxis

Die unterschiedlichen Ansätze zur Bewertung des Qualitätsmanagements im Krankenhaus sollen miteinander verglichen werden. Dabei unterscheiden sich die ISO-Zertifizierung, das EFQM-Modell und der KTQ®-Ansatz in ihrer jeweiligen **Zielsetzung**, dem **Qualitätsverständnis** und der **inhaltlichen Ausgestaltung**.

Der Zweck der Zertifizierungsverfahren nach DIN EN ISO 9001 oder nach KTQ® besteht in der externen Darlegung des Qualitätsmanagements gegenüber der Nachfragerseite und den Leistungspartnern. Das Ziel der Anwendung ist das Zertifikat, welches dokumentiert, daß die aufgestellten Normen oder Anforderungen erfüllt werden. Der Fokus der EFQM-Bewertung ist hingegen darauf gerichtet, die Wettbewerbsfähigkeit durch ein Qualitätsmanagement auf TQM-Basis zu steigern. Dafür wird mit dem EFQM-Modell ein geeigneter Orientierungsrahmen zur Verfügung gestellt. Nach dieser Philosophie gibt es keine EFQM-Zertifizierung, sondern im Rahmen eines jährlichen Qualitätswettbewerbes kann der europäische Qualitätspreis gewonnen werden. Das Ziel der Anwendung ist, das Qualitätsmanagement kontinuierlich zu verbessern, um Business Excellence zu erreichen.

Der Unterschied in den Zielsetzungen zeigt den Spannungsbogen der beiden Zertifizierungsansätze zu dem EFQM-Modell auf: Während mit einer Zertifizierung die Minimum-Anforderungen der ISO-Normen bzw. KTQ®-Kriterien zu erfüllen sind, stellt die EFQM Maximal-Forderungen an das Qualitätsmanagement im Sinne eines Idealbildes von TQM.

Der Zertifizierung nach den ISO-Normen liegt originär das klassische Qualitätsverständnis zugrunde, wonach Qualität auf die technische Expertensicht beschränkt ist und erprüft werden kann.[60] Mit der Reform wird der eingeschränkte Qualitätsbegriff insbesondere in Bezug auf die Kundenorientierung erweitert. Der KTQ®-Ansatz geht von dem traditionellen Qualitätsbegriff im Krankenhaus aus, wonach Experten definieren was unter Qualität zu verstehen ist. Klassischerweise wird im Krankenhaus der Qualitätsbegriff auf die Effektivität beschränkt und die Effizienz (Wirtschaftlichkeit) der Leistungserstellung ausgeklammert. Da eine Zertifizierung darauf abzielt, einmal festgelegte Anforderungen zu sichern, wird bei beiden Ansätzen ein statisches Qualitätsdenken gefördert. Demgegenüber

---

[60] Vgl. Oess, A. (1991), S. 59 ff.

steht das umfassende Qualitätsverständnis der EFQM, das von der Integration von Effektivität und Effizienz ausgeht und auf den Grundprinzipien des TQM aufgebaut ist. Das unterschiedliche Qualitätsverständnis schlägt sich in der inhaltlichen Ausgestaltung der DIN EN ISO 9001, dem KTQ®-Manual und dem EFQM-Bewertungskatalog nieder.

Der grundsätzliche Unterschied im Aufbau besteht darin, daß die Kategorien des KTQ®-Kriterienkatalogs nicht miteinander verknüpft sind, wohingegen das ISO-Prozeßmodell und das Qualitätsmodell der EFQM auf einem Sytemansatz beruhen, der die Kriterien in einen dynamischen Zusammenhang stellt. Den rudimentären Bewertungsansätzen der beiden Zertifizierungsverfahren, steht eine differenzierte Systematik der EFQM-Bewertung auf der Basis von Punkten gegenüber.

Inhaltlicher Ausgangspunkt des EFQM-Modells ist das zentrale TQM-Prinzip der **Kundenorientierung**, weshalb ein Beurteilungsschwerpunkt auf der erreichten Kundenzufriedenheit liegt. Ebenso geht das Prozeßmodell der reformierten DIN EN ISO 9001 davon aus, daß Kundenanforderungen zu erfüllen sind, um Kundenzufriedenheit zu erreichen. Der KTQ®-Ansatz verengt den Kundenbegriff im Krankenhaus auf den Patienten und läßt somit die einweisenden Ärzte und die Krankenkassen außer Acht. Als wichtigen TQM-Bestandteil bezieht der Bewertungsansatz der EFQM die **Mitarbeiterorientierung** als Befähigerkriterium und die Mitarbeiterzufriedenheit als Ergebnisgröße mit ein. Auch der KTQ®-Ansatz setzt sich in einer Kategorie ausführlich mit der Sicherstellung der Mitarbeiterorientierung auseinander. Lediglich die DIN EN ISO 9001 sieht in den Mitarbeitern personelle Ressourcen im Sinne von Produktionsfaktoren (Tech-Dimension), die optimal für das QM-System einzusetzen sind.

Sowohl beim EFQM-Qualitätsmodell als auch beim ISO-Prozeßmodell ist die Gestaltung und Steuerung der **Prozesse** zentraler Bestandteil des Qualitätsmanagements. Die ISO-Normen zielen auf ein QM-System, das die qualitätsrelevanten Prozesse umfassend dokumentiert und laufend überwacht. Im Vordergrund stehen somit fehlerfreie Prozesse, die den dokumentierten Anweisungen entsprechen. Das EFQM-Modell stellt das umfassende Management aller direkten und indirekten Leistungsprozesse in den Mittelpunkt. Über eine Kontrolle der Prozesse hinaus ist eine kontinuierliche Verbesserung bestehender Prozesse und auch die Neuentwicklung von Prozessen zu forcieren, um die Qualitätsergebnisse – insbesondere die Kundenzufriedenheit – zu verbessern. Im KTQ®-Katalog fehlt eine eigene Kategorie zu den Prozessen. In den anderen Kategorien werden punktuell

Anforderungen in Form von Standards an die Prozeßqualität (z.B. beim Behandlungsprozeß) gestellt.

Alle drei Bewertungsverfahren gehen davon aus, daß die **Führung** eine zentrale Rolle im Qualitätsmanagement übernehmen muß. Während der KTQ®-Ansatz nur sehr allgemeine Anforderungen an die Führung stellt, nimmt die DIN EN ISO 9001 die Leitung für die Kundenorientierung sowie die Qualitätspolitik und deren Umsetzung in die Verantwortung. Der Unterschied zum EFQM-Ansatz besteht darin, daß dieser Qualität als nicht delegierbare Führungsaufgabe versteht. Das bedeutet, die Führung selbst wird in das Qualitätsmanagement mit einbezogen und muß die Prinzipien glaubhaft vorleben. Nur auf diese Weise kann sich eine umfassende Qualitätskultur entwickeln.

Für die Aussagefähigkeit der Bewertungsverfahren ist entscheidend, ob und inwieweit die **Ergebnisse** des Qualitätsmanagements beurteilt werden. Die ISO-Normen und der KTQ®-Ansatz beziehen ergebnisorientierte Größen oder Verbesserungstrends nicht mit ein, so daß keine Beurteilung der Ergebnisqualität erfolgt. Daraus resultieren einschneidende Konsequenzen für den Aussagegehalt einer Zertifizierung. Die Zertifizierung bedeutet nicht zwangsläufig ein hohes Qualitätsniveau und dementsprechend ist die Qualität von zertifizierten Krankenhäusern nicht unbedingt besser als von nicht-zertifizierten Häusern. Die EFQM-Bewertung legt hingegen einen Beurteilungsschwerpunkt auf die Ergebnisqualität, indem diesen Kategorien die Hälfte der Punkte zugewiesen werden. Die starke Ergebnisorientierung bringt zum Ausdruck, daß sich das Qualitätsmanagement in den Ergebnissen niederschlagen muß, um im Wettbewerb bestehen zu können. Somit bescheinigt eine Zertifizierung lediglich die Konformität des Qualitätsmanagements, während der EFQM-Ansatz die Kompetenz des Qualitätsmanagements beurteilt.[61]

Auf der Basis der aufgezeigten Unterschiede soll nun beurteilt werden, welcher Ansatz besser geeignet ist, um ein Qualitätsmanagement im Krankenhaus hinsichtlich der Effektivität und Effizienz aufzubauen und zu bewerten.

Die beiden Zertifzierungsansätze (DIN EN ISO 9001 und KTQ®) gehen im Vergleich zu TQM von einem verkürzten Verständnis von Qualität und Qualitätsmanagement aus. Es handelt sich um technokratische Ansätze, die aber für Dienstleistungen mit einem hohen Interaktions- und Individualisierungsgrad, wie sie im

---

[61]   Vgl. dazu Paeger, A. (1997), S. 9.

Krankenhaus vorherrschend sind, zur Qualitätssteuerung nicht geeignet sind.[62] Erforderlich ist ein kulturorientierter Qualitätsansatz, der alle Anspruchsgruppen berücksichtigt und die Mitarbeiter als zentralen Ansatzpunkt für das Qualitätsmanagement versteht. Diesen Anforderungen wird das EFQM-Qualitätsmodell gerecht und es ist somit für den Aufbau und die Steuerung eines Qualitätsmanagements im Krankenhaus besonders geeignet. Vor diesem Hintergrund kann eine Zertifizierung sogar kontraproduktiv wirken, wenn sie bei der Führung und bei den Mitarbeitern zu einem „falschen" Verständnis von Qualität und Qualitätsmanagement im Krankenhaus führt.

Krankenhäuser können nach ihrer Motivation in Bezug auf das Qualitätsmanagement differenziert werden. Einerseits gibt es Krankenhäuser mit einem halbherzig eingeführten technokratischen Qualitätsmanagement, die allein extern motiviert sind. Für diese Krankenhäuser steht die Außendarstellung im Vordergrund, so daß eine möglichst einfache Zertifizierung z.B. nach KTQ® präferiert wird. Intern motivierten Krankenhäusern genügt der KTQ®-Ansatz oder die DIN EN ISO 9001 jedoch nicht. Diese Krankenhäuser mit einem „lebendem" Qualitätsmanagement sind auf der Suche nach weiterführenden Qualitätsmodellen (EFQM) und streben Business Excellence an.

Für die Zukunft zeichnet sich ab, daß eine KTQ®-Zertifizierung zum Marktstandard für Krankenhäuser in Deutschland werden könnte. Damit wäre das Zertifizierungspotential der Krankenhäuser weitgehend abgeschöpft, so daß für eine allgemeine Zertifizierung nach der DIN EN ISO 9001 wenig Spielraum bleibt. Im Qualitätswettbewerb reicht ein KTQ®-Zertifikat als Marktstandard jedoch nicht mehr aus, um sich zu profilieren. Dazu ist es notwendig, das Qualitätsmanagement als Veränderungsprozeß in der Organisation und Führung zu implementieren. Das EFQM-Modell bietet sich dafür als geeignetes Bewertungs- und Steuerungsinstrument an. Krankenhäuser, die sich dieser Herausforderung stellen, werden parallel das KTQ®-Zertifizierungsverfahren zur Außendarstellung und das EFQM-Qualitätsmodell als Bewertungsverfahren einsetzen. Um ein integriertes Qualitätsmanagement zur Effektivitäts- und Effizienzverbesserung zu erreichen, müssen sich Krankenhäuser mehrere Jahre intensiv mit dem EFQM-Qualitätsmodell auseinandersetzen. Entscheidend ist dabei, daß die Selbstbewertung intensiv dazu genutzt wird, das Qualitätsmanagement kontinuierlich zu verbessern.

---

[62] Siehe dazu Kapitel 1.3.1.

6. Zusammenfassung und Ausblick

Die **Integration von Effektivität und Effizienz** ist für Krankenhäuser zwingend notwendig, um unter den aktuellen Rahmenbedingungen wettbewerbs- bzw. überlebensfähig zu bleiben. Die Effektivität zielt zum einen auf das medizinische Behandlungsergebnis und zum anderen auf die Kundenzufriedenheit ab, während die Effizienz auf die wirtschaftliche Leistungserstellung gerichtet ist. Effektivität und Effizienz können von Krankenhäusern – nicht wie bisher – isoliert angestrebt werden, sondern sind nur im Verbund zu erreichen. Mit der Effektivität und Effizienz sind auch die drei klassischen Erfolgsfaktoren Qualität, Kosten und Zeit verbunden. Die Herausforderung, vor der Krankenhäuser derzeit stehen, besteht darin, eine hohe Qualität mit geringen Kosten und einer kurzen Verweildauer zu verbinden. Das ist nur zu realisieren, wenn auf der Basis eines umfassenden Qualitätsbegriffs Effektivitäts- und Effizienzbetrachtungen integriert werden. Die vorliegende Arbeit entwickelt dazu ein strukturiertes Gesamtkonzept für ein integriertes Qualitätsmanagement im Krankenhaus.

Das Konzept für ein integriertes Qualitätsmanagement umfaßt drei aufeinander aufbauende Ebenen. Die kulturelle Ebene bestimmt das gemeinsame Grundverständnis im Krankenhaus und legt damit die Grundlage für das integrierte Qualitätsmanagement. Auf dieser Basis sind Strukturen in der Organisation und Führung von Krankenhäusern (strukturelle Ebene) aufzubauen, die dazu geeignet sind, die Effektivität und Effizienz zu fördern. Erst wenn der organisatorische und führungstechnische Rahmen vorhanden ist, macht es Sinn, spezielle Qualitätsinstrumente (technokratische Ebene) einzusetzen.

Für das integrierte Qualitätsmanagement ist ein gemeinsames Grundverständnis über die Ziele und Aufgaben erforderlich. Im Krankenhaus dominieren aber die Partialinteressen unterschiedlicher Anspruchsgruppen. Zur Integration und Koordination der unterschiedlichen Interessen müssen sich Krankenhäuser ein Leitbild geben. Im Rahmen der Leitbildentwicklung erfolgt eine intensive Auseinandersetzung mit den Interessen der Anspruchsgruppen. Im Ergebnis stellt das Leitbild einen Interessenausgleich her und zeigt die gemeinsame Werteordnung und Zielrichtung des Krankenhauses auf. Darauf aufbauend ist eine gemeinsame Kultur und Identität im Krankenhaus zu entwickeln. Ohne diese gemeinsame **kulturelle Ebene** scheitern strukturelle und instrumentelle Ansätze des Qualitätsmanagements an den ungelösten Zielkonflikten im Krankenhaus. Operational umgesetzt

251

wird das Leitbild im Rahmen der zielorientierten Führungskonzeption (Management by Objectives).

Das Leitbild schafft somit die kulturelle Grundlage, worauf ein geeigneter **organisatorischer und führungstechnischer Rahmen** errichtet werden muß. Ansatzpunkte für effektive und effiziente Strukturen liegen darin, die vorhandene Komplexität zu reduzieren und die verbleibende Restkomplexität besser zu beherrschen. Vor diesem Hintergrund ist die strategische Planung der Leistungsbreite und -tiefe auf eine Spezialisierung der Krankenhäuser sowie einen Abbau der Leistungstiefe auszurichten. Mit den traditionellen Organisations- und Führungsstrukturen läßt sich die komplexe Leistungserstellung im Krankenhaus nicht mehr bewältigen. Daher ist eine umfassende Reorganisation von Strukturen und Prozessen erforderlich. Durch eine Modularisierung der Aufbauorganisation in Form von Gruppenarbeit und Centerstrukturen läßt sich die Berufsgruppenorganisation aufbrechen. Die Leistungsprozesse sind im Rahmen einer Prozeßoptimierung neu zu gestalten. Auch die Führung im Krankenhaus muß an die neuen Strukturen angepaßt werden. Die Führung ist mitarbeiterorientiert auszurichten und hat die Selbststeuerung und Selbstkoordination der Mitarbeiter zu fördern. Das verlangt neue Führungsaufgaben und -instrumente sowie adäquate Anreizsysteme im Krankenhaus.

Erst wenn die kulturelle Grundlage und die strukturellen Rahmenbedingungen im Krankenhaus geschaffen sind, kann die **instrumentelle Ausgestaltung** des Qualitätsmanagements erfolgen. Die Informationsgrundlage liefert die Qualitätsmessung, die alle relevanten Dimensionen der Krankenhausqualität erfassen muß. Mit der Gesundheitsstatus- und Zufriedenheitsbefragung existieren zwei spezielle Instrumente, um die Qualität auch aus der Kunden- bzw. Patientensicht zu messen. Instrumente des klassischen Qualitätsmanagements dienen dazu, auf einer strategischen Ebene die Qualität anforderungsgerecht zu planen und zu gestalten sowie auf einer operativen Ebene zu steuern und kontinuierlich zu verbessern. Qualitätsinstrumente, die aus dem industriellen Produktions- und Entwicklungsbereich stammen (wie z.B. QFD, SPC), können für diese Zwecke adaptiert und im Krankenhaus sinnvoll eingesetzt werden.

Auch das Qualitätsmanagement selbst ist in Bezug auf Effektivität und Effizienz zu beurteilen. Zu diesem Zweck können unterschiedliche **Bewertungsverfahren** eingesetzt werden. Zertifizierungsverfahren wie der krankenhausspezifische KTQ®-Ansatz oder die allgemeine ISO-9000-Normenreihe dienen vorrangig zur Außendarstellung des Qualitätsmanagements. Das EFQM-Modell hingegen bietet den geeigneten Rahmen zum Aufbau und für die Bewertung und Weiterentwicklung des Qualitätsmanagements.

Die kulturelle Grundlage auf der Basis eines Leitbildes, die strukturellen Rahmenbedingungen in Organisation und Führung zusammen mit der instrumentellen Ausgestaltung bilden ein tragfähiges Konzept für das integrierte Qualitätsmanagement im Krankenhaus. Das Problem besteht nun darin, das Konzept praktisch in den Krankenhäusern umzusetzen. Die Implementierung des integrierten Qualitätsmanagements ist mit einem Kulturbruch und grundlegenden Restrukturierungen verbunden. Diese notwendigen Veränderungen treffen auf ein starres, in bestehenden Strukturen verharrendes System. Deshalb ist zu erwarten, daß die Implementierung auf ein erhebliches Beharrungsvermögen und Abwehrtendenzen der traditionellen Organisations- und Führungsstrukturen treffen wird.

Die **Implementierung des integrierten Qualitätsmanagements** ist daher ein Veränderungsprozeß, der sehr viel Zeit und Ressourcen benötigt. Auch wenn sich die Strukturen in der Organisation von Krankenhäusern verändern lassen, müssen vor allem die Führung und die Mitarbeiter diesen Wandel mittragen und nachvollziehen. Bei einem derartigen einschneidenden Veränderungsprozeß kommt es zwangsläufig dazu, daß ein bestimmter Teil der Führungskräfte und Mitarbeiter nicht mehr integrierbar ist. Qualifikations- und Motivationsmaßnahmen haben dort ihre Grenzen, wo Menschen nicht umdenken wollen oder können. Deshalb wird – gerade im Krankenhaus – ein Kulturwechsel nur über einen sukzessiven Austausch eines Teils der bisherigen Rolleninhaber möglich sein. Letztlich entscheidet der Faktor Mensch über den Erfolg des integrierten Qualitätsmanagements im Krankenhaus.

Da die Veränderungsbereitschaft im Krankenhaus nur gering ausgeprägt ist, kommt dem Veränderungsdruck der äußeren Rahmenbedingungen die größte Bedeutung für die Implementierung des integrierten Qualitätsmanagements zu. Die Mehrzahl der Krankenhäuser reagiert auf den wahrgenommenen Veränderungsdruck mit kurzfristigen Kostensenkungsprogrammen und sieht keinen Bedarf für eine strategische Neuorientierung. Die aufgezeigten Entwicklungstrends für das Gesundheitswesen werden sich in Zukunft aber noch weiter verschärfen. Insbesondere der Wettbewerbsdruck wird – auch durch den einsetzenden europäischen Wettbewerb – zunehmen und eine stärkere Kundenorientierung verlangen. Damit besteht die Gefahr, daß der Veränderungsdruck so stark werden kann, daß ein langfristig angelegtes Konzept nicht mehr rechtzeitig greifen kann. Deshalb sollten Krankenhäuser bereits jetzt den vorgezeichneten Weg zum integrierten Qualitätsmanagement beschreiten.

Literaturverzeichnis

Adam, D. (1972): Krankenhausmanagement im Konfliktfeld zwischen medizinischen und ökonomischen Zielen, Wiesbaden 1972.

Adam, D. (1996a): Krankenhausmanagement im Wandel, in: Adam, D. (Hrsg.), Krankenhausmanagement – Auf dem Weg zum modernen Dienstleistungsunternehmen, Schriften zur Unternehmensführung, Band 59, Wiesbaden 1996, S. 5-18.

Adam, D. (1996b): Planung und Entscheidung: Modelle – Ziele – Methoden, 4. Auflage, Wiesbaden 1996.

Adam, D. (1997a): Philosophie der Kostenrechnung: Der Erfolg des F. S. Felix; ein etwas anderes „unwissenschaftliches" Buch über Kostenrechnung, Stuttgart 1997.

Adam, D. (1997b): Krankenhauslogistik, in: Bloech, J., Ihde, G.B. (Hrsg.), Vahlens großes Logistiklexikon, München 1997, S. 459-461.

Adam, D. (1998a): Produktions-Management, 9. Auflage, Wiesbaden 1998.

Adam, D. (1998b): Controlling in Krankenhäusern, in: Matschke, M.J., Schildbach, J. (Hrsg.), Unternehmensberatung und Wirtschaftsprüfung, Stuttgart 1998, S. 143-159.

Adam, D. et al. (1993): Krankenhausmanagement in den USA – Erfahrungsbericht über eine Informationsreise und Analyse der Übertragbarkeit auf deutsche Verhältnisse, Gütersloh 1993.

Adam, D., Johannwille, U. (1998): Die Komplexitätsfalle, in: Adam, D. (Hrsg.), Komplexitätsmanagement, Schriften zur Unternehmensführung, Band 61, Wiesbaden 1998, S. 5-28.

Adam, D., Schlüchtermann, J., Gorschlüter, P. (1993): Krankenhausmanagement, in: Das Wirtschaftsstudium, 1993, Nr. 10, S. 822-830.

Akao, Y. (1990): Quality Function Deployment, Integrating Customer Requierements into Product Design, Cambridge, Massachusetts 1990.

Ament-Rambow, C. (1996): Mitarbeiterorientierung: Unzufriedenes Personal leistet keine gute Qualität!, in: Krankenhaus Umschau-Special, Qualitätsmanagement, 1996, Nr. 8, S. 29-34.

Arnold, M., Lauterbach, K.W., Preuß, K.-J. (Hrsg.) (1997): Managed Care, Beiträge zur Gesundheitsökonomie, Band 31, Stuttgart, New York 1997.

Axtner, W. (1978): Krankenhausmanagement: Empfehlung zu Zielen, Rechtsform, Organisation, Information und Führung auf der Grundlage einer empirischen Untersuchung, Baden-Baden 1987.

Babakus, E., Mangold, W.G. (1992): Adapting the SERVQUAL Scale to Hospital Services: An Empirical Investigation, in: Health Services Research, 1992, No. 2, S. 767-786.

Backhaus, K. (1997): Industriegütermarketing, 5. Auflage, München 1997.

Bartholomeyczik, S. (1993): Arbeitssituation und Arbeitsbelastung beim Pflegepersonal im Krankenhaus, in: Badura, B., Feuerstein, G., Schott, T. (Hrsg.), System Krankenhaus, Arbeit, Technik und Patientenorientierung, Weinheim, München 1993, S. 83-99.

Baumann, M., Stock, J. (1996): Managed Care – Impulse für die GKV?, Düsseldorf 1996.

Beck, T., Schoppe C. (2000): Krankenhauszertifizierung: Strukturen und Abläufe aus Sicht der Kooperation für Transparenz und Qualität im Krankenhaus – KTQ®, in: Das Krankenhaus, 2000, Nr. 1, S. 20-25.

Becker, A., Grünwoldt, L., Meinel, C. (1997): Telemedizin: Neue Informations- und Kommunikationstechnologien im Gesundheitswesen, in: Arzt und Krankenhaus, 1997, Nr. 1, S. 22-24.

Bellabarba, J. (1993): Magnet Hospitals: Krankenhäuser mit Magnetwirkung, in: Krankenhaus Umschau, 1993, Nr. 11, S. 986-990.

Bellabarba, J. (1997): Zum Konzept der Unternehmenskultur in Krankenhäusern, in: Hoefert, H.-W. (Hrsg.), Führung und Management im Krankenhaus, Göttingen, Stuttgart 1997, S. 99-108.

Benkenstein, M. (1993): Dienstleistungsqualität – Ansätze zur Messung und Implikationen für die Steuerung, in: Zeitschrift für Betriebswirtschaft, 1993, Nr. 11, S. 1095-1116.

Berekoven, L. (1983): Der Dienstleistungsmarkt in der Bundesrepublik Deutschland, Band 1, Göttingen 1983.

Berens, W., Pesch, A. (1993a): Taguchi-Methoden der Off-Line Qualitätssicherung (I), in: Das Wirtschaftsstudium, 1993, Nr. 6, S. 527-531.

Berens, W., Pesch, A. (1993b): Taguchi-Methoden der Off-Line Qualitätssicherung (II), in: Das Wirtschaftsstudium, 1993, Nr. 7, S. 599-604.

Bernet, B. (1982): Das Unternehmungsleitbild als Führungsinstrument, in: io Management Zeitschrift, 1982, Nr. 3, S. 137-142.

Berry, L.L. (1986): Big Ideas in Services Marketing, in: Venkatesean, M., Schmalensee, D.M., Marshall, C. (Hrsg.), Creatives in Services Marketing, Chicago 1986, S. 6-8.

Bijkerk, J.A., Kreysch, W. (1991): Interne Qualitätssicherung – Erfahrungsbericht über erste Maßnahmen im Gemeinschaftskrankenhaus Herdecke, in: Das Krankenhaus, 1991, Nr. 1, S. 25-29.

Birner, U., Spörkel, H., Frommelt, B. (1995): Dienstleistungsorientiertes Qualitätsmanagement – Chance und Forderung für Gesundheitseinrichtungen, in: Spörkel, H. u.a. (Hrsg.), Total-Quality-Management, Forderungen an Gesundheitseinrichtungen, Berlin, München 1995, S. 1-6.

Bleicher, K. (1992): Leitbilder: Orientierungsrahmen für eine integrative Management-Philosophie, Stuttgart, Zürich 1992.

Blum, K. (1995): Patientenbefragung als Instrument zur Qualitätssicherung beim ambulanten Operieren im Krankenhaus, Schriftenreihe Wissenschaft und Praxis der Krankenhausökonomie, Deutsches Krankenhausinstitut e.V. (Hrsg.), Band 1, Düsseldorf 1995.

Bock, F. (1995): Der Hochleistungsansatz von Arthur D. Little, in: Nippa, M., Picot, A. (Hrsg.), Prozeßmanagement und Reengineering: Die Praxis im deutschsprachigen Raum, Frankfurt/Main, New York 1995, S. 78-92.

Bogaschewsky, R., Rollberg, R. (1998): Prozeßorientiertes Management, Berlin u.a. 1998.

Brakhahn, W., Vogt, U. (1997): ISO 9000 für Dienstleister: Schnell und effektiv zum Zertifikat, 2. Auflage, Landsberg/Lech 1997.

Brandt, D.R. (1987): A Procedure for Identifying Value-Enhancing Service Components Using Customer Satisfaction Survey Data, in: Surpenant, C. (Hrsg.), Add Value to Your Service, Chicago 1987, S. 61-65.

Breyer, F., Zweifel, P. (1997): Gesundheitsökonomie, 2. Auflage, Berlin u.a. 1997.

Bruhn, M. (1997): Qualitätsmanagement für Dienstleistungen: Grundlagen, Konzepte, Methoden, 2. Auflage, Berlin u.a. 1997.

Bühner, R. (1993a): Der Mitarbeiter im Total Quality Management, Stuttgart 1993.

Bühner, R. (1993b): Profit Center, in: Kosiol, E. et al. (Hrsg.), Handwörterbuch des Rechnungswesens, 3. Auflage, Stuttgart 1993, Sp. 1612-1621.

Bühner, R. (1994): Betriebswirtschaftliche Organisationslehre, 7. Auflage, München, Wien 1994.

Bühner, R. (1995): Führungsaspekte im Rahmen des Total Quality Management, in: Preßmar, D.B. (Hrsg.), Total Quality Management I, Schriften zur Unternehmensführung, Band 54, Wiesbaden 1995, S. 37-59.

Bühner, R. (1997): Personalmanagement, 2. Auflage, Landsberg/Lech 1997.

Bühner, R., Horn, P. (1995): Mitarbeiterführung im Total Quality Management, in: Bruhn, M. (Hrsg.), Internes Marketing: Integration der Kunden- und Mitarbeiterorientierung, Wiesbaden 1995, S. 651-678.

Bullinger, M., Kirchberger, I., Ware, J. (1995): Der deutsche SF-36 Health Survey, in: Zeitschrift für Gesundheitswissenschaften, 1995, Nr. 1, S. 21-36.

257

Bundesärztekammer (Hrsg.) (1997): Leitfaden: Qualitätsmanagement im deutschen Krankenhaus, München u.a. 1997.

Bundesministerium für Gesundheit (Hrsg.) (1994): Maßnahmen der medizinischen Qualitätssicherung in der Bundesrepublik Deutschland: Bestandsaufnahme; Projekt im Auftrag des Bundesministeriums für Gesundheit/Institut für Medizinische Informationsverarbeitung der Universität Tübingen, Schriftenreihe des Bundesministeriums für Gesundheit, Band 38, Baden-Baden 1994.

Butthof, W. (1996): Qualitätsmanagement im Krankenhaus: Zertifizierung und Qualitätssicherung am Beispiel von Dienstleistungsunternehmen, Konstanz 1996.

Camp, R.C. (1994): Benchmarking, München 1994.

Clade, H. (1995): Zukunftsmusik: „Gütesiegel" für Kliniken, in: Deutsches Ärzteblatt, 1995, Nr. 19. S. C-877-C-878.

Cleary, P.D., McNeil, B.J. (1988): Patient Satisfaction as an Indicator of Quality Care, in: Inquiry, Volume 25, Spring 1988, S. 25-36.

Coenenberg, A.G., Fischer, T.M. (1991): Prozeßkostenrechnung – Strategische Neuorientierung in der Kostenrechnung, in: Die Betriebswirtschaft, 1991, Nr. 1, S. 21-38.

Conrad, H.-J. (1994): Eigenverantwortlich wirtschaftende Klinikabteilungen und Funktionsbereiche – Möglichkeiten und Grenzen des Profit-Center-Konzepts, in: Das Krankenhaus, 1994, Nr. 4, S. 254-257.

Conrad, H.-J. et al. (1996): Total Quality Managment im Klinikum der Philipps-Universität Marburg, in: Das Krankenhaus, 1996, Nr. 6, S. 289-298.

Corsten, H. (1986): Zur Diskussion der Dienstleistungsbesonderheiten und ihre ökonomischen Auswirkungen, in: Jahrbuch der Absatz- und Verbrauchsforschung, 1986, Nr. 1, S. 16-41.

Corsten, H. (1990): Betriebswirtschaftslehre der Dienstleistungsunternehmen, 2. Auflage, München, Wien 1990.

258

Corsten, H. (1994): Produktivitätsmanagement bilateraler personenbezogener Dienstleistungen, in: Corsten, H., Hilke, W. (Hrsg.), Dienstleistungsproduktion, Schriften zur Unternehmensführung, Band 52, Wiesbaden 1994, S. 43-77.

Corsten, H. (1996): Grundlagen des Prozeßmanagement, in: Das Wirtschaftsstudium, 1996, Nr. 12, S. 1089-1095.

Corsten, H. (1997): Geschäftsprozeßmanagement: Grundlagen, Elemente und Konzepte, in: Corsten, H. (Hrsg.), Management von Geschäftsprozessen: Theoretische Ansätze – praktische Beispiele, Stuttgart, Berlin, Köln 1997, S. 9-57.

Corsten, H., Will, T. (1994): Lean Production: Eine kritische Würdigung, in: Das Wirtschaftsstudium, 1994, Nr. 11, S. 932-940.

Crosby, P.B. (1990): Qualität ist machbar, Hamburg 1990.

Dagher, M., Lloyd, R.J. (1991): Managing Negative Outcome by Reducing Variances in the Emergency Department, in: Quality Review Bulletin, Chicago, 1991, No. 1, S. 15-21.

Darby, M.R., Karni, E. (1973): Free Competition and the Optimal Amount of Fraud, in: Journal of Law and Economics, 1973, S. 67-86.

Deming, W.E. (1986): Out of Crisis, Cambridge, Massachusetts 1986.

Deppe, J. (1989): Quality Circle und Lernstatt – ein integrativer Ansatz, Wiesbaden 1989.

Deutsch, C. (1996): Hoffnungsträger Telemedizin – Entwicklungen und Projekte in Deutschland, in: Krankenhaus Umschau, 1996, Nr. 11, S. 787-793.

Deutsche Gesellschaft für Qualität e.V. (1985): Qualitätskosten. Rahmenempfehlungen zu ihrer Definition, Erfassung und Beurteilung, Berlin 1985.

DIN EN ISO 9000-1 (1994): Normen zum Qualitätsmanagement und zur Qualitätssicherung/QM-Darlegung, Teil 1: Leitfaden zur Auswahl und Anwendung, Berlin 1994.

DIN EN ISO 9001 (1994): Qualitätsmanagementsysteme, Modell zur Qualitätssicherung/QM-Darlegung in Design, Entwicklung, Produktion, Montage und Wartung, Berlin 1994.

DIN EN ISO 9002 (1994): Qualitätsmanagementsysteme, Modell zur Qualitätssicherung/QM-Darlegung in Produktion, Montage und Wartung, Berlin 1994.

DIN EN ISO 9003 (1994): Qualitätsmanagementsysteme, Modell zur Qualitätssicherung/QM-Darlegung bei der Endprüfung, Berlin 1994.

DIN EN ISO 9004-2 (1992): Qualitätsmanagement und Elemente eines Qualitätssicherungssystems, Teil 2: Leitfaden für Dienstleistungen, Berlin 1992.

Donabedian, A. (1980): Explorations in Quality Assessment and Monitoring. Volume I: The Definition of Quality and Approaches to its Assessment, Ann Arbor 1980.

Donabedian, A. (1982): An Exploration of Structure, Process and Outcome as Approaches to Quality Assessment, in: Selbmann, K., Überla, K. (Hrsg.), Quality Assessment in Medical Care, Beiträge zur Gesundheitsökonomie, Band 15, Gerlingen 1982, S. 69-92.

Donabedian, A. (1988): The Quality of Care, How Can It Be Assessed?, in: Journal of the American Medical Association, Volume 260, 1988, No. 12, S. 1743-1748.

Doppler, K., Lauterburg, C. (1995): Change-Management: Den Unternehmenswandel gestalten, Frankfurt/Main, New York 1995.

Dr. Wieselhuber & Partner (1997): Handbuch Lernende Organisation: Unternehmens- und Mitarbeiterpotentiale erfolgreich erschliessen, Wiesbaden 1997.

Drucker, P. F. (1974): Neue Management-Praxis, 1. Band: Aufgaben, Düsseldorf, Wien, 1974.

Ebner, H., Heimerl-Wagner, P. (1996): Handhabung von Veränderungsprozessen in Gesundheitsorganisationen, in: Heimerl-Wagner, P., Köck, C. (Hrsg.), Management in Gesundheitsorganisationen: Strategien, Qualität, Wandel, Wien 1996, S. 379-450.

Ebner, H., Köck, C. (1996a): Qualität als Wettbewerbsfaktor für Gesundheits-organisationen, in: Heimerl-Wagner, P., Köck, C. (Hrsg.), Management in Gesundheitsorganisationen: Strategien, Qualität, Wandel, Wien 1996, S. 72-101.

Ebner, H., Köck, C. (1996b): Das Personal als strategische Ressource im Qualitätsmanagement des Krankenhauses, in: Müller, M. (Hrsg.), Personal-Management im „Unternehmen" Krankenhaus, Wien 1996, S. 114-133.

Eckert, H. (1999): Die ISO 9001:2000 - Reform der QM-Normenfamilie: Ein Überblick über die wichtigsten Änderungen, in: GQMG-Newsletter, 1999, Nr. 3, S. 40-43.

Eichhorn, S. (1976): Krankenhausbetriebslehre, Band 2, Theorie und Praxis des Krankenhausbetriebes, 3. Auflage, Stuttgart u.a. 1976.

Eichhorn, S. (1987): Krankenhausbetriebslehre, Band 3, Theorie und Praxis der Krankenhaus-Leistungsrechnung, Köln u.a. 1987.

Eichhorn, S. (1996): Krankenhausmanagement im Spannungsfeld zwischen Kundenorientierung und Mitarbeiterorientierung – Perspektiven für die Krankenhauspraxis, in: Arbeitsgruppe „Betriebswirtschaft in Einrichtungen des Gesundheitswesens (BIG)" (Hrsg.), Fachhochschule Osnabrück, Krankenhausmanagement im Spannungsfeld zwischen Kundenorientierung und Mitarbeiterorientierung – Führungsaspekte des TQM, Osnabrück 1996, S. 103-135.

Eichhorn, S. (1997): Integratives Qualitätsmanagement im Krankenhaus: Konzeption und Methoden eines qualitäts- und kostenintegrierten Krankenhausmanagement, Stuttgart, Berlin, Köln 1997.

Eichhorn, S. (1999): Profitcenter-Organisation und Prozeßorientierung – Budget-, Prozeß- und Qualitätsverantwortung im Krankenhaus, in: Eichhorn, S., Schmidt-Rettig, B. (Hrsg.), Proficenter und Prozeßorientierung, Optimierung von Budget, Arbeitsprozessen und Qualität, Stuttgart, Berlin, Köln 1999, S. 1-13.

Eichhorn, S., Plücker, W., Swertz, P. (1982): Effektivitätsmessung und Qualitätsbeurteilung im Gesundheitswesen, in: Arzt und Krankenhaus, 1982, Nr. 4, S. 142-145.

Eichhorn, S., Schega, W., Selbmann, H.-K. (1989): Qualitätssicherung in der stationären chirurgischen Versorgung, Ergebnisse einer Durchführbarkeitsstudie, Materialien und Bericht, Robert Bosch Stiftung (Hrsg.), Band 24, Gerlingen 1989.

Eichhorn, S., Schmidt-Rettig, B. (1995): Mitarbeitermotivation im Krankenhaus, Beiträge zur Gesundheitsökonomie, Band 29,Gerlingen 1995.

Eichler, A. (1997): EFQM-Fremdassessment als Bonitätsprüfungsinstrument für Kosten- und Leistungsträger, in: Spörkel, H. u.a. (Hrsg.), Total Quality Management im Gesundheitswesen, Methoden und Konzepte des Qualitätsmanagements für Gesundheitseinrichtungen, 2. Auflage, Weinheim 1997, S. 132-142.

v. Eiff, W. (1987): Medizintechnische Logistik: Organisationsentwicklung im Krankenhaus, München 1987.

v. Eiff, W. (1990a): Qualitäts-Management, Teil I: Qualitätssteigerungen durch Mitarbeitermotivation, in: KrankenhausTechnik, Mai 1990, S. 78-79.

v. Eiff, W. (1990b): Qualitäts-Management, Teil II: Qualitätszirkel als Managementinstrument, in: KrankenhausTechnik, Juli 1990, S. 40-43.

v. Eiff, W. (1992): Organisations-Wertanalyse: Wettbewerbsfähigkeit und Wirtschaftlichkeit durch Lean-Organization-Management, Vieselbach/Erfurt 1992.

v. Eiff, W. (1993): Qualitätsmanagement im Krankenhaus und Öffentlicher Verwaltung: Geschäftsprozeßoptimierung als Mittel zur Effizienzanalyse, in: Verwaltung & Management, 1993, S. 9-19.

v. Eiff, W. (1994): Benchmarking im Krankenhaus: Qualität steigern und Kosten senken durch Best-Practices-Management, in: Krankenhaus Umschau, 1994, Nr. 11, S. 859-869.

v. Eiff, W. (1995a): Geschäftsprozeßmanagement im Krankenhaus, in: Schmalenbach-Gesellschaft (Hrsg.), Reengineering, Stuttgart 1995, S. 59-82.

v. Eiff, W. (1995b): Das Konzept des logistischen Dienstleisters, in: Krankenhaus Umschau, 1995, Nr. 2, S. 129-133.

v. Eiff, W. (1995c): Geschäftsprozeßmanagement – die Prinzipien des schlanken Managements prozeßorientiert umsetzen, in: Deutsches IE-Jahrbuch 1995, S. 1-22.

v. Eiff, W. (1995d): Krankenhaus-Organisator: Trendstudie zu Anforderungen und Perspektiven eines Berufsbildes, in: Zeitschrift Führung + Organisation, 1995, Nr. 6, S. 366-372.

v. Eiff, W. (1996): Die TQM-Falle: Ein 14-Punkte-Programm von Fehlermöglichkeiten und Fehlereinflüssen, in: Management und Krankenhaus, 1996, Nr. 11, S. 1 und 6-8.

v. Eiff, W. (1997): Das Krankenhaus als Gesundheitszentrum, in: Krankenhaus Umschau-Special, Das Krankenhaus als Gesundheitszentrum, 1997, Nr. 10, S. 22-32.

v. Eiff, W. et al. (1995): Die Sozialvisite im regionalen Gesundheitsnetzwerk, in: Krankenhaus Umschau, 1995, Nr. 5, S. 468-472.

v. Eiff, W., Muchowski, E. (1995): Geschäftsprozeßoptimierung: Die med-VISTA-Methode visualisiert und gestaltet komplexe Leistungsprozesse im Gesundheitswesen, in: Führen und Wirtschaften im Krankenhaus, 1995, Nr. 3, S. 228-235.

Elfes, K. (1996): Medienbild 1995: Krankenhäuser am Pranger, in: Führen und Wirtschaften im Krankenhaus, 1996, Nr. 5, S. 432-435.

Ellis, V. (1994): Der European Quality Award, in: Stauss, B. (Hrsg.), Qualitätsmanagement und Zertifizierung: von DIN ISO 9000 zum TQM, Wiesbaden 1994, S. 277-302.

Engelhardt, W.H., Kleinaltenkamp, M., Reckenfelderbäumer, M. (1993): Leistungsbündel als Absatzobjekte – Ein Ansatz zur Überwindung der Dichotomie von Sach- und Dienstleistungen, in: Zeitschrift für betriebswirtschaftliche Forschung, 1993, Nr. 5, S. 395-426.

Engelhardt, W.H., Schütz, P. (1991): Total Quality Management, in: Wirtschaftswissenschaftliches Studium, 1991, Nr. 8, S. 394-399.

Erdmann, Y. (1995): Managed Care, Veränderungen im Gesundheitswesen der USA in den letzten 30 Jahren, Baden-Baden 1995.

Erkert, T. (1991): Qualitätssicherung im Krankenhauswesen, Übertragbarkeit nordamerikanischer Ansätze auf die Bundesrepublick Deutschland, Konstanz 1991.

European Foundation for Quality Management (1996a): Selbstbewertung 1997, Brüssel 1996.

European Foundation for Quality Management (1996b): Selbstbewertung 1997, Richtlinien für den Öffentlichen Sektor, Brüssel 1996.

Eversheim, W. (Hrsg.) (1997): Qualitätsmanagement für Dienstleister, Berlin u.a. 1997.

Eversheim, W., Eickholt, J., Müller, M. (1995): Quality Function Deployment – Methode zur Qualitätsplanung, in: Preßmar, D.B. (Hrsg.), Total Quality Management I, Schriften zur Unternehmensführung, Band 54, Wiesbaden 1995, S. 61-75.

Fack-Asmuth, W.G. (1995): Qualitätssicherung bei Fallpauschalen und Sonderentgelten: Stand des Verfahrens und aktueller Handlungsbedarf für die Krankenhäuser, in: Das Krankenhaus, 1995, Nr. 10, S. 470-480.

Fack-Asmuth, W.G. (1996): Überleben in rauher See – Aktive Strategien für die Krankenhäuser, in: Krankenhaus Umschau, 1996, Nr. 6, S. 385-394.

Federwisch, D. (1997): Benchmarking – in Amerika ein gängiges Managementtool, in: Krankenhaus Umschau, 1997, Nr. 12, S. 956-964.

Feigenbaum, A.V. (1991): Total Quality Control, 3. Auflage, New York u.a. 1991.

Fiege, K.-P., Schoch, K. (1997): Im Krankenhausverbund leistungsstark und zukunftsorientiert, in: Das Krankenhaus, 1996, Nr. 6, S. 342-347.

Fladung, U., Seidl, M. (2000): DIN ISO 9001 in der Krankenhausküche: Mehr Transparenz, optimierte Abläufe – ein Erfahrungsbericht, in: Krankenhaus Umschau, 2000, Nr. 10, S. 892-897.

Flock, C. (1996): Projekt 2: Probleme und Chancen von Stationsteams, Universitätsklinikum Frankfurt, in: Bellabarba, J., Schnappauf, D. (Hrsg.), Organisationsentwicklung im Krankenhaus, Göttingen, Stuttgart 1996, S. 83-96.

Franke, W.D. (1987): FMEA – Fehlermöglichkeits- und -einflußanalyse in der industriellen Praxis, Landsberg/Lech 1987.

Frech, M. (1996): Gruppen- und Teamarbeit in Gesundheitsorganisationen, in: Heimerl-Wagner, P., Köck, C. (Hrsg.), Management in Gesundheitsorganisationen: Strategien, Qualität, Wandel, Wien 1996, S. 234-291.

Frehr, H.-U. (1994): Total Quality Management, Unternehmensweite Qualitätsverbesserung, 2. Auflage, München, Wien 1994.

Frese, E. (1990): Das Profit-Center-Konzept im Spannungsfeld von Organisation und Rechnungswesen, in: Ahlert, D., Franz, K.-P., Göppl, H. (Hrsg.), Finanz- und Rechnungswesen als Führungsinstrument, Wiesbaden 1990, S. 137-155.

Frese, E. (1995): Profit Center: Motivation durch internen Marktdruck, in: Reichwald, R., Wildemann, H. (Hrsg.), Kreative Unternehmen – Spitzenleistungen durch Produkt- und Prozeßinnovation, Stuttgart 1995, S. 77-93.

Garbe, G. (2000): E-Commerce wird zum Standard im Geschäftsverkehr, in: Führen und Wirtschaften im Krankenhaus, 2000, Nr. 3, S. 218-222.

Gerpott, T.J., Wittkemper, G. (1995): Business Process Redesign. Der Ansatz von Booz • Allen & Hamilton, in: Nippa, M., Picot, A. (Hrsg.), Prozeßmanagement und Reengineering: Die Praxis im deutschsprachigen Raum, Frankfurt/Main, New York 1995, S. 144-164.

Gesellschaft für Qualitätsmanagement in der Gesundheitsversorgung e.V. (1996): Evaluierung/Zertifzierung/Akkreditierung von Qualitätsmanagement-Aktivitäten in Gesundheitseinrichtungen, Schriften der GQMG Nr. 2, Tübingen 1996.

Globig, K.F. (1996): Das Gegenstück zum Wettbewerb: Warum sich nicht zusammentun?, in: Krankenhaus Umschau, 1996, Nr. 3, S. 164-173.

Graebig, K., Viethen, G. (1996): Qualitäts-Terminologie: Gesundheitswesen, Definitionen, Erläuterungen, Fallbeispiele, Frankfurt/Main u.a. 1996.

Graf, V. (1996): Ein Klinikum im Reformprozeß: Erfahrungen mit TQM am Klinikum Ludwigshafen, in: Führen und Wirtschaften im Krankenhaus, 1996, Nr. 6, S. 536-542.

Grönroos, C. (1983): Innovative Marketing Strategies and Organisation Structure for Service Firms, in: Berry, L.L., Shotstack, G. (Hrsg.), Emerging Perspectives on Services Marketing, Chicago, Ill. 1983, S. 9-21.

Grönroos, C. (1984): A Service Quality Modell and its Marketing Implication, in: European Journal of Marketing, 1984, No. 4, S. 36-44.

Güntert, B., Horisberger, B. (1991): Qualitätssicherung im Krankenhaus – Können Qualitätszirkel (QZ) helfen?, in: Führen und Wirtschaften im Krankenhaus, 1991, Nr. 3, S. 179-183.

Haas, P. (1997): Die Implementierung der digitalen Patientenakte ist ein komplexer und irreversibler Prozeß, in: Krankenhaus Umschau-Special, EDV, 1997, Nr. 9, S. 21-25.

Haeske-Seeberg, H. et al. (1996): Qualitätssicherung bei Fallpauschalen und Sonderentgelten ab 1997, in: Krankenhaus Umschau-Spezial, Qualitätsmanagement, 1996, Nr. 11, S. 22-32.

Hagedorn, B., Nagorny, H.-O., Plocek, M. (1997): Der „kontinuierliche Verbesserungsprozeß" ist zur Führungsaufgabe geworden, in: Krankenhaus Umschau, 1997, Nr. 2, S. 96-103.

Hall, J.A., Milburn, M.A., Epstein, A.M. (1993): A Causal Model of Health Status and Satisfaction With Medical Care, in: Medical Care, Volume 31, 1993, No. 1, S. 84-94.

Haller, S. (1993): Methoden zur Beurteilung von Dienstleistungsqualität: Überblick zum State of the Art, in: Zeitschrift für betriebswirtschaftliche Forschung, 1993, Nr. 1, S. 19-40.

Hammer, M., Champy, J. (1996): Business Reengineering: Die Radikalkur für das Unternehmen, 6. Auflage, Frankfurt/Main, New York 1996.

Hauke, E. (1992): Die Qualität der Krankenhausleistungen aus der Sicht des Patienten, in: Krczal, A. (Hrsg.), Beiträge zur Praxis des Krankenhausmanagements, Wien 1992, S. 43-56.

Haunerdinger, M. (1997): Profit-Center – eigenständig sein im Unternehmen Krankenhaus, in: Krankenhaus Umschau, 1997, Nr. 2, S. 91-94.

Hauser, J.R., Clausing, D. (1988): Wenn die Stimme bis in die Produktion vordringen soll, in: Harvard Manager, 1988, Nr. 4, S. 57-70.

Headley, D.E., Miller, S.J. (1993): Measuring Service Quality and its Relationship to Future Consumer Behavior, in: Journal of Health Care Marketing, 1993, Volume 13, No. 4, S. 32-41.

Heckermann, D. et al. (1997): Teleradiologie ist in der täglichen Routine anwendbar, in: Krankenhaus Umschau-Special, Telemedizin, 1997, Nr. 11, S. 23-25.

Heimerl-Wagner, P. (1996a): Organisationsbilder und Managementkonzeptionen in Gesundheitsorganisationen, in: Heimerl-Wagner, P., Köck, C. (Hrsg.), Management in Gesundheitsorganisationen: Strategien, Qualität, Wandel, Wien 1996, S. 102-124.

Heimerl-Wagner, P. (1996b): Organisation in Gesundheitsinstitutionen, in: Heimerl-Wagner, P., Köck, C. (Hrsg.), Management in Gesundheitsorganisationen: Strategien, Qualität, Wandel, Wien 1996, S. 127-186.

Helmig, B. (1994): Outsourcing, in: Führen und Wirtschaften im Krankenhaus, 1994, Nr. 5, S. 380-386.

Helmig, B. (1997): Patientenzufriedenheit messen und managen, in: Führen und Wirtschaften im Krankenhaus, 1997, Nr. 2, S. 112-120.

Hentschel, B. (1992): Dienstleistungsqualität aus Kundensicht: Vom merkmals- zum ereignisorientierten Ansatz, Wiesbaden 1992.

Hentze, J. (1991): Personalwirtschaftslehre 2, 5. Auflage, Bern, Stuttgart 1991.

Hentze, J., Kammel, A. (1992): Lean Production: Erfolgsbausteine eines integrierten Management-Ansatzes, in: Das Wirtschaftsstudium, 1992, Nr. 8-9, S. 631-639.

Herp, T., Brand, S. (1995): Reengineering aus Management-Sicht, in: Nippa, M., Picot, A. (Hrsg.), Prozeßmanagement und Reengineering: Die Praxis im deutschsprachigen Raum, Frankfurt/Main, New York 1995, S. 126-143.

Herschbach, P. (1993): Arbeitssituation und Arbeitsbelastung bei Ärzten und Ärztinnen im Krankenhaus, in: Badura, B. Feuerstein, G., Schott, T. (Hrsg.), System Krankenhaus, Arbeit, Technik und Patientenorientierung, Weinheim, München, 1993, S. 122-136.

Herzberg, F. (1959): The Motivation to Work, New York 1959.

Hildebrand, R. (1995): Benchmarking, in: Führen und Wirtschaften im Krankenhaus, 1995, Nr. 3, S. 244-250.

Hildebrand, R. (1999): Genf: Überarbeitetes EFQM-Modell präsentiert, in: Das Krankenhaus, 1999, Nr. 5, S. 325-327.

Hildebrand, R. (2000): EFQM, BSC und Umstellung auf DRGs, in: Klinikmanagement, Mai 2000, S. 32-38.

Hildebrand, R., Gerhardt, H. (1998): Mehrjährige Selbstbewertung nach EFQM, Erfahrungen mit den Kritierien des Europäischen Qualitätspreises, in: Das Krankenhaus, 1998, Nr. 8, S. 450-456.

Hildebrandt, H., Bexfield, H., Besser, G. (1996): Krankenhäuser in Deutschland: Ein Vergleich; Qualität, Organisation und Patientenfreundlichkeit in Allgemein-Krankenhäusern, Sankt Augustin 1996.

Hildebrandt, H., Rippmann, K., Seipel, P. (2000a): Revolutioniert die Integrierte Versorgung das Gesundheitssystem?, in: Führen und Wirtschaften im Krankenhaus, 2000, Nr. 2, S. 150-154.

Hildebrandt, H., Rippmann, K., Seipel, P. (2000b): Integrierte Versorgung: So führt sie zum Erfolg, in: Führen und Wirtschaften im Krankenhaus, 2000, Nr. 4, S. 390-394.

Hilke, W. (1989): Grundprobleme und Entwicklungstendenzen des Dienstleistungs-Marketing, in: Hilke, W. (Hrsg.), Dienstleistungs-Marketing, Schriften zur Unternehmensführung, Band 35, Wiesbaden 1989, S. 5-44.

Hillebrandt, B. et al. (1996): Patienten sehen Kliniken positiv, aber: Probleme an den Schnittstellen nach außen. Patientenbefragung zur Qualität Hamburger Krankenhäuer 1996, in: Führen und Wirtschaften im Krankenhaus, 1996, Nr. 12, S. 904-909.

Hinterhuber, H.H. (1996): Strategische Unternehmensführung, I. Strategisches Denken: Vision, Unternehmenspolitik, Strategie, 6. Auflage, Berlin, New York 1996.

Hofer, M. (1987): Patientenbezogene Krankenhausorganisation, Berlin, Heidelberg, New York 1987.

Hoffacker, P. (1995): Qualitätssicherung im Gesundheitsbereich – eine wissenschaftliche und politische Herausforderung, in: Spörkel, H. u.a. (Hrsg.), Total-Quality-Management, Forderungen an Gesundheitseinrichtungen, Berlin, München 1995, S. 7-17.

Homburg, C., Becker, J. (1996): Zertifzierung von Qualitätssicherungssystemen nach den Qualitätssicherungsnormen DIN ISO 9000 ff. Eine kritische Beurteilung, in: Wirtschaftswissenschaftliches Studium, 1996, Nr. 9, S. 444-450.

Horváth & Partner (Hrsg.) (1997): Qualitätscontrolling: Ein Leitfaden zur betrieblichen Navigation auf dem Weg zum Total Quality Management, Stuttgart 1997.

Horváth, P., Herter, R.N. (1992): Benchmarking – Vergleich mit den Besten der Besten, in: Controlling, 1992, Nr. 1, S. 4-11.

Horváth, P., Mayer, R. (1989): Prozeßkostenrechnung – Der neue Weg zu mehr Kostentransparenz und wirkungsvollen Unternehmensstratiegien, in: Controlling, 1989, Nr. 4, S. 214-219.

Horváth, P., Urban, G. (Hrsg.) (1990): Qualitätscontrolling, Stuttgart 1990.

Imai, M. (1992): Kaizen. Der Schlüssel zum Erfolg der Japaner im Wettbewerb, 3. Auflage, München 1992.

Ishikawa, K. (1983): Guide to Quality Control, Eighth Printing, Tokyo 1983.

Ishikawa, K. (1985): What is Total Quality Control?, New York 1985.

Jäger, P. (1993): Lean Production Management im Krankenhaus, in: Führen und Wirtschaften im Krankenhaus, 1993, Nr. 2, S. 93-97.

Jankowski, E. (1996): Neue Wege bei der Ver- und Entsorgung von Krankenhäusern, in: Entsorga Schriften 26, Tagungsunterlagen zum Workshop Möglichkeiten und Auswirkungen neuer Logistikstrukturen bei der Ver- und Entsorgung von Krankenhäusern des Ministeriums für Umwelt, Raumordnung und Landwirtschaft des Landes Nordrhein-Westfalen, Köln 1996, S. 20-29.

Janßen, H. (1997): Total Quality Management im Gesundheitswesen, in: Spörkel, H., u.a. (Hrsg.), Total Quality Management im Gesundheitswesen, Methoden und Konzepte des Qualitätsmanagements für Gesundheitseinrichtungen, 2. Auflage, Weinheim 1997, S. 1-13.

Jeschke, H.A., Hailer, B. (1994): Das Gesundheitsstrukturgesetz 1993: Auswirkungen auf den Krankenhausbetrieb, Basel 1994.

John, J. (1991): Improving Quality Through Patient-Provider Communication, in: Journal of Health Care Marketing, 1991, Volume 11, No. 4, S. 51-60.

Jung, M. (1997): Auf der Suche nach den Stärken und Schwächen eines Krankenhauses. Der Einsatz von Fremd-Assessments als Controlling-Instrument, in: Führen und Wirtschaften im Krankenhaus, 1997, Nr. 6, S. 498-503.

Juran, J.M. (1988): Quality Control Handbook, 4. Auflage, New York 1988.

Kaltenbach, T. (1991): Qualitätsmanagement im Krankenhaus: Qualitäts- und Effizienzsteigerung auf der Grundlage des Total Quality Management, Melsungen 1991.

Kamiske, G.F., Brauer, J.-P. (1995): Qualitätsmanagement von A bis Z, Erläuterungen moderner Begriffe des Qualitätsmanagments, 2. Auflage, München, Wien 1995.

Kamiske, G.F., Malorny, C. (1994): Total Quality Management – Führen und Organisieren benötigt eine ganzheitliche qualitätsorientierte Perspektive, in: Corsten, H. (Hrsg.), Handbuch Produktionsmanagement, Wiesbaden 1994, S. 965-982.

Kamiske, G.F., Theden, P. (1996): Qualitätstechniken als Instrumente des Qualitätscontrollings, in: Wildemann, H. (Hrsg.), Controlling im TQM, Berlin, Heidelberg 1996.

Kapsner, T. et al. (1996): Bei Behandlungsabläufen neu ansetzen: Optimierte Leistungserbringung in Krankenhäusern, in: Führen und Wirtschaften im Krankenhaus, 1996, Nr. 6, S. 520-525.

Kastenholz, H. (2000): Qualitätssicherung / Qualitätsmanagement im Krankenhaus: Welche Anforderungen kommen auf die Krankenhäuser durch die neuen gesetzlichen Regelungen zu?, in: Das Krankenhaus, 2000, Nr. 3, S. 178-181.

v. Kempski, C. et al. (1994): Qualitäts- und Zeitmanagement im Krankenhaus: Reorganisation der Abläufe als Antwort auf das GSG, in: Führen und Wirtschaften im Krankenhaus, 1994, Nr. 1, S. 31-36.

Kersten, G. (1994): Fehlermöglichkeits- und -einflußanalyse (FMEA) in: Masing, W. (Hrsg.), Handbuch Qualitätsmanagement, 3. Auflage, München, Wien 1994.

Kessner, D.M., Kalk, C.E., Singer, J. (1973): Assessing health quality: The case of tracer, in: New England Journal of Medicine, Volume 288, 1973, S. 189-194.

Kielstein, R. (1995): Die Selbstbestimmung des Patienten als Qualitätskriterium der Behandlung, in: Spörkel, H. u.a. (Hrsg.), Total-Quality-Management, Forderungen an Gesundheitseinrichtungen, Berlin, München 1995, S. 54-64.

Kläger, W., Hofmann, J. (1993): Lean Production – Fat Office?, in: Office Management, 1993, Nr. 3, S. 36-44.

Klatte, H., Sondermann, J.P. (1988): Qualitätsplanung von Prozessen, Einsatz der Fehler-Möglichkeits- und Einfluß-Analyse, in: Qualität und Zuverlässigkeit, 1988, Nr. 4, S. 190-194.

Klinkenberg, U. (1995): Organisatorische Implikationen des Total Quality Management, in: Die Betriebswirtschaft, 1995, Nr. 5, S. 599-614.

Knicker, T., Gremmers, U. (1990): Das Rüstzeug für zielorientiertes Führen, in: Harvard Manager, 1990, Nr. 1, S. 62-71.

Köck, C. (1991): Erfahrungen der Stadt Wien, in: Arbeitsgemeinschaft externe Qualitätssicherung (Hrsg.), Qualitätssicherung in den Hamburger Krankenhäusern, Dokumentation des Symposiums vom 12.11.1991 im Ärztehaus Hamburg, Hamburg 1991, S. 73-89.

Köck, C. (1994): Qualitätsmanagement im Krankenhaus. Was können wir von den japanischen Industriefirmen lernen?, in: Hauke, E. (Hrsg.), Qualitätssicherung im Krankenhaus: Ansätze zur Evaluation und Verbesserung der Krankenhausversorgung, 2. Auflage, Wien 1994, S. 115-133.

Köck, C. (1995): Wunsch und Wirklichkeit: Über die Liberalisierung des Marktes im Gesundheitswesen, in: Arnold, M., Paffrath, D. (Hrsg.), Krankenhausreport'95, Stuttgart, Jena 1995, S. 59-79.

Köck, C. (1996a): Das Gesundheitssystem in der Krise: Herausforderungen zum Wandel für System und Organisation, in: Heimerl-Wagner, P., Köck, C. (Hrsg.), Management in Gesundheitsorganisationen: Strategien, Qualität, Wandel, Wien 1996, S. 17-71.

Köck, C. (1996b): Qualitätsmanagement als Weg zur Organisationsveränderung im Krankenhaus, in: Bellabarba, J., Schnappauf, D. (Hrsg.), Organisationsentwicklung im Krankenhaus, Göttingen, Stuttgart 1996, S. 39-54.

Kotler, P., Bliemel, F. (1995): Marketing-Management: Analyse, Planung, Umsetzung und Steuerung, Stuttgart 1995.

Kracht, P. (1991): Führungsaufgaben und Führungsinstrumente im Unternehmen Krankenhaus: Neue Anforderungen an das Krankenhausmanagement, in: Steinmetz, F. (Hrsg.), Krankenhausführung, Ein Handbuch für das Klinik-Management, Hamburg 1991.

Kracht, P. (1992): Qualitätsmanagement im Krankenhaus, in: Führen und Wirtschaften im Krankenhaus, 1992, Nr. 4, S. 266-272.

Kracke, L.-B. (1994): Ein Dienstleistungscenter für Krankenhäuser?, in: Krankenhaus Umschau, 1994, Nr. 4, S. 255-259.

Kreuter, A., Stegmüller, R. (1997): Kontinuierlicher Verbesserungsprozeß (KVP), in: Die Betriebswirtschaft, 1997, Nr. 1, S. 111-114.

Kreysch, W. (1994): Qualitätsmanagement in der medizinischen Versorgung, in: Masing, W. (Hrsg.), Handbuch Qualitätsmanagement, 3. Auflage, München, Wien 1994, S. 849-867.

KTQ® (1999): Projektbeschreibung „Zertifizierung von Krankenhäusern", Siegburg 1999.

KTQ® (2000): KTQ-Manual inkl. KTQ-Katalog Version 3,0 für den Einsatz in der Pilotphase, Siegburg, Düsseldorf 2000.

Kunz, S., Neeser, H., Pohlandt, F., Selbmann, H.K. (1989): Qualitätssicherung im Krankenhaus: Erfahrungsbericht 1987/88 der Perinatalerhebung in Baden-Würtemberg, Ärzteblatt Baden-Würtemberg, 1989, S. 345-349.

Langnickel, D. (1993): Total Quality Management (TQM): Qualitätskontrolle und/oder kontinuierliche Qualitätsverbesserung!?, in: Sonderdruck „Der Frauenarzt", 1993, Nr. 7, S. 782-790.

Lathrop, J.P. (1992): The patient-focused hospital, in: Healthcare Forum Journal, May/June 1992, S. 76-78.

Lebow, J. (1982): Consumer Satisfaction with Medical Care: Present Status, in: Selbmann, H.-K., Überla, K.K. (Hrsg.), Quality Assessment of Medical Care, Gerlingen 1982, S. 153-164.

273

Leebov, W. (1988): Service Excellence. The Customer Relations Strategy for Health Care, o.O. 1988.

Likert, R. (1972): Neue Ansätze der Unternehmensführung, Bern, Stuttgart 1972.

Lohfert, C., Sanden, U. (1996): Standard Operating Procedures (StOP): Ein Instrument, das medizinische Handlungsmuster ändert, in: Führen und Wirtschaften im Krankenhaus, 1996, Nr. 6, S. 512-518.

Lohr, K.N. (1988): Outcome Measurement: Concepts and Questions, in: Inquiry, Volume 25, Spring 1988, S. 37-50.

Loos, J., Noehrbass, N. (1993a): Risk-Management im Krankenhaus, Qualitätssicherungsprogramme für die Herzchirurgie in Deutschland und in den Vereinigten Staaten, in: Führen und Wirtschaften im Krankenhaus, 1993, Nr. 3, S. 264-269.

Loos, J., Noehrbass, N. (1993b): Risk-Management im Krankenhaus, Outsourcing – Methodenzusammenhang zwischen Qualitätssicherung und Personal- und Human-Risk-Management, in: Führen und Wirtschaften im Krankenhaus, 1993, Nr. 4, S. 342-349.

Luithlen, E. (1995): Der Weg von der Qualitätssicherung zum TQM aus Sicht des Bundesministeriums für Gesundheit, in: Spörkel, H. u.a. (Hrsg.), Total-Quality-Management, Forderungen an Gesundheitseinrichtungen, Berlin, München 1995, S. 25-30.

Maas, H.-J. (1977): Zielsetzung und Zielerreichung im Krankenhaus, Analyse der Entscheidungsprozesse und -inhalte als Gegenstand der Krankenhausbetriebsführung, Bochum 1977.

Maleri, R. (1997): Grundlagen der Dienstleistungsproduktion, 4. Auflage, Berlin u.a. 1997.

Maus, J. (1996): Hausärzte wollen künftig Case Manager sein, in: Deutsches Ärzteblatt, 1996, Nr. 14, S. B-683.

Meffert, H. (1989): Klassische Funktionenlehre und marktorientierte Führung – Integrationsperspektiven aus der Sicht des Marketing, in: Adam, D., Backhaus, K., Meffert, H., Wagner, H. (Hrsg.), Integration und Flexibilität. Eine Herausforderung für die Allgemeine Betriebswirtschaftslehre, Wiesbaden 1989, S. 373-408.

Meffert, H. (1991): Corporate Identity, in: Die Betriebswirtschaft, 1991, Nr. 6, S. 817-819.

Meffert, H. (1994): Marktorientierte Führung von Dienstleistungsunternehmen – neuere Entwicklungen in Theorie und Praxis, in: Die Betriebswirtschaft, 1994, Nr. 4, S. 519-541.

Meffert, H., Bruhn, M. (1997): Dienstleistungsmarketing: Grundlagen, Konzepte, Methoden, 2. Auflage, Wiesbaden 1997.

Mellmann, H. (1995): Total Quality Management im LBK Hamburg, in: Das Krankenhaus, 1995, Nr. 1, S. 11-12.

Meyer, A. (1991): Dienstleistungs-Marketing, in: Die Betriebswirtschaft, 1991, Nr. 2, S. 195-209.

Meyer, A., Blümelhuber, C. (1994): Interdependenzen zwischen Absatz und Produktion in Dienstleistungsunternehmen und ihre Auswirkungen auf konzeptionelle Fragen des Absatzmarketing, in: Corsten, H., Hilke, W. (Hrsg.), Dienstleistungsproduktion, Schriften zur Unternehmensführung, Band 52, Wiesbaden 1994, S. 5-41.

Meyer, A., Mattmüller, R. (1987): Qualität von Dienstleistungen – Entwurf eines praxisorientierten Qualitätsmodells, in: Marketing – Zeitschrift für Forschung und Praxis, 1987, Nr. 3, S. 187-195.

Mildner, R. (1987): Der Effizienzbegriff im Gesundheitswesen, in: Krankenhaus Umschau, 1987, Nr. 8, S. 664-669.

Miller, J.G., Vollmann, T.E. (1985): The hidden factory, in: Harvard Business Review, Volume 63, 1985, S. 142-150.

Morra, F. (1996): Wirkungsorientiertes Krankenhausmanagement: Ein Führungshandbuch, Bern, Stuttgart, Wien 1996.

Moser, E. (1997): Das PET-Zentrum in Freiburg, in: Das Krankenhaus, 1997, Nr. 4, S. 190-192.

Mühlbauer, B.H., Nierhoff, G. (1994): Qualitätszirkel in der Krankenhauspraxis: Erfahrungen im St. Johannes-Hospital Dortmund, in: Führen und Wirtschaften im Krankenhaus, 1994, Nr. 1, S. 43-46.

Mühlbauer, B.H., Strack, D. (1997): Qualitätszirkel als Teil der Krankenhausnormalität? – Erfahrungen aus 14 unterschiedlichen Projektkrankenhäusern, in: Führen und Wirtschaften im Krankenhaus, 1997, Nr. 2, S. 103-109.

Nagel, G.A. (1997): Ganzheitliche Medizin im Krankenhaus: Konsequenzen für Management und Führung – Ein Erfahrungsbericht, in: Hoefert, H.-W. (Hrsg.), Führung und Management im Krankenhaus, Göttingen, Stuttgart 1997, S. 185-192.

Nagorny, H.-O. (1995): Es gibt keinen Zustand, der nicht verbessert werden könnte – Kontinuierlicher Verbesserungsprozeß (KVP) als Tool von TQM, in: Krankenhaus Umschau, 1995, Nr. 8, S. 653-658.

Nelson, P. (1974): Advertising as Information, in: Journal of Political Economy, 1974, S. 729-754.

Neubarth, R. (1997): Führung durch Zielvereinbarung, in: Hauser, A., Neubarth, R., Obermair, W. (Hrsg.), Management-Praxis: Handbuch soziale Dienstleistungen, Berlin 1997, S. 422-442.

Nöthe, M. (1999): Umweltmanagement in Krankenhäusern: NRW fördert Verbundprojekt, in: Das Krankenhaus, 1999, Nr. 3, S. 174-177.

Oberender, P., Daumann, F. (1996): Administrierte Qualitätssicherung oder wettbewerbliche Lösung?, in: Wirtschaftswissenschaftliches Studium, 1996, Nr. 11, S. 566-571.

Odiorne, G.S. (1965): Management by objectives: A system of managerial leadership, New York 1965.

Oess, A. (1991): Total Quality Management, Die ganzheitliche Qualitätsstrategie, 2. Auflage, Wiesbaden 1991.

Paeger, A. (1996): Benchmarking sichert die Zukunft des Krankenhauses, in: Das Krankenhaus, 1996, Nr. 2, S. 616-620.

Paeger, A. (1997): Erste Erfahrungen mit dem Europäischen Qualitätsmodell in deutschen Krankenhäusern. Das EFQM-Bewertungsmodell und seine neun Kriterien, in: GQMG-Newsletter, 1997, Nr. 2, S. 5-9.

Paeger, A., Möller, J. (1997): Interne Qualitätssicherung im Krankenhaus, in: Führen und Wirtschaften im Krankenhaus, 1997, Nr 3, S. 242-245.

Palmer, R.H. (1987): Commentary: Assessment of Function in Routine Clinical Practice, in: Journal of Chronic Diseases, Volume 40, 1987, No. 1, S. 65-69.

Parasuraman, A., Zeithaml, V.A., Berry, L.L. (1985): A Conceptual Model of Service Quality an Ist Implication for Future Research, in: Journal of Marketing, 1985, S. 41-50.

Parasuraman, A., Zeithaml, V.A., Berry, L.L. (1988): SERVQUAL: A Multiple Item Scale for Measuring Consumer Perception of Service Quality, in: Journal of Retailing, 1988, S. 12-40.

Pärsch, J. (1994): Zertifizierung von Qualitätsmanagementsystemen, in: Masing, W. (Hrsg.), Handbuch Qualitätsmanagement, 3. Auflage, München, Wien 1994, S. 949-958.

Paschen, U., Vitt, K.-D. (1992): Das Tracer-Konzept der Qualitätssicherung im Krankenhaus – eine kritische Überprüfung, in: Das Gesundheitswesen, 1992, S. 460-464.

Pedroni, G., Zweifel, P. (1990): Wie misst man Gesundheit?, Studien zur Gesundheitsökonomie 14, Basel 1990.

Petermann, F. et al. (1996): Stationäre onkologische Rehabilitation: Veränderung der Lebensqualität von Krebspatienten, in: Verband Deutscher Rentenversicherungsträger (Hrsg.), Evaluation in der Rehabilitation, Bad Säckingen 1996, S. 59-65.

Peters, T. (1993): Jenseits der Hierarchien – Liberation Management, Düsseldorf u.a. 1993.

Petrick, K. (1994): Auditierung und Zertifizierung von Qualitätsmanagementsystemen gemäß den Normen DIN ISO 9000 bis 9004 mit Blick auf Europa, in: Stauss, B. (Hrsg.), Qualitätsmanagement und Zertifizierung: von DIN ISO 9000 zum TQM, Wiesbaden 1994, S. 93-126.

Pfannkuche, K.J. (1994): Qualitätszirkel im Krankenhaus: Vorteile für Klinikärzte, in: Deutsches Ärzteblatt, 1994, Nr. 43, S. C-1861-C-1862.

Philippi, M. (1999): EBM und Leitlinien, in: Führen und Wirtschaften im Krankenhaus, 1999, Nr. 4, S. 308-310.

Picot, A. (1991): Ein neuer Ansatz zur Gestaltung der Leistungstiefe, in: Zeitschrift für betriebswirtschaftliche Forschung, 1991, Nr. 4, S. 336-357.

Picot, A. (1993): Organisation, in: Bitz, M. u.a. (Hrsg.), Vahlens Kompendium der Betriebswirtschaftslehre, 3. Auflage, Band 2, München 1993, S. 101-174.

Picot, A., Franck, E. (1995): Prozeßorganisation. Eine Bewertung der neuen Ansätze aus Sicht der Organisationslehre, in: Nippa, M., Picot, A. (Hrsg.), Prozeßmanagement und Reengineering: Die Praxis im deutschsprachigen Raum, Frankfurt/Main, New York 1995, S. 13-38.

Picot, A., Reichwald, R. (1994): Auflösung der Unternehmung? Vom Einfluß der IuK-Technik auf Organisationsstrukturen und Kooperationsformen, in: Zeitschrift für Betriebswirtschaftslehre, Nr. 5, 1994, S. 547-570.

Picot, A., Reichwald, R., Wigand, R.T. (1998): Die grenzenlose Unternehmung: Information, Organisation und Managment, 3. Auflage, Wiesbaden 1998.

Picot, A., Schwartz, A. (1995): Lean-Management und prozeßorientierte Organisation, in: Führen und Wirtschaften im Krankenhaus, 1995, Nr. 6, S. 586-591.

Picot, A., Schwartz, A. (1997): Benchmarking als Management-Instrument, in: Führen und Wirtschaften im Krankenhaus, 1997, Nr. 2, S. 96-102.

Pinter, E. (1996): QM-Darlegung und Perspektiven zur Zertifizierung, in: Pinter, E., Vitt, K.D. (Hrsg.), Umfassendes Qualitätsmanagement für das Krankenhaus, Perspektiven und Beispiele, Frankfurt/Main 1996, S. 143-177.

Pinter, E. et al. (1995): DIN ISO 9004 Teil 2 als Leitlinie für ein umfassendes Qualitätsmanagement im Krankenhaus, in: Krankenhaus Umschau-Special, Qualitätssicherung, 1995, Nr. 2, S. 22-32.

Piwernetz, K., Selbmann, H.K., Vermeij, D.J.B. (1991): „Vertrauen durch Qualität": Das Münchener Modell der Qualitätssicherung im Krankenhaus, in: Das Krankenhaus, 1991, Nr. 11, S. 557-560.

Poremba, C., Pickhardt, N. (1998): Ökonomische Evaluation der Telepathologie, in: Der Pathologe, 1998, Nr. 4, S. 318-324.

Puke, S. (1996): Investitionsplanung für Prozeßinnovationen: Eine Analyse am Beispiel von PAC-Systemen, Wiesbaden 1996.

Reiß, M. (1993): In Prozessen denken, in: Gablers Magazin, 1993, Nr. 6-7, S. 49-54.

Reiß, M. (1994): Führung, in: Corsten, H., Reiß, M. (Hrsg.), Betriebswirtschaftslehre, München, Wien 1994, S. 233-343.

Richter, H. (1997): Pro und Contra Profit-Center im Krankenhaus, in: Das Krankenhaus, 1997, Nr. 1, S. 16-21.

Rieben, E., Mildeberger, D., Conen, D. (1999): mipp: Ein Modell integrierter Patientenpfade aus der Schweiz, in: Das Krankenhaus, 1999, Nr. 11, S. 721-726.

Rieben, E., Plank, A., Häfeli, M. (1999): „mipp" – Ein zukunftsweisendes Modell für integrales Spitalmanagement, in: Hôpital Suisse, 1999, Nr. 12, S. 26-31.

Riegel, H.T., Scheinert, H.D. (1995a): Externe Qualitätsbeurteilung Krankenhaus: Weiterentwicklung des Qualitätssicherungsverfahrens bei Fallpauschalen und Sonderentgelten, in: Führen und Wirtschaften im Krankenhaus, 1995, Nr. 2, S. 117-122.

Riegel, H.T., Scheinert, H.D. (1995b): Vorschläge für den Inhalt des Qualitäts-berichtes als Vorstufe einer umfassenden externen Qualitätsbeurteilung, in: Die Ersatzkasse, 1995, Nr. 7, S. 257-260.

Riegl, G.F. (1989): Krankenhaus-Marketing und einweisende Ärzte, in: Führen und Wirtschaften im Krankenhaus, 1989, Nr. 1, S. 22-26.

Riegl, G.F. (1991): Mit Marketing zu optimal gestalteten Augenblicken der Wahrheit am Klinik-Empfang, in: Führen und Wirtschaften im Krankenhaus, 1991, Nr. 4, S. 256-260.

Riegl, G.F. (1992): Das nachfrageorientierte Krankenhaus als Gewinner, in: Führen und Wirtschaften im Krankenhaus, 1992, Nr. 5, S. 350-353.

Rochell, B., Roeder, N. (2000): Australian Refined-Diagnosis Related Groups (AR-DRGs) – Ein Überblick, in: Das Krankenhaus, 2000, Nr. 8, Redaktions-beilage AR-DRGs, S. I-IV.

Roeder, N., Rochell, B., Scheld, H.H. (2000): Sicher in die DRGs: Die not-wendige Vorbereitung im Krankenhaus, in: Das Krankenhaus, 2000, Nr. 9, S. 689-700.

Rollberg, R. (1996): Lean Management und CIM aus Sicht der strategischen Unternehmensführung, Wiesbaden 1996.

Rommel, G. et al. (1995): Qualität gewinnt: Mit Hochleistungskultur und Kun-dennutzen an die Weltspitze, Stuttgart 1995.

Saatweber, J. (1994): Inhalt und Zielsetzung von Qualitätsmanagementsystemen gemäß den Normen DIN ISO 9000 bis 9004, in: Stauss, B. (Hrsg.), Qualitäts-management und Zertifizierung: von DIN ISO 9000 zum TQM, Wiesbaden 1994, S. 63-91.

Sachs, I. (1994): Handlungsspielräume des Krankenhausmanagements, Be-standsaufnahme und Perspektiven, Wiesbaden 1994.

Sahney, V.K., Warden, G.L. (1992): Concepts of total quality management, in: Hospital Management International, 1992, S. 161-167.

Satzinger, W. et al. (1995): Patientenbefragung und Qualitätsmanagement im Krankenhaus: Erfahrungen aus einer Studie über Patientenzufriedenheit (I), in: Führen und Wirtschaften im Krankenhaus, 1995, Nr. 5, S. 501-509.

Scheer, A.-W., Chen, R., Zimmermann, V. (1996): Prozeßmanagement im Krankenhaus, in: Adam, D. (Hrsg.), Krankenhausmanagement – Auf dem Weg zum modernen Dienstleistungsunternehmen, Schriften zur Unternehmensführung, Band 59, Wiesbaden 1996, S. 75-96.

Schein, E. (1984): Coming to a New Awareness of Organizational Culture, in: Sloan Management Review, Winter 1984, S. 3-16.

Schein, E. (1995): Unternehmenskultur: Ein Handbuch für Führungskräfte, Frankfurt/Main, New York 1995.

Schell, W. (1994): Schwindendes Vertrauen: Prozeßbereitschaft der Patienten wächst, in: Krankenhaus Umschau, 1994, Nr. 5, S. 373-374.

Schlaudt, H.-P. (1997): Pathway Management System zur Verknüpfung ambulanter und stationärer Bereiche, in: Krankenhaus Umschau, 1997, Nr. 3, S. 162-165.

Schlichting, C. (1994): Karriere im schlanken Unternehmen, in: Personalführung, 1994, Nr. 5, S. 386-395.

Schlüchtermann, J. (1990): Patientensteuerung. Am Beispiel der Radiologie eines Krankenhauses, Bergisch-Gladbach 1990.

Schlüchtermann, J. (1996a): Qualitätsmanagement im Krankenhaus: Kritische Bestandsaufnahme und Perspektiven einer Weiterentwicklung, in: Führen und Wirtschaften im Krankenhaus, 1996, Nr. 3, S. 252-259.

Schlüchtermann, J. (1996b): Integration des Arztes in das Krankenhausmanagement, in: Raem, A.M., Schlieper, P. (Hrsg.), Der Arzt als Manager, München, Wien, Baltimore 1996, S. 61-100.

Schlüchtermann, J., Gorschlüter, P. (1996): Ausgewählte Aspekte eines modernen Kostenmanagements im Krankenhaus, in: Adam, D. (Hrsg.), Krankenhausmanagement – Auf dem Weg zum modernen Dienstleistungsunternehmen, Schriften zur Unternehmensführung, Band 59, Wiesbaden 1996, S. 97-111.

Schmid, U. (1997): Das Anspruchsgruppen-Konzept, in: Das Wirtschaftsstudium, 1997, Nr. 7, S. 633-635.

Schmidt, K.-J. (1996): Zertifizierte Qualität, Die Einführung eines Qualitäts-Managment-Systems nach der ISO 9001, in: Führen und Wirtschaften im Krankenhaus, 1996, Nr. 1, S. 3-7.

Schmitt, R. (1996): Bessere Partnerschaften mit den Zulieferern: Wichtiger denn je, in: Führen und Wirtschaften im Krankenhaus, 1996, Nr. 4, S. 337-340.

Schnauber, H. et al. (1997): Total Quality Learning: Ein Leitfaden für lernende Unternehmen, Berlin, Heidelberg, New York 1997.

Schoppe, C., Scholz-Harzheim, R., Walger, M. (2000): GKV-Gesundheitsreform – Neuregelungen zur Qualitätssicherung, in: Das Krankenhaus, 2000, Nr. 3, S. 182-187.

Schoppe, C., Walger, M. (1999): Zertifizierung von Krankenhäusern, in: Das Krankenhaus, 1999, Nr. 6, S. 377-381.

Schreyögg, G. (1993): Organisationskultur, in: Das Wirtschaftsstudium, 1993, Nr. 4, S. 313-322.

Schreyögg, G., Noss, C. (1995): Organisatorischer Wandel: Von der Organisationsentwicklung zur lernenden Organisation, in: Die Betriebswirtschaft, 1995, Nr. 2, S. 169-185.

Schröder, M. (1997): Der Sprung vom Film ins Netz: Der Aufbau der Teleradiologie im Klinikum Krefeld, in: Krankenhaus Umschau-Special, Telemedizin, 1997, Nr. 11, S. 15-19.

Schröer, H. (1997): Unternehmensleitbild, in: Hauser, A., Neubarth, R., Obermair, W. (Hrsg.), Management-Praxis: Handbuch soziale Dienstleistungen, Berlin 1997, S. 208-225.

Schubert, H.-J. (1996): Bewertung bzw. Zertifizierung von Qualitätsmanagementsystemen, in: GQMG-Newsletter, 1996, Nr. 2, S. 18-22.

Schubert, M. (1994): Qualitätszirkel, in: Masing, W. (Hrsg.), Handbuch Qualitätsmanagement, 3. Auflage, München, Wien 1994, S. 1075-1100.

Schulte-Sasse, H. (1993): Der Preis der Gesundheit, Kosten und Qualität – ein unlösbarer Konflikt?, in: Mabuse, April/Mai 1993, S. 46-48.

Schwab, A. (1997): Kooperation, Ketten und Konzerne sichern ökonomische Vorteile, in: Krankenhaus Umschau, 1997, Nr. 6, S. 511-516.

Schwanzer, H. (1995): Ethik und Moral der Wirtschaftlichkeit im Gesundheitswesen, in: Krankenhaus und Management, 1995, S. 13-16.

Schwartz, A. (1997): Informations- und Anreizprobleme im Krankenhaussektor: Eine institutionenökonomische Analyse, Wiesbaden 1997.

Schwarz, R. (1997): Wer nicht umdenkt, verschwindet vom Markt, in: Führen und Wirtschaften im Krankenhaus, 1997, Nr. 6, S. 494-496.

Selbmann, H.-K. (1996): Viele wollen des Guten zuviel! – Zur Lage des Qualitätsmanagements in den Krankenhäusern Deutschlands, in: Krankenhaus Umschau-Spezial, Qualitätsmanagement, 1996, Nr. 11, S. 3-9.

Selbmann, H.-K. (2000): DIN ISO, EFQM, KTQ und andere Verfahren zur Qualitätsbewertung – eine Übersicht, in: Das Krankenhaus, 2000, Nr. 8, S. 626-630.

Selle-Pérez, B., Erb, U. (1997): Gibt es einen Königsweg zum UQM, oder führen viele Wege nach Rom?, in: Krankenhaus Umschau, 1997, Nr. 3, S. 166-177.

Shank, M.D. et al. (1992): Evaluating Health Care Service from the Perspective of the Elderly, in, Journal of Hospital Marketing, Volume 6, 1992, No. 2, S. 127-147.

Siefke, A. (1998): Zufriedenheit mit Dienstleistungen: Ein phasenorientierter Ansatz zur Operationalisierung und Erklärung der Kundenzufriedenheit im Verkehrsbereich auf empirischer Basis, Frankfurt/Main u.a. 1998.

Sondermann, J. P. (1994): Instrumente des Total Quality Managements: Ein Überblick, in: Stauss, B. (Hrsg.), Qualitätsmanagement und Zertifizierung: von DIN ISO 9000 zum TQM, Wiesbaden 1994, S. 223-253.

Statistisches Bundesamt (Hrsg.) (1996): Krankenhausstatistik: Grund- und Kostendaten für die Jahre 1991 bis 1994, in: Wirtschaft und Statistik, 1996, Nr. 6, S. 383-389.

Statistisches Bundesamt (Hrsg.) (1997a): Statistisches Jahrbuch 1997 für die Bundesrepublik Deutschland, Wiesbaden 1997.

Statistisches Bundesamt (Hrsg.) (1997b): Ausgaben für Gesundheit 1994, in: Wirtschaft und Statistik, 1997, Nr. 2, S. 106-113.

Stauss, B. (1995a): Kundenprozeßorientiertes Qualitätsmanagement im Dienstleistungsbereich, in: Preßmar, D.B. (Hrsg.): Total Quality Management II, Schriften zur Unternehmensführung, Band 55, Wiesbaden 1995, S. 25-50.

Stauss, B. (1995b): „Augenblicke der Wahrheit" in der Dienstleistungserstellung – Ihre Relevanz und ihre Messung mit Hilfe der Kontaktpunkt-Analyse in: Bruhn, M., Stauss, B. (Hrsg.): Dienstleistungsqualität, 2. Auflage, Wiesbaden 1995, S. 379-399.

Stauss, B. (1996): Kundenorientiertes Qualitätsmanagement im Dienstleistungsbereich – Herausforderung für das Personalmanagement, in: Arbeitsgruppe „Betriebswirtschaft in Einrichtungen des Gesundheitswesens (BIG)" (Hrsg.), Fachhochschule Osnabrück, Krankenhausmanagement im Spannungsfeld zwischen Kundenorientierung und Mitarbeiterorientierung – Führungsaspekte des TQM, Osnabrück 1996, S. 29-82.

Stauss, B., Hentschel, B. (1991): Dienstleistungsqualität, in: Wirtschaftswissenschaftliches Studium, 1991, Nr. 5, S. 238-244.

Stauss, B., Seidel, W. (1995): Prozessuale Zufriedenheitsermittlung und Zufriedenheitsdynamik bei Dienstleistungen, in: Simon, H., Homburg, C. (Hrsg.), Kundenzufriedenheit: Konzepte – Methoden – Erfahrungen, Wiesbaden 1995, S. 179-203.

Stauss, B., Seidel, W. (1996): Beschwerdemanagement: Fehler vermeiden – Leistung verbessern – Kunden binden, München, Wien 1996.

Steffen, G.E. (1988): Quality medical care: A definition, in: Journal of the American Medical Association, Volume 260, 1988, No. 1, S. 56-61.

Steinbach, R.F. (1997): Intgratives Qualitäts-, Zeit- und Kostenmanagement: Entwicklung und Implementierung eines ganzheitlichen Management-Konzeptes, Frankfurt/Main u.a. 1997.

Steinmann, H. Schreyögg, G. (1993): Management: Grundlagen der Unternehmensführung: Konzepte – Funktionen – Fallstudien, Wiesbaden 1993.

Stratmeyer, P. (1997): Dynamisches Qualitätsmanagement oder zertifizierte Bürokratie?, in: Krankenhaus Umschau, 1997, Nr. 4, S. 260-262.

Strauß, R.E. (1996): Determinanten und Dynamik des Organizational Learning, Wiesbaden 1996.

Strehlau-Schwoll, H. (1996): Die Profit-Center-Konzeption: Baustein der Führungsorganisation des Krankenhauses, in: Führen und Wirtschaften im Krankenhaus, 1996, Nr. 4, S. 317-323.

Streyer, J. (1996): Prozesse der Führung in Gesundheitsorganisationen, in: Heimerl-Wagner, P., Köck, C. (Hrsg.), Management in Gesundheitsorganisationen: Strategien, Qualität, Wandel, Wien 1996, S. 187-233.

Striening, H.-D. (1988): Prozeßmanagement – Ein Weg zur Hebung der Produktivitätsreserven im indirekten Bereich, in: Technologie und Management, 1988, Nr. 3, S. 16-26.

Striening, H.-D. (1989): Prozeßmanagement im indirekten Bereich, in: Controlling, 1989, Nr. 6, S. 324-331.

Swertz, P., Möller, J. (1999): EFQM-System auf Erfolgskurs – Dynamische Weiterentwicklung des europäischen Qualitätsmodells, in: Krankenhaus Umschau, 1999, Nr. 6, S. 398-401.

Szczurko, P. (2000): Schluss mit der Qual der Wahl – Was bringt die Modernisierung der ISO-Norm 9001?, in: Krankenhaus Umschau, 2000, Nr. 2, S. 80-82.

Taguchi, G. (1988): Quality Engineering, Minimierung von Verlusten durch Prozeßbeherrschung, München 1988.

Taguchi, G., Clausing, D. (1990): Robust Quality, Harvard Business Review 68, 1990, Nr. 1/2, S. 65-75.

Tarlov, A.R. et al. (1989): The Medical Outcomes Study: An Application of Methods for Monitoring the Results of Medical Care, in: Journal of the American Medical Association, 1989, Volume 262, No. 7, S. 925-930.

Taylor, F.W. (1913): Die Grundsätze wissenschaftlicher Betriebsführung, München, Berlin 1913.

Thiede, J.A., Schoch, K., Fiege, K.-P. (1999): Kooperation und Fusion im Focus des Krankenhausmanagements, Melsungen 1999.

Thiemann, H. (1996): Clinical Pathways, Instrumente zur Qualitätssicherung, in: Führen und Wirtschaften im Krankenhaus, 1996, Nr. 5, S. 454-457.

Thill, K.-D. (1995): Kundenzufriedenheitsmanagement als strategisches Entwicklungsinstrument für Krankenhäuser, in: Führen und Wirtschaften im Krankenhaus, 1995, Nr. 6, S. 602-605.

Thill, K.-D. (1996): Die Kundenzufriedenheitsanalyse als Baustein der Krankenhaus-Kommunikations-Strategie: Mehr Erfolg durch gezielte Marktforschung, in: Krankenhaus Umschau, 1996, Nr. 4, S. 232-234.

Tolksdorf, G. (1994): Das schlanke Management der Gruppenarbeit, in: Weber, H. (Hrsg.), Lean Management – Wege aus der Krise, organisatorische und gesellschaftliche Strategien, Wiesbaden 1994, S. 83-100.

Töpfer, A., Mehdorn, H. (1995): Total Quality Management, Anforderungen und Umsetzung im Unternehmen, 4. Auflage, Berlin 1995.

Trill, R. (1996): Krankenhaus-Management: Aktionsfelder und Erfolgspotentiale, Berlin 1996.

Tscheulin, D.K., Helmig, B. (1995): Wahlleistungen, Tests für ihre Bedeutung im Krankenhaus, in: Führen und Wirtschaften im Krankenhaus, 1995, Nr. 1, S. 81-84.

Tuschen, K.H. (2000): Verpflichtendes Qualitätsmanagement, integrierte Versorgung und DRG-orientierte Vergütung, in: Führen und Wirtschaften im Krankenhaus, 2000, Nr. 1, S. 6-12.

Tuschen, K.H., Quaas, M. (1998): Bundespflegesatzverordnung, Kommentar mit einer umfassenden Einführung in das Recht der Krankenhausfinanzierung, 4. Auflage, Stuttgart, Berlin, Köln 1998.

Verband der Krankenhausdirektoren Deutschlandes e.V. (Hrsg.) (1993): Entscheidungsorientiertes Krankenhausmanagement, Mühlheim 1993.

Viethen, G. (1995): Qualität im Krankenhaus: Grundbegriffe und Modelle des Qualitätsmanagements, Stuttgart, New York 1995.

Viethen, G. (1997): Standards in der Medizin sind keine Konstanten, sondern Variable, in: Krankenhaus Umschau, 1997, Nr. 5, S. 378-381.

Vogt, W. et al. (1997): Premiere in Deutschland: Akutkrankenhaus und Rehaklinik setzen Europäisches Qualitätsmanagement um, in: Das Krankenhaus, 1997, Nr. 12, S. 734-738.

von der Wense, D., Bischoff-Everding, C., Weismann, T. (1998): Das Medical Pathway© System, in: Führen und Wirtschaften im Krankenhaus, 1998, Nr. 3, S. 234-236.

Vuori, H.V. (1982): Quality Assurance of Health Services, in: World Health Organization (Hrsg.), Public Health in Europe, Band 16, Kopenhagen 1982.

Wagner, H., Städler, A. (1989): Führung, Manuskript des Lehrstuhls für Betriebswirtschaftslehre, insb. Organisationstheorie und Personalmanagement der Westfälischen Wilhelms-Universität Münster, 2. Auflage, Münster 1989.

Walger, M. (1997): Qualitätssicherung in der stationären Versorgung, in: Das Krankenhaus, 1997, Nr. 12, S. 721-724.

Ware, J.E., Sherbourne, C.D. (1992): The MOS 36-Item Short Form Health Survey (SF-36), in: Medical Care, 1992, Volume 30, No. 6, S. 473-481.

Warnecke, H.J. (1992): Die Fraktale Fabrik: Revolution der Unternehmenskultur, Berlin u.a., 1992.

Watson, G.H. (1993): Benchmarking – Vom Besten lernen, Landsberg/Lech 1993.

Watzka, K., Watzka, C. (1992): Verankerung einer Qualitätskultur im Krankenhaus, Teil I, Das Konzept der Organisationskultur und seine Bedeutung für Qualitätsmaßnahmen, in: Führen und Wirtschaften im Krankenhaus, 1992, Nr. 1, S. 39-41.

Watzlawick, P., Beavin, J.H., Jackson, D.D. (1996): Menschliche Kommunikation: Formen, Störungen, Paradoxien, 9. Auflage, Bern u.a. 1996.

Weber, D.O. (1991): Six models of patient-focused care, in: Healthcare Forum Journal, July/August 1991, S. 23-31.

Weigang, F. (1990): Auf der Suche nach Qualität. Oder reicht die Einführung eines QS-Systems nach DIN ISO aus, um zukünftig im globalen Wettbewerb zu bestehen?, in: Qualität und Zuverlässigkeit, 35, 1990, Nr. , S. 503-506.

Weinbrenner, H. (1997): Identität und Wandel, Strukturveränderungen und Entwicklung eines Leitbildes, in: Das Krankenhaus, 1997, Nr. 8, S. 495-499.

Werner, B., Voltz, G. (Hrsg.) (1994): Unser Gesundheitssystem: Eine sozialmedizinische Einführung in die Strukturen und Funktionen der gesundheitlichen Versorgung, Sankt Augustin 1994.

Wienczierz, P. (1996): Differenzierte Betrachtung des Klinikerlebens ermöglicht bessere Steuerung: Prozeß und Dynamik der Patientenwahrnehmung, in: Krankenhaus Umschau, 1996, Nr. 8, S. 608-610.

Wildemann, H. (1992): Kosten- und Leistungsbeurteilung von Qualitätssicherungssystemen, in: Zeitschrift für Betriebswirtschaft, 1992, Nr. 7, S. 761-782.

Wildemann, H. (1994): Die modulare Fabrik: Kundennahe Produktion durch Fertigungssegmentierung, 4. Auflage, München 1994.

Wildemann, H. (1995): Qualitätskosten- und Leistungsmanagement, in: Controlling, 1995, Nr. 5, S. 268-276.

Witte, A. (1993): Integrierte Qualitätssteuerung im Total Quality Management, Münster, Hamburg 1993.

Zeithaml, V.A. (1981): How Consumer Evaluation Processes Differ between Goods and Services, in: Donnely, H.J., George, W.R. (Hrsg.), Marketing and Services, Chicago 1981, S. 186-190.

Zeithaml, V.A., Parasuraman, A., Berry, L.L. (1992): Qualitätsservice. Was ihre Kunden erwarten – was Sie leisten müssen, Frankfurt/Main, New York 1992.

Zink, K.J. (1994a): Total Quality Management, in: Zink, K.J. (Hrsg.), Qualität als Managementaufgabe, Total Quality Management, 3. Auflage, Landsberg/Lech 1994, S. 9-52.

Zink, K.J. (1994b): Quality Management und neue Formen der Organisation, in: Weber, H. (Hrsg.), Lean Management – Wege aus der Krise, organisatorische und gesellschaftliche Strategien, Wiesbaden 1994, S. 45-60.

Zink, K.J., Brandstätt, T. (1996): Gestaltung von Geschäftsprozessen im Rahmen umfassender Qualitätsmanagement-Konzepte, in: Das Wirtschaftsstudium, 1996, Nr. 8-9, S. 743-749.

Zink, K.J., Hauer, R., Schmidt, A. (1992): Quality Assessment – Instrumentarium zur Analyse von Qualitätskonzepten auf der Basis von EN 29000, Malcolm Baldrige Award und European Quality Award, Teil 1, in: Qualität und Zuverlässigkeit, 1992, Nr. 10, S. 585-590.

Zink, K.J., Schildknecht, R. (1994): Total Quality Konzepte – Entwicklungslinien und Überblick, in: Zink, K.J. (Hrsg.), Qualität als Managementaufgabe, Total Quality Management, 3. Auflage, Landsberg/Lech 1994, S. 73-107.

Zink, K.J., Schubert, H.-J., Fuchs, A.E. (1994): Umfassendes Qualitätsmanagement im Krankenhaus: Zur Übertragbarkeit des TQM-Konzeptes, in: Führen und Wirtschaften im Krankenhaus, 1994, Nr. 1, S. 26-30.

Verzeichnis der Rechtsquellen

BPflV (Bundespflegesatzverordnung): Verordnung zur Regelung der Krankenhauspflegesätze vom 26. September 1994 (BGBl. I S. 2750), zuletzt geändert durch die GKV-Gesundheitsreform 2000 vom 22. Dezember 1999 (BGBl. I S. 2626).

GKV-Gesundheitsreform 2000: Gesetz zur Reform der gesetzlichen Krankenversicherung ab dem Jahr 2000 vom 22. Dezember 1999 (BGBl. I S. 2626).

GSG (Gesundheitsstrukturgesetz): Gesetz zur Sicherung und Strukturverbesserung der gesetzlichen Krankenversicherung vom 21. Dezember 1992 (BGBl. I S. 2266).

KHG (Krankenhausfinanzierungsgesetz): Gesetz zur wirtschaftlichen Sicherung der Krankenhäuser und zur Regelung der Krankenhauspflegesätze vom 10. April 1991 (BGBl. I S. 866), zuletzt geändert durch die GKV-Gesundheitsreform 2000 vom 22. Dezember 1999 (BGBl. I S. 2626).

SGB V: Fünftes Buch Sozialgesetzbuch vom 20. Dezember 1988 (BGBl. I S. 2482), zuletzt geändert durch die GKV-Gesundheitsreform 2000 vom 22. Dezember 1999 (BGBl. I S. 2626).